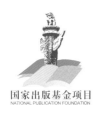

国家出版基金项目
NATIONAL PUBLICATION FOUNDATION

毒理病理学应用研究丛书

实验动物背景病变彩色图谱

主　编　〔英〕Elizabeth F. McInnes

主　译　孔庆喜　吕建军　王和枚　刘克剑

译　者　（按姓氏笔画排序）

王和枚　王铜铜　孔庆喜　吕　艾　吕建军　刘克剑

何亚男　屈　哲　霍桂桃

序　言　Peter Mann

北京科学技术出版社

著作权合同登记号：图字 01-2018-3241

图书在版编目（CIP）数据

实验动物背景病变彩色图谱/（英）伊丽莎白·白金尼斯（Elizabeth F. McInnes）主编；孔庆喜
等主译. — 北京：北京科学技术出版社，2018.10

（毒理病理学应用研究丛书）

书名原文：Background Lesions in Laboratory Animals, A Color Atlas

ISBN 978-7-5304-9796-8

Ⅰ.①实… Ⅱ.①伊… ②孔… Ⅲ.①实验动物－毒理学－病理学－图谱 Ⅳ.①R996.3-64

中国版本图书馆CIP数据核字（2018）第185184号

实验动物背景病变彩色图谱

主　　编：〔英〕Elizabeth F. McInnes
主　　译：孔庆喜　吕建军　王和枚　刘克剑
责任编辑：于庆兰
责任印制：吕　越
图文制作：北京永诚天地艺术设计有限公司
出 版 人：曾庆宇
出版发行：北京科学技术出版社
社　　址：北京西直门南大街16号
邮政编码：100035
电话传真：0086-10-66135495（总编室）
　　　　　0086-10-66113227（发行部）
　　　　　0086-10-66161952（发行部传真）
电子信箱：bjkj@bjkjpress.com
网　　址：www.bkydw.cn
经　　销：新华书店
印　　刷：北京捷迅佳彩印刷有限公司
开　　本：889mm×1194mm　1/16
字　　数：471千字
印　　张：16.5
版　　次：2018年11月第1版
印　　次：2018年11月第1次印刷
ISBN　978-7-5304-9796-8/R·2503

定　　价：228.00元

Alys Bradley

BSc, BVSc, MAnimSc, DipRCPath, FRIPH, MRCVS, FRCPath

Director of Pathology, Preclinical Services,
Charles River Laboratory, Tranent, Edinburgh, UK

Ronnie Chamanza

BVSc, MSc, MRCVS, FRCPath

Principal Pathologist, Preclinical Services,
Charles River Laboratory, Tranent, Edinburgh, UK

Dianne Creasy

PhD, DipRCPath (Tox), FRCPath

Senior Scientific Advisor, Huntingdon Life Sciences,
New Jersey, USA

Cheryl Scudamore

BVSc, Dip Mgmt, PhD, MRCVS, FRCPath

Professor of Toxicological Pathology, Royal
Veterinary
College, Hatfield, UK

Ian Taylor

BSc, DIBT, CBiol, MSB

Principal Pathologist, Department of Pathology
Huntingdon Life Sciences, Suffolk, UK

中文版序言

Six years ago, I was honored to be asked to write the Foreword to the English edition of *Background Lesions in Laboratory Animals, A Color Atlas*. Although I knew that it would be an important addition to our profession, I did not realize that it would become an instant classic. Since the publication in 2012, I have been pleased to see the book on the shelves of toxicologic pathologists in the United States, Europe, England, India, Australia, and China. The fact that it is used on a daily basis is a testament to its value and an affirmation of the hard work of the contributing authors.

After much hard work, the Chinese edition of the book is now available. The translators, Keith QX Kong, Jianjun Lyu, Hemei Wang and Kejian Liu are all toxicologic pathologists from China, and their combined experience assures that the Chinese edition will accurately convey the essence of the original English edition.

The honor that I felt six years ago is magnified by the growing impact of the book across the globe. The new Chinese translation is an excellent addition to the field of toxicologic pathology, and I hope to see it on the shelves of pathologists in China for years to come.

Peter Mann, DVM, Diplomate, ACVP,

Fellow IATP

September 2018

6年前，我有幸受邀为《实验动物背景病变彩色图谱》英文版撰写序言。虽然我知道这本书对我们从事的毒理病理专业将大有裨益，但仍然没有料到它很快就成为了一本经典参考书。自2012年英文版出版以来，我非常高兴地看到它出现于美国、欧洲、英国、印度、澳大利亚和中国毒理病理学家的桌边案头。作为日常参考书，它向人们证明了其实用价值，也是诸位作者卓越工作的明证。

经过努力，本书中文版终于出版。翻译者孔庆喜、吕建军、王和枚和刘克剑等是来自中国的毒理病理学家。他们的认真态度和经验将保证中文版准确地传达英文原版的精髓。

随着本书在全球的影响越来越大，6年前本书为我带来的荣光也逐年增加。中文版的出版是对毒理病理学领域增光添彩的工作，我也热切地希望今后本书能成为中国的毒理病理学家们的案头参考书。

Peter Mann, DVM, Diplomate, ACVP,

Fellow IATP

2018年9月

中文版前言

Background Lesions of Laboratory Animals, A Color Atlas was first published in 2011 and has gone on to become a best selling classic. Since publication the book has been used by toxicologic pathologists all over the world. The Atlas is consulted daily and provides an invaluable reference for veterinary and toxicologic pathologists, at all stages of their training or career, who want to know more about background lesions in laboratory animals.

The Atlas describes background lesions in all of the major species of laboratory animal commonly used in toxicology studies and illustrates most with a color image and provides extensive references. There is also a chapter on artifacts caused during the death process (agonal) and during the processing of tissues.   Finally, there is a chapter on background lesions in the reproductive system of all laboratory animals.

The new Chinese translation is an excellent addition to the field of pathology and will be an essential tool for toxicologic pathologists in China for years to come.

Elizabeth McInnes, BVSc, PhD, FRCPath, FIATP, MBA, MRCVS
September 2018

《实验动物背景病变彩色图谱》英文版2011年首次出版，并已成为一本畅销的经典著作。自出版之日起，本书被全球的毒理病理学家所使用，作为日常工具书，可为处于培训和职业生涯不同阶段的兽医病理学家和毒理病理学家们提供宝贵的参考资料，以帮助其了解更多的实验动物背景病变。

《实验动物背景病变彩色图谱》英文版描述了毒理学研究中常用主要实验动物种属的背景病变，大多数病变配有彩色图片进行说明，并提供了大量参考文献。本书专章介绍了在死亡过程中（濒死）和组织处理过程中产生的人工假象，并在最后一章介绍了所有实验动物生殖系统的背景病变。

《实验动物背景病变彩色图谱》简体中文译本是病理学领域的很好补充，必将成为今后几年中国毒理病理学家必不可少的一本工具书。

Elizabeth McInnes, BVSc, PhD, FRCPath, FIATP, MBA, MRCVS
2018 年 9 月

序 言

你手中的这本书揭示了一个秘诀，即作为毒理病理学家，我们应该如何认识到：未给药动物并非是没有病变的动物。日常的行为习惯及其他因素能够引起动物的一些器官产生许多组织学改变。McInnes 博士及她的同事 Chamanza、Taylor 和 Bradley 博士，以及 Scudamore 教授，这些经验丰富的病理学家选择并描述了此类病变，每位作者在其诊断工作中也曾为书中的这些病变困惑过。本书中的每种病变都被列入目录，在正文中也都配有彩色插图。关于毒理学试验中常用的大部分种属的实验动物每个主要的器官系统的背景病变，书中均有完整且非常有条理的描述。此外，本书包含与每一种属有关的重要且详细的文献清单，在描述病理学改变或向监管机构呈递材料时，本书将是非常有用的。除了分别讲述不同

种属动物的章节，还有一章重点讲述人工假象，让我们能更好地认识到与背景病变类似的"虚假"的改变，以便与受试品相关的改变区分。最后，Creasy 博士详细描述了雌性和雄性生殖系统的正常改变，这会帮助我们在这些复杂的系统中将受试物相关的病变与背景病变相区分。

我们作为毒理病理学家需要学习的第二个秘诀是，与受试物相关的改变可能加重某些背景病变。借助本书和充分的对照动物数据，毒理病理学家在繁忙工作中将会拥有更好的背景病变经验，他们也将能够自信地描述给药相关性病变。

Peter Mann

2011

组织病理学评价不仅涉及直接由给药或疾病导致的病变识别，也包括背景病变的确认。一个有经验的病理学家应该熟悉某一组织或器官自发或偶发的背景病变（Shackleford et al, 2002）。毒理病理学家需要识别不同年龄动物的背景病变，以便这些病变不会被错误地归因于受试物。可以理解，毒理学家和监管部门都渴望确保背景病变不会被错误地归因于受试物。本书将为所有处于培训或职业生涯阶段的兽医和毒理病理学家提供他们所需的实验室动物背景病变。

背景病变是一种在可接受参考范围内的一系列个体差异（Shackleford et al, 2002）。它们通常是先天或遗传性病变，即某一动物种属所特有的组织学正常改变。有时，背景病变包括创伤的影响，也包括正常老龄化改变及一些退行性疾病。在啮齿类动物中，背景病变包括正常的改变，如脾的造血功能、长骨生长板吸收不全、门齿持续生长、骨髓细胞数目较多及肝细胞多倍体、巨核和双核。创伤性背景病变包括骨折和灌胃损伤、咬伤和足部损伤。背景病变也包括一些其他情况，如与正常生理或激素水平有关的胸腺萎缩、卵巢和子宫萎缩，也常包括轻微的发育异常，如囊肿和异位组织。由老龄化过程导致的退行性背景病变包括慢性肾病、淀粉样变、心房血栓、心肌病、多动脉炎、肝局灶性改变和泌尿系综合征。

背景病变偏离正常的范围可能与以下因素有关，如动物供应商和（或）地理来源的改变、遗传、性成熟年龄（犬和猴）、饮食、饲养环境以及病理学家的经验和培训、对背景病变主观阈值的偏好、是否熟悉以往试验中使用的相同或不同来源的动物。遗传和地理因素对背景病变的影响可发生在食蟹猴身上（Drevon-Gaillot et al, 2006; Stevison & Kohn, 2008），疾病易感性、疾病血清学状态和应激反应也能够影响某些背景病变的发生率（Menninger et al, 2002; Drevon-Gaillot et al, 2006）。这本图谱旨在提供给病理学家多种病变的清晰描述和图片，帮助他们更好地识别背景病变，尽管诊断偏差不能够完全避免。

一些病理学家愿意使用阈值来筛除背景病变，这可能导致对某一特殊的病变诊断不足。病理学家也可以使用广义的术语来概括若干病变，例如病理学家可以使用"心肌病"这一术语来表述心肌坏死、心肌纤维化和心肌炎性细胞浸润。病变以这种方式组合在一起可能掩盖了某些与给药有关的病变，尤其是在长期试验中。通常，与经验不足的同行相比，经验丰富的病理学家记录的背景病变较少。虽然提倡使用标准化术语，但病变种类繁多，同一病变常有几种术语。使用不同的诊断术语描述同一病变对正确检索历史对照数据具有挑战性。在本图谱中，我们尽力给每一种病变一个准确的术语，同时也会将同一病变的同义词包含在内。

本图谱描述的背景病变大部分附有彩图说明。文中包含毒理学试验中常用的大部分品系的实验动物，在每章中对每一品系主要器官系统的背景病变均进行了完整有条理的描述，还有一章专门描述所有实验室动物的背景病变。由于正常生理、饲养条件和年龄（如青春期前后）方面的影响，生殖系统存在大量的背景病变，因此将生殖系统与其他组织器官系统分开讨论。由于样本量小且青春期前后可能会出现大量与受试物相关改变类似的背景病变，对非人灵长类动物的生殖系统的评价可能很困难。生殖系统一章包含非人灵长类动物、犬和啮齿类动物的激素变化的详细描述。最后一章是关于死亡过程中（濒死）和组织处理过程中的人工假象。本书包含全部参考文献。

我们相信，你会发现这本书既实用又有趣。

参考文献

Drevon-Gaillot, E., Perron-Lepage, M.F., Clément, C., et al., 2006. Review of background findings in cynomolgus monkeys (*Macaca fascicularis*) from three different geographical origins. Exp. Toxicol. Pathol. 58, 77–88.

Menninger, K., Wieczorek, G., Riesen, S., et al., 2002. The origin of cynomolgus monkey affects the outcome of kidney allografts under neoral immunosuppression. Transplant Proc. 34, 2887–2888.

Shackelford, C., Long, G., Wolf, J., et al., 2002. Qualitative and quantitative analysis of non-neoplastic lesions in toxicology studies. Toxicol. Pathol. 30, 93–96.

Stevison, L.S., Kohn, M.H., 2008. Determining genetic background in captive stocks of cynomolgus macaques (*Macaca fascicularis*). J. Med. Primatol. 37, 311–317.

致 谢

作者对以下人士在图像方面给予的慷慨帮助表示感谢：Carlos Lopez, Antonio de Molina, Nigel Young, David Bell (HLS), David J. Lewis, J. Bowles (GSK), Matt Jacobsen, Jayne Harris (Astrazeneca), Alys Bradley, Ronnie Chamanza, Ana Blanco, Stuart Naylor (Charles River), Heinrich Ernst (Fraunhofer Institute for Toxicology and Experimental Medicine) 和 Gloria del Fiero (Cerberus)。

我们尽可能地对单幅照片注明感谢，但有些时候很难做到照顾周全。

献给

Peter、Edward 和 Simon (EM)。

目 录

非人灵长类动物：食蟹猴、恒河猴和普通狨猴

1

引言

非人灵长类动物是广泛应用于临床前毒性试验中的非啮齿类动物，主要是因为它们的系统发育和生理接近于人类。最常用的种属有三种，分别是食蟹猴〔或称长尾猕猴（*Macaca fascicularis*）〕、恒河猴（*Macaca mulatta*）和普通狨猴（*Callithrix jacchus*）。食蟹猴和恒河猴是旧大陆猴（来自非洲和亚洲）中的猕猴亚科猕猴属，而狨猴是新大陆猴（来自中美洲和南美洲）中的狨猴属。食蟹猴因其成本和可用性优势逐渐取代恒河猴作为最常用的实验室用非人灵长类动物。狨猴因为体型小，非常适合于针对数量有限的受试物的试验。它们也更易于处理并且更便宜。作为实验室用专门繁育、不含特定疾病的动物，这三种年轻动物（1~5岁）现在都可以从已认证的供应商那里获取。一旦从供应商处获得，年轻狨猴很容易被圈养而不会爆发重大疾病，但狨猴的圈养管理仍然是一个巨大的挑战，可能与应激和狨猴所需的严格饮食要求有关。

尽管非人灵长类动物在预测人体反应时优势明显，但在管理和使用中需要更多考虑伦理和科学层面的问题。在目前的规范下，只有在没有其他合适的替代动物时，才可以使用非人灵长类动物。这必须要科学地证明没有其他符合试验目的的非啮齿类动物可用。但随着生物技术衍生产品或生物制品的出现，如人源性单克隆抗体，其药理学试验需要高度种属相关性的实验动物，类似的情况越来越多，也就使与人类药效反应相近的种属需求在不断增长。对

非人灵长类动物背景病变，包括那些可能与受试物作用相混淆的偶发性病变的发生率与范围的了解的需求也越来越强。

本章讨论了非人灵长类动物常见的、偶发性的病变，这些病变可能发生于毒性试验对照组中较年轻的食蟹猴、恒河猴和狨猴。病变范围反映了在严格的屏障系统内饲养的年轻动物的情况，对于狨猴来说，反映的就是与圈养相关的饮食及营养问题。通常先天性和退行性病变最常见，增生性病变比较罕见，炎性病变多限于在一些组织中出现单形核细胞浸润。

心血管系统

临床前安全性评价试验中，对照组非人灵长类动物最常见的自发性改变是心脏的病变。在这类病变中，最常见的偶发性病变是特发性心肌炎症细胞浸润和局灶性心肌炎。虽然用来描述这两种看上去不同的心肌炎性病变的诊断术语有许多（Drevon-Gaillot et al, 2006; Keenan & Vidal, 2006; Lowenstine, 2003; Qureshi, 1979; Scott, 1999; Shimoi et al, 1998），但普遍公认的是它们代表同一种病理改变，只是严重程度不同（Chamanza et al, 2006）。病理变化为连续性的，从心肌轻微到轻度的、局灶性的淋巴浆细胞样炎症细胞浸润同时几乎不出现心肌细胞变性和坏死（图1.1），到以心肌细胞坏死为特征的局灶性心肌炎伴随水肿或纤维素沉积（图1.2）。这两种情况最常见于心内膜下或心外膜下，也可能同时发生。但是，这些发现并没有与之相关联的临床症状或肉眼可见病变，也没

有确定或分离出相关的病原体（Chamanza et al, 2006）。最可能的病因是由于捕捉或圈养引起的应激和儿茶酚胺释放，与实验室中的非人灵长类动物相比，野外捕获的猴子此类病变的发生率更高（Qureshi, 1979）。有人已经提议对这些病变使用概括性术语，例如"局灶性特发性心肌炎"，在常规毒性试验中评估非人灵长类动物，以邻近的心肌组织是否发生退行性或炎症改变进行病变分级（Chamanza et al, 2006）。

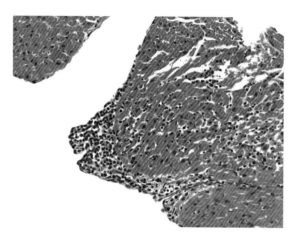

图 1.1　食蟹猴心脏心肌炎症细胞浸润（×200）

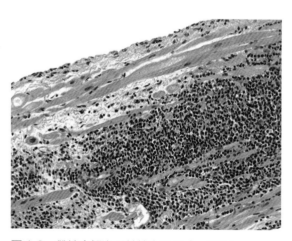

图 1.2　雌性食蟹猴局灶性心肌炎（×200）

伴有巨核的心肌变性是特发性局灶性肌纤维变性或心肌病（Vidal et al, 2010; Zabka et al, 2009）在各种来源和起源的食蟹猴中均有描述。尽管该病变并不常见，但在有些试验中发生率却很高（Chamanza et al, 2010）。该病变

的特征为极轻度至中度灶性心肌变性，伴有极轻度到中度的巨核、心肌纤维肥大和空泡变及极轻度的炎症或纤维化（图 1.3）。在早期病变中，仅出现心肌纤维的脂质耗绳空泡变性和嗜碱性增强的巨核，而后期的病变可能伴发炎症、出血、矿化和广泛纤维化。按心脏受累区域的病变发生率由高到低排序：心尖部的心外膜下、室间隔（房室瓣下方）、乳头肌尖端、左右心室的心内膜下（Chamanza et al, 2010）。

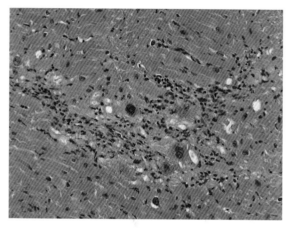

图 1.3　雄性食蟹猴心肌变性和巨核（×200）

嗜酸性的核内包涵体可偶见于肥大心肌纤维的细胞核，是由细胞质内陷到增大的细胞核内引起的，表现为细胞质内嗜酸颗粒或透明颗粒（通常位于细胞核的两极）（图 1.4）。由细胞质内细胞器（包括线粒体）向细胞核内陷引起的核内（假）包涵体可见于人类肥大的心肌纤维中（Engedal et al, 1977），而位于细胞核两极的透明、蜡样和脂褐素等细胞质颗粒可见于食蟹猴的心肌（Jasty et al，1984）。

在乳头肌或心内膜下区域出现的急性出血性坏死（图 1.5）和（或）纤维化（图 1.6a 和 b）与 β - 受体激动剂和作用于心脏的强心药物（Greaves, 2000）导致的个别动物（包括猕猴）的缺血性病变相似（图 1.6a 和 b）。

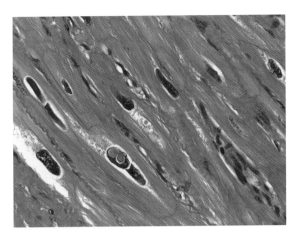

图 1.4　心肌嗜酸性核内包涵体和胞质颗粒（×400）

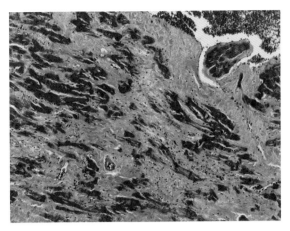

图 1.6b　狨猴心脏纤维化，马松三色染色（×100）

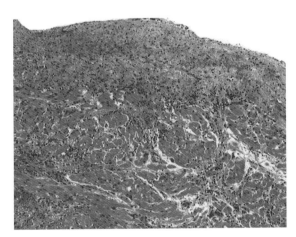

图 1.5　雌性食蟹猴心肌变性和出血（×100）

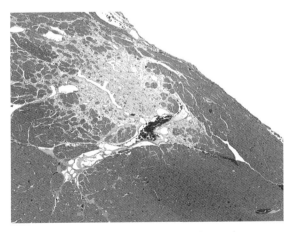

图 1.6a　狨猴心内膜下心肌纤维化（×50）

已经有人提出儿茶酚胺在这种特发性心肌变性中的可能作用。类似的前述病变，如心肌纤维肥大、巨核和空泡变（Khullar et al, 1989）可见于有活动性血管瘤样嗜铬细胞瘤的恒河猴（Vogel & Fritz 2003），在一些直接注射儿茶酚胺的动物中也可观察到类似的病变。

被覆不同类型上皮细胞（从鳞状上皮细胞到立方或柱状上皮细胞）的异位囊肿或腺样结构，在包括人、牛和小鼠在内的各种种属中，如牛和小鼠中，均有描述（De Lacroix & Hübner, 1974; Thomas & van Wesep, 1990; Bundza & Dukes, 1978; Elwell & Mahler, 1999）。在非人灵长类动物，主要有三种类型的异位囊肿可见于食蟹猴、恒河猴和狨猴中（Chamanza et al, 2006;Drevon-Gaillot et al, 2006; Kaspareit et al, 2003）

尽管角化或非角化的鳞状上皮囊肿（图1.7）、无中央腔的鳞状上皮斑块和充满嗜酸性液体的甲状腺滤泡样上皮囊肿在这三个种属中发生率较低，但也均有报道。角化鳞状上皮囊肿特点是囊壁衬覆一层完全或不完全的薄层扁平上皮，囊腔衬充满同心层状排列的角蛋白（图1.8），其发生可能与上皮性囊壁破裂或不完整，从而角蛋白与周围邻近组织直接接触发生的异物炎症反应有关（Chamanza et al,

2006）。非角化鳞状上皮囊肿由一层较厚的环绕中央囊腔的复层鳞状上皮构成，囊腔内有少量炎症细胞、无定形的细胞碎片或嗜酸性胶样物质。非角化鳞状上皮囊肿的囊壁基底部通常由一层不同厚度的纤维结缔组织包绕。

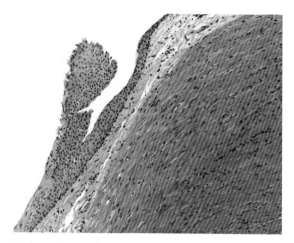

图 1.7 猴心脏囊肿内覆鳞状细胞（×100）

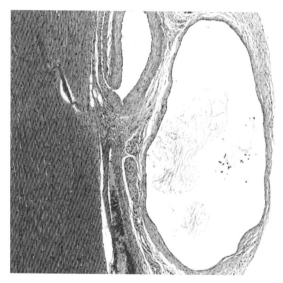

图 1.8 食蟹猴心脏鳞状上皮囊肿（×100）

鳞状上皮斑块是没有中央腔的不完全囊肿，可能位于鳞状上皮囊肿附近，在这种情况下，它们被认为是邻近的鳞状上皮囊肿囊壁的弦切面。然而，一些跟完全的鳞状上皮囊肿无关的鳞状上皮斑块也可见于心外膜或心内膜处。角化或非角化鳞状上皮囊肿和鳞状上皮斑

块通常位于心尖与心底之间的心外膜下或心内膜下区域，因此，在解剖时很容易在心脏表面或室间隔可见黄白色结节。

异位甲状腺组织或甲状腺滤泡样结构主要见于心底心外膜下，包括心耳和大血管壁，解剖时不是很容易辨认。鳞状上皮囊肿和鳞状上皮斑块可能起源于前肠，而异位甲状腺组织可起源于舌骨导管（Elwell & Mahler,1999; Kaspareit et al, 2003）。

据报道，血管可有多种类型的自发病变，但在实验室非人灵长类动物中发生率很低（Chamanza et al, 2006, 2010）。除了连续静脉输液研究外，局部注射部位和全身血管病变是与受试物给药操作有关的常见背景病变（Lilbert & Burnett, 2003），在实验室非人灵长类动物中，血管炎症病变较为罕见。

有两项研究报道了食蟹猴中结节性多动脉炎，它是一种从小动脉到中动脉发生的全身性坏死性血管炎（Albassam et al, 1993; Porter et al, 2003）。最常见的血管炎症病变是轻度至中度的局部血管炎或血管周围炎，特点是血管壁淋巴浆细胞性炎症细胞浸润、不伴随血管中膜大范围的坏死或大量的纤维素沉积。最常见易受影响的器官包括大肠（壁）、肺、脑和脊髓（脑膜）、心脏（图 1.9）、膀胱和坐骨神经。

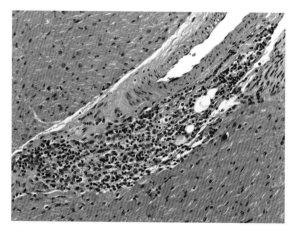

图 1.9 心脏血管周围炎（×200）

动脉自发性退行性病变，如动脉粥样硬化在非人灵长类动物中不常发生，但偶尔会遇到冠状动脉和主动脉内膜增厚及动脉硬化形成（纤维性斑块），有时还会导致血管闭塞（Chamanza et al，2010；Scott，1999）。在由饮食诱导的动脉硬化斑块中，血管内膜被平滑肌细胞、黏多糖和纤维组织浸润，并可见少量的或不可见泡沫细胞或细胞外脂质（图1.10）。内膜增生或纤维细胞性内膜增厚也可见于对照组食蟹猴肺部，常继发于输液部位形成的小型肺部栓子的机化。

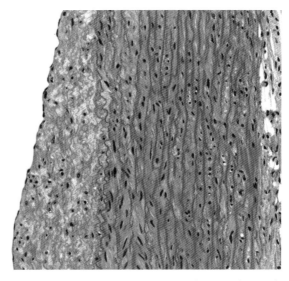

图 1.11a　食蟹猴主动脉内膜变性和黏多糖聚积（×200）

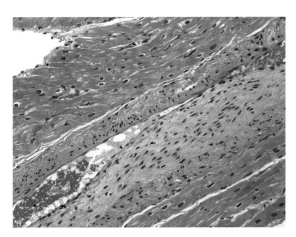

图 1.10　血管内膜增厚和动脉粥样硬化（×200）

在年轻狨猴中，另一紧密相关的动脉退行性病变是在心脏和主动脉内皮下出现黏多糖聚积或黏液化。用于毒性试验的食蟹猴中主动脉内膜黏蛋白聚积的发生率低，并伴随内膜细胞增生，将中膜的弹性纤维分开，但很少波及中膜（图1.11a）（Chamanza et al，2010）。黏蛋白或黏多糖聚集在主动脉内膜内以及心腔和心瓣膜的内膜下（图1.11b）的情况在人类和其他非人灵长类动物中也有描述（Lindsay ＆Chaikoff，1966; Scott，1999）。非人灵长类动物动脉壁（尤其在内膜）上的黏多糖含量通常比人类更丰富（Scott，1999）。狨猴主动脉退行性病变导致大量黏多糖在内膜下聚集，引起内膜局部膨胀或扩张并伴有内膜中层弹性纤维破裂（图1.11a）。

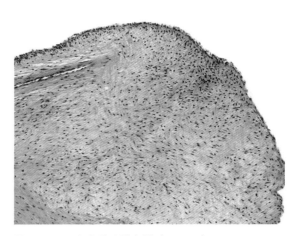

图 1.11b　心房黏液样变性（×100）

淋巴造血系统

髓外造血（Extramedullary Hematopoiesis，EMH）常发生于狨猴的肾上腺（图1.53）、肝、肾和其他组织或器官中。这种改变的严重程度和发生率的高低通常与采血频率有关，因为狨猴对频繁的出血非常敏感（Tucker，1984）。这种自发性改变应与炎症、炎症细胞浸润或给药相关的髓外造血区别开来。狨猴极其罕见自发性髓外造血，健康对照组食蟹猴的淋巴结零星可见自发性髓外造血（Chamanza et al，2010）。

多核的合胞体淋巴细胞，与麻疹的华佛小体（Warthin–Finkeldey bodies）类似（图 1.12），常见于正常健康食蟹猴支气管相关淋巴组织（bronchial-associated lymphoid tissue, BALT）和大肠的肠道相关淋巴组织（gut associated lymphoid tissue, BALT）中（Chamanza et al, 2010）。但在这些淋巴小结中未见淋巴细胞坏死，淋巴细胞中也未见病毒包涵体，所以尚不清楚多核的合胞体淋巴细胞的出现是否意味着亚临床麻疹感染。狨猴和猕猴发生麻疹自然感染的感染源可能来源于动物管理人员（Scott, 1999）。

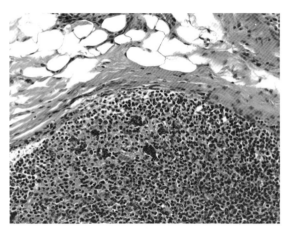

图 1.12　非人灵长类动物肠道相关淋巴组织中的华佛小体（×100）

骨髓中出现明显的淋巴滤泡是猕猴常见的背景病变（图 1.13）。这种病变，连同淋巴滤泡增生和其他部位如脾（图 1.14）、淋巴结和颌下腺出现显著的生发中心，均与亚临床 D 型反转录病毒感染有关（Guzman et al, 1999; Lowenstine, 1993）。然而，用于临床前试验的非人灵长类动物大多数都经过常规筛选，不会携带猴反转录酶病毒（D 型）。在相对无疾病环境下培育的、无主要病原体的动物其脾和其他组织中淋巴滤泡的增生常被认为是动物机体非特异性免疫监视作用的增强。牙周疾病、舌炎和扁桃体炎是其他常见的微小炎症病变，已知与其他一些器官的淋巴滤泡增生和单形核细胞浸润有关。

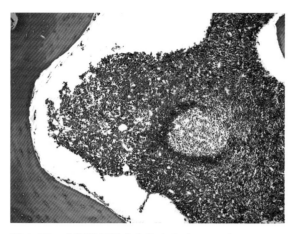

图 1.13　食蟹猴骨髓内生发中心（×100）

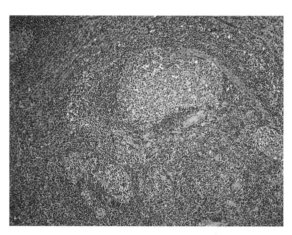

图 1.14　食蟹猴淋巴结内明显的伴有玻璃样变的淋巴滤泡（×100）

非人灵长类动物脾淋巴滤泡中心明亮的嗜酸性无定形物质（玻璃样变）积聚是一种常见的、没有已知临床意义的改变。这种嗜酸性物质的成分是蛋白性的，由抗原－抗体复合物组成。玻璃样变的生发中心附近偶尔可见拉塞尔小体，进一步证明了这一无定形物质是由免疫球蛋白组成的理论。

呼吸系统

肺炎在实验猕猴中并不常见，但局灶性间质性炎症或极轻度到轻度的纤维化比较常见。病变发生在胸膜下或肺叶尖部。细支气管－肺泡上皮可见增生、纤维化，肺泡内可见巨噬细胞聚积（图1.15）。其他常见于狨猴肺部的相关病变包括局灶性胸膜炎及胸膜或胸膜下纤维化，伴有或不伴有肺与相邻肺叶或与壁层胸膜的粘连。这些病理组织学改变通常与解剖时所见的肺粘连或胸膜苍白色病灶相关联。

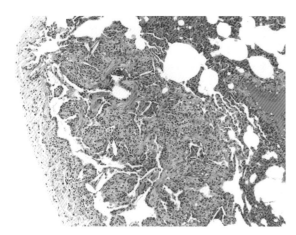

图1.15 食蟹猴胸膜下间质性肺炎（×200）

非人灵长类动物肺部其他的炎症病变包括局灶性异物性肺炎，伴随轻度到极轻度的间质性炎症。这些病变是由吸入植物、食物或其他小颗粒所引起（图1.16），应与毛发栓子相区别，后者通常是由于静脉注射给药过程中毛发或皮肤碎片不小心被注入导致。停留在狨猴肺部的毛发栓子或皮肤碎片可能以肺内局灶性异物肉芽肿形式出现或出现于动脉血栓内，并伴有血管周围反应（Kast, 1994）。

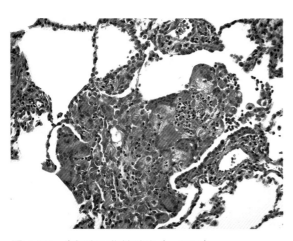

图1.16 食蟹猴异物性肺炎（×200）

肺血管疾病在实验室灵长类动物中罕见，但动脉炎（动脉周围炎）、血栓栓塞、血管周围水肿和动脉硬化偶见于对照动物。由于在早期病变中内膜细胞增生以及随后中膜纤维化（伴随或不伴随平滑肌增生），所以内膜可呈局灶性增厚。内膜病变会导致相关动脉完全闭塞（图1.17），但邻近组织的改变常不明显。然而，闭塞性的内膜增生以及持续性的静脉输注生理盐水导致的血栓都可能引起支气管肺炎，由于肺是双重的血液供应，所以支气管肺炎通常只局限于肺叶远端。持续静脉输液的试验中的生理盐水对照组动物常见的病变有弥漫性间质性炎症、动脉周围炎和血管周围水肿。

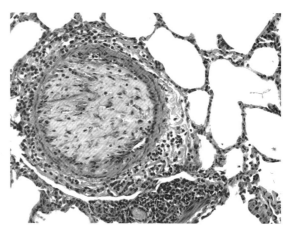

图1.17 食蟹猴肺部血管内血栓及血管内膜增生（×200）

狨猴肺泡巨噬细胞中淡黄褐色至深褐色的色素常分布于肺部血管周围或细支气管周围（图1.18）。尽管偶尔会遇到与肺螨（肺刺螨，*Pneumonyssus simincola*）有关的铁染色阳性的色素沉着，尤其是在野外捕获的狨猴中，但褐色素大多见于专门繁育的狨猴肺中，且通常与寄生虫或肺实质的病理性变化没有相关联系，因此褐色素常被认为是炭肺病。炭肺病是实验室非人灵长类动物饲养于城市附近或城市内，因吸入了空气中的炭颗粒所致。类似的色素可见于细支气管或纵隔淋巴结的巨噬细胞内，应与文身色素相鉴。

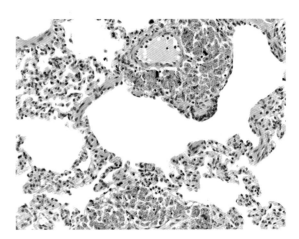

图 1.18 食蟹猴肺褐色素（×200）

　　狨猴肺血管或实质的矿化（图 1.19）常发生于对照动物，是转移性矿化的一部分，可累及其他主要器官，例如肾、心脏（大多在心房）、主动脉和肾上腺。由于饮食中维生素 D 或钙含量过多导致，过量的钙吸收被认为是狨猴转移性钙化的主要原因（Kaspareit, 2006; Scott, 1999）。肾和泌尿道是最常见易受影响的区域。其他器官的矿化，例如肺，也可见于患有严重肾病和肾钙质沉着症的狨猴（图 1.20），这使得病因学诊断更加复杂。猕猴转移性钙化非常罕见，几乎所有形式的自发性矿物质沉着本质上都是营养不良性钙化。

5

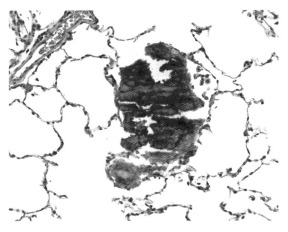

图 1.19 狨猴肺矿化（×200）

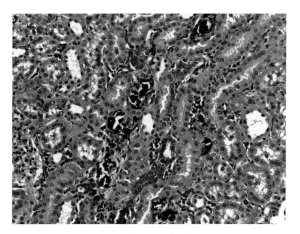

图 1.20 狨猴肾矿化（×200）

消化道

　　舌和食管黏膜浅表炎症、糜烂或溃疡（图 1.21）与白色念珠菌感染有关，偶见于应激并虚弱的狨猴（Chalmers et al, 1983）或长期给予抗生素的猕猴。病变大体特点是口腔或食管黏膜上覆盖着苍白色伪膜，伪膜下的黏膜表面发生溃疡。组织病理学检查发现，糜烂和溃疡很少延伸至基膜下，浅表上皮伴极轻度的混合性炎症细胞浸润和真菌。这些微生物由有隔膜的假菌丝和出芽的芽生孢子组成，用 PAS 或 Gomori 六胺银染色很容易显示。

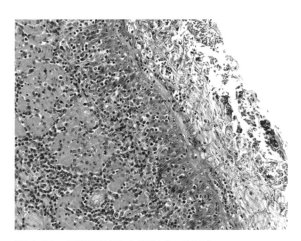

图 1.21 狨猴霉菌性食管炎（×200）

食蟹猴胃正常组织学特别重要，一些影响黏膜的病理改变与组成胃黏膜的某些细胞群的数量增多或减少有关。食蟹猴的胃从解剖学上可以分为四个区域：贲门部、胃底、胃体和胃窦。非人灵长类动物胃底部的组织学特点与人类和犬略有不同。另外，与人类、犬和猪不一样的地方还有，猕猴胃底部和胃体在组织结构上也有所不同，胃底部黏膜含少量或没有壁细胞，突然出现的壁细胞是胃底部和胃体这两个区域之间过渡的标志（Vidal et al, 2008）。非人灵长类动物的胃窦黏膜的组织学外观与人类和犬的没有太大区别，有大量深的胃小凹，没有壁细胞，但有一些主细胞。淋巴滤泡或淋巴浆细胞灶可见于正常胃切片的胃黏膜全层，但发生胃炎时，数量会升高。

胃炎，尤其是慢性胃窦胃炎，在实验室非人灵长类动物中很常见，并且可能累及毒性试验中的大多数动物（McKeag & McInnes, 2012）。慢性胃炎的特征是极轻度至重度的黏膜及黏膜下淋巴细胞和浆细胞浸润，淋巴滤泡增多，胃窦黏膜肠上皮化生，其特点有胃腺萎缩，伴有固有层增厚（图 1.22）。而慢性胃炎主要发生在胃窦黏膜，与出血、糜烂或腺体微脓肿相关的急性或慢性活动胃炎更常见于胃底或胃体（图 1.23）。

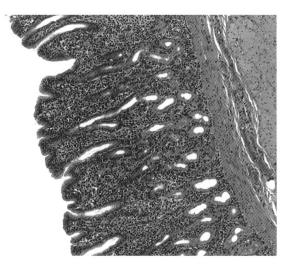

图 1.22　食蟹猴幽门慢性胃炎（×100）

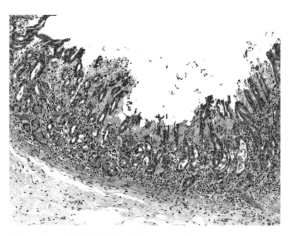

图 1.23　食蟹猴胃底糜烂（×100）

幽门螺杆菌和海尔曼螺杆菌属样微生物（又名人胃螺杆菌）是毒性试验非人灵长类动物胃中最常被鉴定出的病原菌，被认为与亚临床胃炎有关（Dubois et al, 1994; Reindel et al, 1999）。幽门螺杆菌是一种小型细菌（2～4μm长），外形酷似一个逗号、一根松弛的螺线或海鸥的一只翅膀，大部分存在于胃窦黏膜。与幽门螺杆菌感染有关的病变包括黏膜固有层弥漫性的单形核细胞浸润并伴有黏膜增厚、黏膜固有层扩张伴有腺体分离、上皮增生、显著的淋巴滤泡或黏膜糜烂。淋巴浆细胞浸润由大比例的浆细胞组成，偶尔可见拉塞尔小体，在比较严重的病变中，腺腔中可观察到中性粒细胞浸润（腺体的微脓肿）。

海尔曼螺杆菌属样微生物（HHLOs）比幽门螺杆菌大（7～10μm长），呈4～12圈紧密的螺旋绕线形。它们特定地寄居在胃底或胃体黏膜，可见于壁细胞内。在食蟹猴与恒河猴胃中，HHLOs 较幽门螺杆菌更为普遍，尽管有报道指出 HHLOs 对受感染的壁细胞有细微的损伤，但有证据表明 HHLOs 相对来说是非致病性的（Dubois et al, 1991）。

胃梗塞是一种在年轻成年食蟹猴中发生的不常见、但临床上又很重要的病变。这可能是试验中动物死亡或不健康的原因，也可能是

6 临床上健康动物发生的偶发性改变。胃梗塞的原因有时并不明显，但大多数情况下，容易引起弥散性血管内凝血的严重系统性损害，如创伤、疝气、肠套叠以及其他先天性疾病，通常是导致胃梗塞的原因（Chamanza et al, 2010; Fikes et al,1996）。该病变的特征是胃底或幽门处肌层和黏膜下层的大面积的坏死、出血和水肿（图1.24），与微静脉血栓有关，尤其是静脉系统。

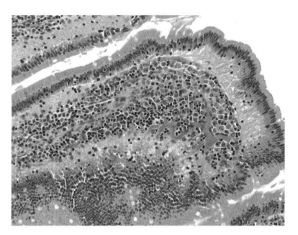

图1.25 食蟹猴小肠黏膜固有层色素沉着性巨噬细胞（×200）

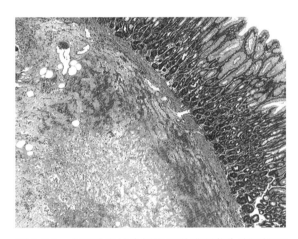

图1.24 由于微血栓食蟹猴胃黏膜下发生广泛坏死（×100）

小肠绒毛顶部固有层内存在含色素巨噬细胞是实验猕猴很常见的改变。几位研究者已经报道过该现象的高发性（Drevon-Gaillot et al, 2006; Lowenstine, 2003; Scott, 1999），也提出了有关色素本质的各种理论。淡黄色至浅棕色颗粒状色素通常与固有层内的凋亡小体有关，未见肠上皮细胞的任何损伤。小肠最易受影响的部分是回肠（图1.25）。铁、胆色素、蜡样脂褐素和坏死的细胞碎片（Scott, 1999; Drevon-Gaillot et al, 2006; Ito et al, 1992）都可能是这种色素的组成部分。这种改变的意义尚不明确，它可能代表固有层吞噬细胞试图吞噬异物。

在专门繁育用于毒性试验的非人灵长类动物中，与腹泻有关的极轻度至轻度的肠炎是一种常见的背景病变。即使在维护良好的最现代化的设施里，偶尔也会爆发弯曲杆菌或志贺杆菌肠炎。弯曲杆菌肠炎在结肠表现出绒毛萎缩和隐窝微脓肿的组织学特点，而急性志贺杆菌病（即急性细菌性痢疾）结肠组织学特点则呈现为溃疡、糜烂、隐窝微脓肿和中性粒细胞渗出导致肠腔内或受损伤肠黏膜表面发生纤维素性化脓性或纤维素性坏死性渗出物聚积（图1.26）。出血通常出现在病变外周，而固有层主要充满中性粒细胞的浸润，伴有数量不等的单形核细胞。

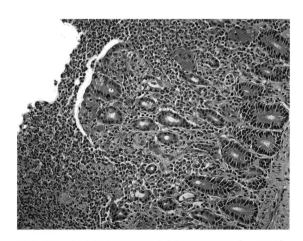

图1.26 与志贺菌属相关的食蟹猴结肠炎（×100）

志贺菌病应与沙门菌、弯曲杆菌和耶尔森菌引起的感染相区别。弯曲杆菌引起的疾病常不致虚弱，而沙门菌和小肠结肠炎耶尔森菌引起的感染，不同于志贺菌病，通常会转变成败血症（Bennett et al, 1998）。患有志贺菌病的动物，如果不加治疗，将死于脱水。螺旋体病常发生于非人灵长类动物大肠的隐窝内。病原微生物可发现于盲肠到直肠肠段，种类包括短螺旋体。原生动物结肠小袋纤毛虫也可能与该病变一起存在。有报道称螺旋体在免疫功能低下的猴子大肠中发生率很高（Losco et al, 2002）。

穿透黏膜肌层的结肠黏膜腺形成的微小疝常发生于非人灵长类动物的结肠。突出的黏膜腺可深藏于结肠肠道相关淋巴组织（肠道黏膜相关淋巴组织）的黏膜下淋巴小结内。疝的形成考虑是由于黏膜肌层缺陷造成的，导致腺体通过间隙突入下方的黏膜下层内肠道相关淋巴组织中（肠道黏膜相关淋巴组织）。肠腔内压力升高虽是正常肠蠕动的一部分，但也有助于疝的形成（Scott, 1999）。在病原体通过结肠壁扩散过程，微小疝起重要作用，因此原生动物类如肠袋虫属（图 1.27）以及细菌，能够通过黏膜屏障并进一步进入组织更深层（Scott, 1982、1999）。被围入这些疝或憩室内的寄生虫和粪便能够引发伴有异物巨细胞的慢性炎症反应。

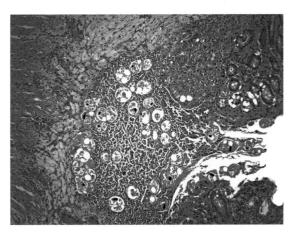

图 1.27　与结肠黏膜腺形成疝有关的结肠小袋纤毛虫（×100）

特发性慢性结肠炎，伴有或不伴有慢性间歇性腹泻，常发生在毒性试验中年轻的成年猕猴身上（Adler et al, 1993）。解剖时，可能仅见伴有积液的盲肠和结肠扩张或黏膜增厚，偶尔在结肠炎中能观察到结肠黏膜或回盲部变红，或多灶性溃疡或糜烂。最一致的组织学所见是固有层和黏膜下层弥漫性淋巴浆细胞性细胞浸润、隐窝萎缩和微脓肿（图 1.28），肠黏膜上皮增生和腺体在肠道相关淋巴组织内形成微小疝。其他改变包括杯状细胞耗减、增生的黏膜细胞表现出的巨大核、隐窝微脓肿破裂导致的微溃疡和糜烂，以及一些散在的巨噬细胞。其他器官中也可能出现相关的病变，例如肠系膜淋巴结淋巴细胞增生、胸腺萎缩，以及胃、肝和胆囊的慢性炎症（Bennett et al, 1998）。

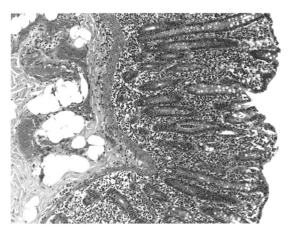

图 1.28　食蟹猴慢性结肠炎（×100）

圈养繁育的狨猴身上也会出现类似的常见但不被研究人员了解的慢性结肠炎（David et al, 2009）。这种情况与腹泻和体重减轻有关，可能是狨猴消瘦综合征（WMS）构成的一部分。大体和组织病理学表现本质上与猕猴慢性结肠炎相似，伴有隐窝微脓肿、腺体疝、微溃疡、隐窝萎缩和丧失，镜检最常见固有层内淋巴浆细胞性炎症细胞浸润（图 1.29）。狨猴肠道相关淋巴组织内疝入的隐窝中中性粒细胞聚集更为明显（图 1.30）。饮食和营养被认为在这类疾病以及一些其他狨猴病理性综合征中起主要的作用，但尚未鉴定出病原体，原因依然未知。

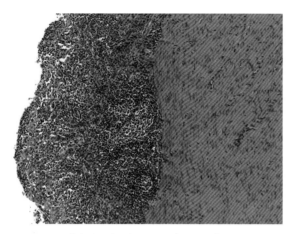

图 1.29　狨猴大肠慢性结肠炎（×200）

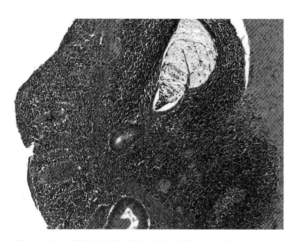

图 1.30　狨猴结肠炎伴有腺体疝（×100）

野外自由生存的狨猴摄取的天然食物主要包括昆虫、水果和植物汁液，与圈养动物的饮食（水果作为商品化膳食的补充）有很大的差别，这种差别被推测为狨猴肠炎发生的主要影响因素（Kaspareit et al, 2006; Layne & Power, 2003）。像大多数的狨科动物一样，狨猴对蛋白质也有很高的需求量，几乎是恒河猴的两倍（Bennett et al, 1998），对维生素 E 的要求也比猕猴要高，这使得它们容易发生低白蛋白血症、海恩茨小体贫血，并最终导致应激。这使得狨猴在饮食习惯上更加挑食，结果就表现出狨猴消瘦综合征的病理性特征，例如结肠炎和

肾小球肾炎。

在毒性试验中，相比猕猴身体其他部位，寄生虫性肉芽肿特别是含有线虫类寄生虫的切片，更常见于胃肠道。结节线虫属是迄今实验室饲养的非人灵长类动物中最常见的线虫类寄生虫。结节线虫属感染通常没有症状，严重感染时，可能出现腹泻和贫血。成虫在大肠寄居，不造成大肠损伤，但幼虫能导致典型的黏膜下层或肌层出现结节，结节中央为脓肿伴有坏死和混合性炎症细胞浸润，并可能有被纤维化围绕着的多核巨细胞。结节主要见于大肠（图 1.31），但也可能发生在其他部位，例如胃壁、腹膜、肾、肝及皮下组织（图 1.32）。

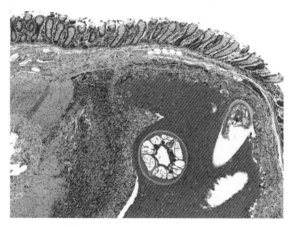

图 1.31　食蟹猴大肠内结节线虫属导致的寄生虫性肉芽肿（×50）

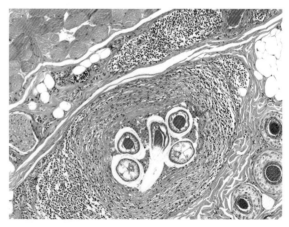

图 1.32　食蟹猴皮下组织内结节线虫属导致的寄生虫性肉芽肿（×200）

布鲁纳腺是位于十二指肠近端黏膜下层的复合性管状黏液性腺体，集中分布在幽门和肝胰壶腹括约肌之间的区域。在解剖学上而非功能上，布鲁纳腺是幽门腺的延续，其主要功能是产生一种中和胃酸的碱性分泌物（碳酸氢盐）。一些化合物可使其他种属（Betton，1998）和非人灵长类动物的布鲁纳腺发生诸如空泡变、扩张或囊性变等改变，这种损伤应与自发性布鲁纳腺扩张、增生或囊性布鲁纳腺相区别（图 1.33）。囊性布鲁纳腺在狨猴中相当常见（Kaspareit et al，2006）。扩张或增生可能导致布鲁纳腺上覆的绒毛或分泌物进入的肠隐窝轻微变形，这种改变的病理学意义尚不明确。

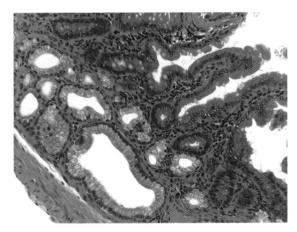

图 1.33　狨猴十二指肠扩张的布鲁纳腺（×100）

副脾是先天异位性的正常脾组织。副脾可以位于腹腔内多个部位，但在很多动物种属中，胰尾部或此区域周围的脂肪组织是副脾最常出现的位置之一。副脾发生于器官形成过程中，因为脾起源于胚胎期邻近胰腺的胃背系膜中的间充质原基（Arey，1954）。有趣的是，有研究表明人类在某些特定血液学状况下，副脾的发生率会升高（Olsen & Beaudoin，1969）。

非人灵长类动物中，在卷尾猴以及用于毒性试验的非人灵长类动物（Lau，1973；Chamanza et al，2010）中，已有研究报道了胰腺内出现副脾。这种改变也常见于其他动物种属，例如兔（Fox et al，1976；Weisbroth et al，1976）、鸡（Glick & Sato，1964）、小鼠（Gad et al，2007）和中国仓鼠（Yoon et al，2000），副脾常见于胰尾部。在实验用非人灵长类动物中，由于解剖时不易识别出胰腺中出现的副脾，因而副脾的准确发生率可能受实验室取样和修块程序的影响（胰尾是否能一致性取样）（Chamanza et al，2010）。

组织学上，胰腺内的副脾通常与胰腺组织界限清楚，可能被薄层胶原结缔组织和平滑肌纤维包裹，小梁和网状纤维支架是否存在常无定论。副脾实质是成熟的脾组织，含有可识别的类似脾红髓和白髓的结构（图 1.34），网状结构通常不发达，小梁可能稀少或不存在，但是存在淋巴小结或可辨认的动脉周围淋巴鞘，含铁血黄素和造血组织存在有助于副脾诊断的沉积。

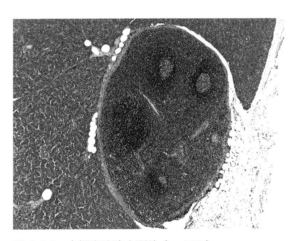

8

图 1.34　食蟹猴胰腺内副脾（×100）

肝胆

肝散在的局灶性坏死是狨猴常见的一种自发性病变（Chalmers，1983；Tucker，1984），但该病变在猕猴中的发生率很低。伴有出血的小片到大片凝固性坏死及极轻度的炎症反应更常见于肝被膜下区域，合并出现一些潜在的病变实体，例如脂质空泡变和严重的糖原蓄积（图

1.35）。大部分坏死区域与病原体无关，但已知能够导致实验用非人灵长类动物局灶性坏死的微生物包括李斯特菌属、耶尔森鼠疫杆菌属（伪结核病的致病原）（McClure et al, 1978）和泰泽病的致病原（Tucker, 1984）。狨猴肝局灶性、非带状坏死也可伴有一些微小肉芽肿灶，这可能会与髓外造血灶相混淆（图1.36）。

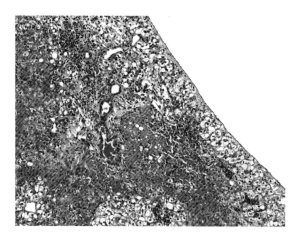

图1.35　狨猴肝坏死和糖原蓄积（×100）

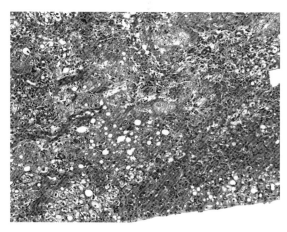

图1.36　狨猴肝坏死和纤维化（×100）

肝脂质空泡变或从极轻度到重度的弥漫性脂质沉积（图1.37）常见于狨猴，但这种情况在年轻的实验用狨猴中非常罕见，通常程度较轻。狨猴重度的脂质空泡变应与重度糖原蓄积相区别，后者为该种属常见病变，这两种病变可同时出现于同一器官（图1.37）。肝可能变大，通常为淡黄色，边缘钝圆。狨

猴脂质空泡变形成的原因有很多，可能包括贫血、低白蛋白血症、肾疾病、肠道炎症或结肠炎和饥饿（Chalmers et al, 1983; Lowenstine, 2003; Tucker, 1984），其中大部分是与狨猴消瘦综合征（wasting marmoset syndrome, WMS）相关的病理状况。作为致命性脂肪肝综合征的一部分，脂质空泡变也可发生在平均年龄9岁、体重超重的狨猴，也被称为致命性禁食综合征（Bennett, 1998; Lowenstine, 2003），但由于试验中所用的动物往往更年轻，因此在日常试验中很少能观察到脂质空泡变。

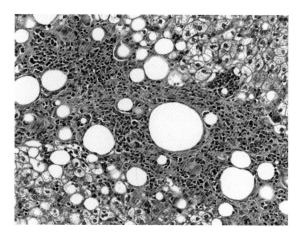

图1.37　狨猴肝脂质空泡变、糖原和髓外造血（×100）

张力性脂质沉积是局灶性脂质空泡变的一种形式，发生在位于邻近韧带附着嵌入区域的被膜下肝细胞中（图1.38）。它是非人灵长类动物和其他种属实验动物的肝常见的组织学病变。病变通常在解剖时就可见，表现为靠近肝门或邻近肝边缘处的一处不连续的淡黄色区域。韧带嵌入部位邻近的被膜下肝细胞胞质中脂肪局灶性的聚积常被认为是由于组织缺氧造成的。有人提出这些韧带收缩会对肝被膜施加拉力，这样会导致邻近的肝细胞血液供应障碍，引起组织缺氧和脂质空泡变。除了脂质沉积，被膜或被膜下纤维化也可见到。这种病变的功能性意义现在未知，但需要与给药相关的

脂质空泡变相区别。

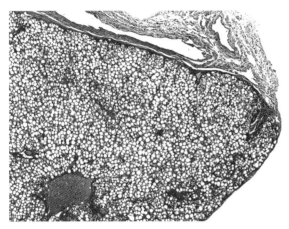

图 1.38 食蟹猴肝张力性脂质沉积或脂质空泡变（×50）。注意：韧带附着

肝色素沉着通常不是狨猴常见的自发性病变，但在狨猴中的发生率差异较大，这主要取决于日常饮食和其他的病理性因素（Miller et al, 1997）。肝含铁血黄素沉着，即枯否细胞内含铁血黄素沉积，是狨猴肝最常见的色素（图 1.39），考虑与以下因素有关，例如日常饮食中铁含量过高、应激导致内源性的糖皮质激素升高及慢性炎症。在慢性炎症情况下，如与 WMS 有关的疾病，含铁血黄素沉着被认为是由于慢性疾病贫血时铁分离和铁从含铁血黄素巨噬细胞转运至红细胞不良导致的（Lowenstine, 2003）。

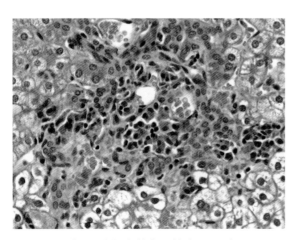

图 1.39 狨猴肝含铁血黄素沉着（×200）

有别于狨猴，狨猴肝的一个很常见特征是肝细胞内聚积了大量的糖原（Chalmers et al, 1983; Foster, 2005; Kaspareit et al, 2006; Tucker, 1984）。狨猴肝糖原蓄积已知与饮食和年龄相关（Foster, 2005），但不同试验和同一试验不同动物间差异也相当大。组织学可表现为弥漫的或整个肝小叶的空泡变、肝细胞胞质呈现花边样或疏松化（图 1.35，1.37）。

年轻的成年食蟹猴或狨猴经常出现局灶性或局部的被膜纤维化、炎症、坏死或出血，与相邻汇管区周围的极轻度至轻度的胆管增生相关，而无任何相关的临床或临床病理学异常（Chamanza et al, 2010）。病变特征是在邻近被膜或被膜下的汇管区周围区域出现极轻度到中度的网状纤维和胶原纤维沉积，影响 2 ~ 5 个或更多肝小叶。由于与这些被膜下病变相关的大体发现通常位于横膈膜或处于肋壁的对面肝顶叶表面，因此它们被认为与动物给药过程中机械性操作有关（Shimoi et al, 1998）。

肝局灶性单个核炎症细胞浸润是在实验用非人灵长类动物中最常见的病变（Chamanza et al, 2010; Drevon-Gaillot et al, 2006; Foster et al, 2005）。炎症细胞浸润常位于门静脉周围，通常与门静脉周围组织的损伤无关。位于肝实质内的炎症细胞浸润是否与单个肝细胞坏死有关还尚无定论（图 1.40）。伴有肝细胞受损的病变常含有其他炎症细胞，例如中性粒细胞和巨噬细胞。肝自发性的极轻度或中度的炎症细胞灶，应与促炎症受试物导致的给药相关的病变相区别。慢性门静脉炎症或胆管增生可能与肠道炎症有关（Chalmers et al, 1983）。

9

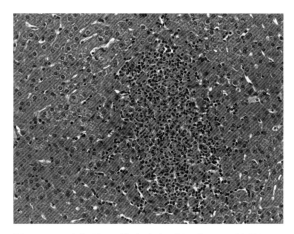

图 1.40　食蟹猴肝的炎症细胞浸润和局灶性坏死（×200）

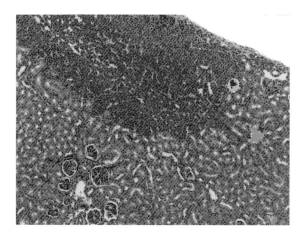

图 1.42a　食蟹猴肾内异位肾上腺组织（×100）

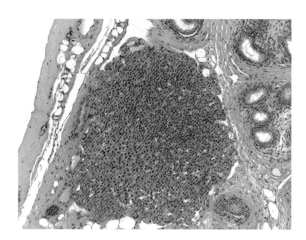

图 1.42b　食蟹猴附睾内异位肾上腺组织（×100）

　　附着于肝并位于肝被膜内（图 1.41）的异位肾上腺偶见于猕猴（Chamanza, 2010），这种病变较肾上腺 - 肝融合或粘连更不常见。肾上腺 - 肝融合或粘连包含位于右侧肾上腺内或附着于右侧肾上腺的异位肝组织。肝内异位肾上腺由三个皮质区域中的一个或多个组成，位于肝被膜下方，伴有肾上腺和肝被膜的融合以及肝组织和肾上腺组织的合并，但无穿插其中的纤维组织。在非人灵长类动物的肾（图 1.42a）和附睾内（图 1.42b）也观察到了异位肾上腺皮质组织。

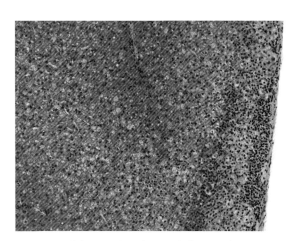

图 1.41　食蟹猴肝内异位肾上腺（×100）

泌尿系统

　　间质性肾炎是猕猴最常见的偶发性病变之一，主要特点是在肾外皮质区的间质中发生极轻度到轻度的淋巴浆细胞积聚（Chamanza et al, 2010; Drevon-Gaillot et al, 2006）。在一项关于动物园非人灵长类动物病变的调查中，间质性肾炎也被列为最常见的病变（Hubbard et al, 1987）。病变范围从不伴有肾小管上皮损伤的极轻度局灶性淋巴浆细胞浸润到中度的大面积炎症细胞浸润、包括肾小管坏死以及极轻度的小管周围纤维化（图 1.43）。

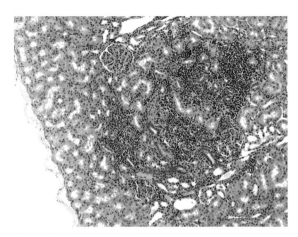

图 1.43　食蟹猴肾皮质区间质淋巴浆细胞浸润
（×100）

肾小球鲍曼囊壁层小管上皮化生或立方上皮化生为食蟹猴发生的一种偶然性病变，尚无已知的病理学意义（Kaspareit et al, 2004）。在其他种属发生的立方上皮化生却有着不同的意义。

食蟹猴的立方上皮化生特点是鲍曼囊壁层内衬的正常扁平上皮被立方上皮替代，立方上皮在结构上类似近曲小管上皮（图 1.44）。化生的程度从影响壁层的一小部分到影响整个壁层不等，每个肾受影响的肾小球数量也不同，通常每个肾仅几个肾小球受影响，某些受影响的肾小球的立方形壁层上皮是近端小管上皮的延续。这种现象在食蟹猴中没有性别差异，似乎与年龄也不相关（Kaspareit et al, 2004）。

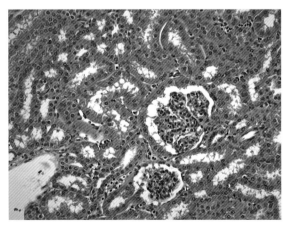

图 1.44　食蟹猴肾鲍曼囊上皮发生立方上皮化生
（×200）

已经在非人灵长类动物中发现了多种形式的自发性肾小球肾病。病变范围从系膜增生性肾小球肾炎（最常见于狨猴）到类似于膜性增生性肾小球肾炎和类似于胶原纤维性肾小球肾病（CFGN）的硬化性疾病（偶见于食蟹猴）（Adachi, 2005; Chamanza, 2010）。实验用狨猴自发性肾小球病变大多数是局灶性的，累及部分（节段性）或整个（全球）肾小球，且不是全身性疾病的一部分。狨猴特发性肾小球硬化的主要特点是在扩张的系膜内刚果红染色阴性，PAS 染色阳性的嗜酸性物质呈节段性或整个小球性沉积（Chamanza et al, 2010）。肾小球极轻度至重度增大，系膜内细胞核数量下降，伴有或不伴有毛细血管腔变窄（图 1.45），也可能存在鲍曼囊极轻度增厚、肾小球周围和肾小管周围纤维化。同一个肾的其他肾小球也可能表现出肾小球系膜的增生，并伴有肾小球的增大，但胶原沉积和肾小球周围纤维化较少。这些病变与食蟹猴中已报道发生的胶原纤维性肾小球肾病（CFGN）不同（Adachi, 2005），这是因为肾小球受累呈局灶性、随机性，而肾小管和间质很少或不受影响，CFGN 中肾小球损伤呈弥漫性分布，无系膜增生，通常与临床疾病有关。在正常对照组实验用非人灵长类动物身上发生的大部分肾小球病变的原因不可知，但一些疾病，如糖尿病、疟疾、与结肠炎（和腹泻）有关的脱水及猴免疫缺陷病毒（SIV）感染，都可引起肾小球病变。

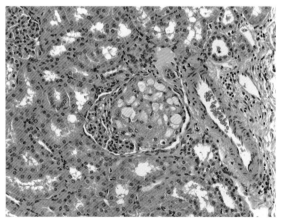

图 1.45　食蟹猴肾节段性肾小球硬化（×200）

狨猴先天性肾小球肾病的病例数比猕猴更多，病变发生的范围更广、程度更重，更具有临床意义，可能是死亡的重要原因。狨猴肾小球肾病最常见的类型是弥漫性系膜增生性肾小球肾炎，通常作为狨猴消瘦综合征的一部分发生，与寄生虫性、细菌（牙病）性和食物性抗原引起的免疫复合物沉积相关（Lowenstine, 2003）。对于狨猴和其他新大陆非人灵长类动物，这种免疫介导性肾小球肾病常由 IgM、IgA 介导，或者两者共同介导（Borda et al, 2004; Brack et al, 1999）。食物过敏、结肠炎和 IgA- 醇溶蛋白抗体的产生均被认为与 WMS 中出现的肾小球肾病有关（Brack et al, 1999）。狨猴弥漫性系膜增生性肾小球肾炎（图 1.46）的特点是由于系膜增生（细胞增生和基质增生）导致肾小体增大、鲍曼囊轻微增厚，并伴随间质炎症和纤维化，以及伴有肾小管透明管型积聚的肾小管损伤。

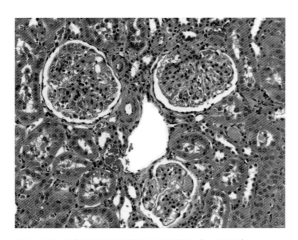

图 1.46　狨猴肾弥漫性肾小球肾炎（×200）

恒河猴和食蟹猴的肾有时可见被膜下异位肾上腺组织。显微镜下，病变表现为边界不清或清楚、无包膜的结节，由类似肾上腺皮质三个皮质的细胞以不同的数量比例和随意的顺序排列组成（图 1.42a）。髓质细胞通常不存在，在某些情况下，肾上腺皮质的一个带，通常为球状带或网状带，也可能不存在。位于肾

被膜下的异位肾上腺组织在人类、小鼠和猕猴中均有描述（Chamanza et al, 2010; Prentice &Jorgeson, 1979）。这是一种没有已知临床意义的偶发性改变，应区别于肾小管上皮的增生性病变。异位肾上腺皮质组织也可见于肾被膜外、肾周围脂肪组织内（Kaspareit, 2009）。

猕猴的肾乳头中集合管处的肾小管上皮中经常出现多核上皮细胞（图 1.47），它们被认为是一种没有已知病因和几乎没有病理学意义的偶发性病变（Lowenstine, 2003）。

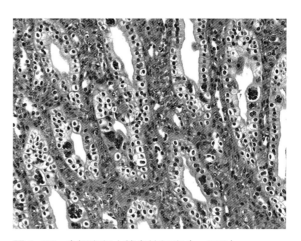

图 1.47　食蟹猴肾小管多核细胞（×200）

膀胱

在猕猴肾盂和膀胱的移行上皮内常存在胞质内嗜酸性（假）包涵体（图 1.48a）。这些包涵体由细胞角蛋白（张力微丝）组成，无病理学意义（Lowenstine 2003）。肾盂和膀胱的尿道上皮空泡变也是食蟹猴的一种背景病变（图 1.48b）。

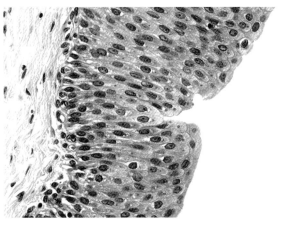

图 1.48a　食蟹猴尿道上皮内嗜酸性胞质包涵体（×400）

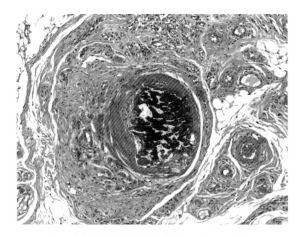

图 1.49　食蟹猴膀胱胚胎残留物矿化（×200）

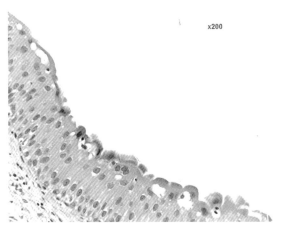

图 1.48b　食蟹猴膀胱移行上皮或尿道上皮空泡变（×200）

在临床前试验用非人灵长类动物以及犬中，膀胱动脉外膜出现的胚胎性非特定的血管残留物（有研究人员认为是脐动脉的残余）常见矿化这一病变（图 1.49）。这个非特定的血管结构常伴有或不伴有与纤维化、含铁血黄素沉着和血栓形成相关的矿化。功能血管的矿化也可被观察到。

内分泌系统

胚胎肾上腺皮质存在于胎儿期非人灵长类动物，出生后渐渐被有三个带的成熟皮质替代。胚胎皮质的退化伴随出血和坏死，这在一定程度上可解释皮髓质交界处常可见矿化灶的原因（Kast et al, 1994; Majeed & Gopinath, 1980）。钙化灶或呈同心圆排列的钙化物质常见于髓质和皮质的连接处，偶尔见于网状带内。它们大小各异，从直径小于 0.1 mm 的小病灶到占据髓质 1/3 或更多范围的大病灶（图 1.50）均可发现。病变的原因包括应激相关的髓质细胞局灶性变性和坏死并伴随营养不良性矿化，或者由位于皮质髓质交界区的胚胎肾上腺组织凋亡所致。早期病变的矿化中心可见残存的细胞或胞核，这种表现符合营养不良性钙化理论。恒河猴比食蟹猴更易受影响，但没有性别差异。

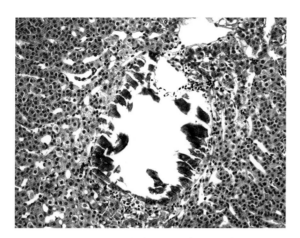

图 1.50   恒河猴肾上腺皮质矿化（×100）

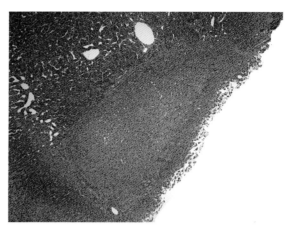

图 1.51   食蟹猴肝中肾上腺－肝融合物（×100）

年轻的成年食蟹猴可能会出现腹腔右侧肾上腺－肝融合（AHF）和肾上腺－肝粘连（AHA）（Chamanza et al, 2010; Mousa & van Esch, 2004）。

肾上腺－肝融合为肝组织与右侧肾上腺组织的合并体，特征是两者的实质细胞紧密交织，中间无结缔组织被膜（Honma, 1991）。这与肾上腺－肝粘连不同，后者在两种类型的实质组织之间没有紧密的交织，存在被膜。这两种病变是非人灵长类动物（Chamanza et al, 2010; Mousa & van Esch, 2004）的先天性病变，可在解剖时发现。由于从大的肝叶上取样和分离其附带的肾上腺比较困难，因此，以上病变的发生率很可能被低估了，残留的肾上腺组织块粘连于右侧肝叶的情形也时有发生。由于受累的肾上腺组织残留在其预期的解剖部位，并不位于肝被膜内，所以这种病例要与肝内异位肾上腺相区分（图 1.41）。

组织学上，典型的 AHF 病例中可见肝实质细胞邻近肾上腺皮质或髓质细胞，这两种类型的组织紧密交织，两者之间无任何纤维组织（图 1.51）。应用网状纤维染色，可观察到肝小梁网状结构与肾上腺髓质细胞巢的网状结构相融合。

在组织学研究中已发现完全被肾上腺组织包绕或嵌入皮质和髓质组织之间的异位肝组织（Chamanza et al, 2010）。通过计算机断层扫描和计算机断层扫描血管造影可看到人类 AHF 组织和假恶性肝肿瘤中的肾上腺皮质腺瘤，这些病变的临床意义已有描述（Woo et al, 2007）。

在狨猴肝外区域如肝门部，伴有或不伴有肝细胞岛的由一簇胆管组成的异位肝组织很常见（图 1.52），并与源于胚胎残留的韧带（如圆韧带）相连。

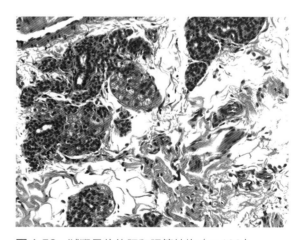

图 1.52   狨猴异位的肝和胆管结构（×100）

在毒性试验中使用的年轻成年食蟹猴中，偶尔能发现肾上腺皮质中轻微至轻度的与年龄有关的脂褐素积聚（Kaspareit, 2009）。在用于临床前试验 3 ~ 4 岁龄的动物中，病变初期阶段的特征是网状带和束状带可见黄色至浅棕色的颗粒状色素沉积，随着动物逐渐增龄，这些区域变为深棕色。这种色素需与同一区域巨噬细胞里可能存在的含铁血黄素相区别（Kaspareit, 2009）。非人灵长类动物肾上腺常见的病变是皮质细胞的空泡变，可以是局灶性的、只局限于某一个皮质区域，也可以是弥漫性的，与皮质肥大有关。中度的空泡变可见于狨猴，空泡脂质染色呈阳性（Kaspareit, 2009）。髓外造血常见于狨猴的肾上腺内（图1.53）（Okazaki et al, 1996）。

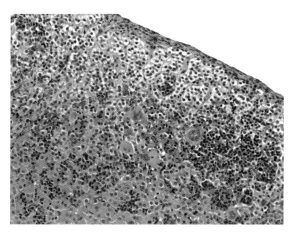

图 1.53　狨猴肾上腺髓外造血（×100）

　　C 细胞增生是狨猴甲状腺非常常见的病变（Kaspareit et al, 2006; Tucker, 1984）。它可以是甲状腺的中间一个或多个 C 细胞聚集形成的结节（图 1.54），也可以是数量增多的 C 细胞弥漫性分布于整个甲状腺中，导致滤泡看上去更小、数量更少，使甲状腺的外观更加坚实。由于迄今尚无有关狨猴 C 细胞腺瘤的报道，且该病症在大鼠中未表现出性别依赖性，因此这种病变的意义尚不完全清楚（Kaspareit et al, 2006）。

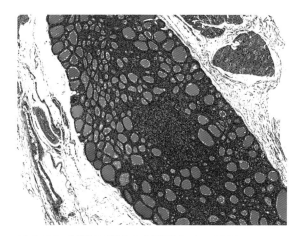

图 1.54　狨猴甲状腺 C 细胞增生（×100）

　　甲状腺或甲状旁腺中出现异位胸腺组织是毒性试验中非人灵长类动物很常见的病变，病理学或临床意义尚未明确（Chamanza et al, 2010; Tucker, 1984）。由于人重症肌无力与胸腺有关联，因此人的异位胸腺组织的临床意义较大。异位胸腺组织通常位于甲状腺或甲状旁腺的外围（图 1.55），表现为单一的小结节，可能含有髓质（带有上皮成分）和皮质，或仅由皮质组织组成。胚胎学上，胸腺、甲状旁腺和甲状腺共同起源于咽囊，因此，异位胸腺发生在甲状旁腺和甲状腺的概率较高，反之亦然。

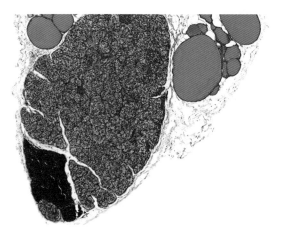

图 1.55　狨猴甲状旁腺的异位胸腺（×100）

　　嗜酸性细胞核内包涵体可见于垂体的腺垂体部。这些包涵体被认为是胞质内陷的结果，类似小鼠肝细胞中所见的那些包涵体。据报

12

道，这种病变发生在大约 50% 的食蟹猴中，应该通过 phloxine tartrazine 特殊染色与病毒包涵体进行区别。

肌肉、骨及关节

毒性试验中动物大腿肌肉常规取材可见到的胞质淡嗜碱性的体积较大的泡沫状巨噬细胞聚集（图 1.56），表明曾经有疫苗接种和铝佐剂引发的肉芽肿（肌肉内接种疫苗的部位）。这些改变是一种偶发性病变，无临床或病理学意义。

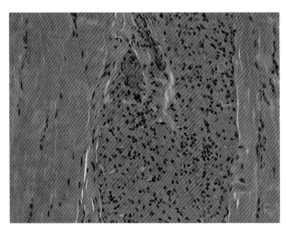

图 1.56　食蟹猴骨骼肌疫苗肉芽肿（×100）

肉孢子虫属寄生虫性囊肿，偶见于野外捕捉和捕获后圈养的恒河猴骨骼肌、心脏或平滑肌内。这些囊肿在实验室繁育的猕猴中的发生率不高，而常发生于野外捕获的动物中。尽管在恒河猴中发现了某些与肉孢子虫属有关的全身性和爆发性疾病（Gozalo et al, 2007; Lane et al, 1998），但它们通常被认为是偶发性的、无病理学意义。囊肿常见于大腿、舌和食管的肌肉内（图 1.57），心脏中非常罕见。这些肉孢子虫属寄生虫性囊肿镜下可见含有新月形的原生动物裂殖子，无炎症细胞浸润。

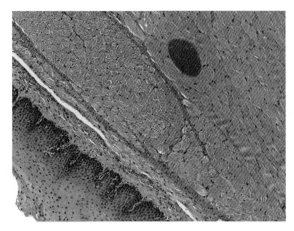

图 1.57　食蟹猴舌骨骼肌存在的肉孢子虫囊肿（×100）

试验中的年轻猕猴和狨猴常见骨骼异常包括食蟹猴骨折、软骨发育异常、骨发育异常、骨质增生、骨膜反应和与干骺端发育不良相关的生长板断裂（Chamanza et al, 2010），以及年轻狨猴自发性骨髓炎（图 1.58）和营养性骨营养不良（Chalmers et al, 1983）。狨猴纤维性骨营养不良（FOD）的原因一般是其体内的维生素 D_2 不能促进肠道对钙的吸收，通过用维生素 D_3 替代维生素 D_2 及暴露于阳光或适宜波长的人造光下可改善这种情况（National Research Council, 2003）。佝偻病和老龄动物软骨病与饲料仅含维生素 D_2 且伴随紫外线光照不足有关。因为目前在商品化饲料中已用维生素 D_3 取代了维生素 D_2，所以狨猴纤维性骨营养不良、软骨病和佝偻病在现代化饲养环境中已经几乎消失。

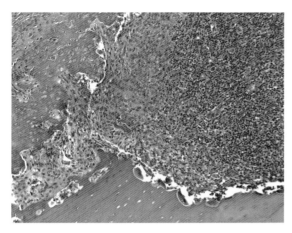

图1.58 狨猴胫骨骨髓炎（×100）

纤维性骨营养不良是狨猴骨折的常见原因，特征是骨皮质变薄、骨小梁被纤维间质包绕。骨变薄是由松质骨和皮质骨重度重吸收导致。因此，豪希普陷窝内可见大量的破骨细胞，纤维组织也侵入哈弗管和骨髓腔（图1.59）。这种病变是甲状旁腺素（PTH）直接作用于骨骼的结果，与该综合征相关的PTH过多生成也能够导致狨猴软组织矿化。维生素D供给过多也可导致软组织矿化和肾钙质沉着症（National Research Council, 2003）。

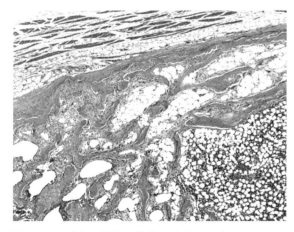

图1.59 狨猴纤维性骨营养不良（×50）

很多年轻食蟹猴可发生自发性生长板骨折或微小骨折伴有生长停滞或干骺端发育不良，具体原因尚不明了（Chamanza et al, 2010）。该病症的特征是骨折线上持续性肥大的软骨细胞灶，初级骨松质的聚积以及破骨细胞大量出现（图1.60）。将这些病变与佝偻病进行鉴别诊断是一个巨大挑战。

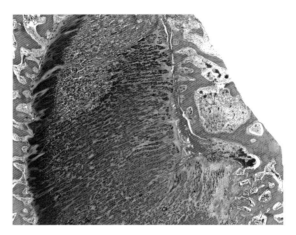

图1.60 食蟹猴生长板发育不良伴骨折（×25）

脑和神经系统

矿化小体或血管矿化是正常非人灵长类动物脑常见的自发性病变（Wadsworth et al, 1995; Yanai et al, 1994）。这种病变在大多数用于毒性试验的非人灵长类动物中已有过报道，并且似乎与年龄无关。矿化小体普遍与苍白球、壳核内小血管有关，偶尔在尾状核内也可发现，因此通常在穿过视交叉和乳头体的脑冠状切面观察到（Wadsworth et al, 1995）。它们看起来不规则，通常为由同心薄片形成的较小球状体构成的细长结构，HE染色呈强嗜碱性或深紫色（图1.61）。一些较大的矿化结构边缘常呈嗜酸性染色，而较小的嗜酸性结构可见于相关的小动脉。虽然这些结构的本质和确切的来源未明，但由于它们被发现于高铁代谢的区域，且普鲁士蓝染色阳性，所以它们被认为与血管周围和神经细胞周围少突胶质细胞的铁代谢有关（Wadsworth et al, 1995）。

13

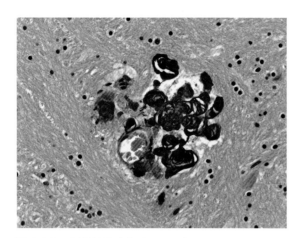

图 1.61　食蟹猴脑矿化（×400）

在猕猴的脑中可观察到多种类型的色素沉着。用于毒性试验的食蟹猴，其脑部血管周围黑色素沉着是最常见遇到的色素沉着形式，而与年龄相关和非年龄相关的蜡样脂褐素沉着偶尔才会见到（Chamanza et al, 2010）。血管周围黑色素沉着死后可见颜色变黑，组织病理学检查也可见于血管周围，经 Fontana–Masson 银染呈阳性（图 1.62）。

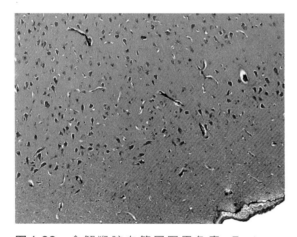

图 1.62　食蟹猴脑血管周围黑色素，Fontana–Masson 银染（×100）

轻微的局灶性胶质细胞增生和胶质瘢痕虽不常见，但在食蟹猴大脑中却并不罕见（Chamanza et al, 2010）。这些病变常与血管袖套现象、神经细胞坏死、噬神经细胞作用（图 1.63a），以及伴有脂褐素沉着的巨噬细胞聚集

有关。这些病变可见于脑的任何部位，通常病变程度极轻度，常与临床症状或解剖所见异常无关，迄今无病原体被识别。血管袖套现象的发生远比胶质细胞增生更为常见，与这种病变本身是否有关尚不明确。血管袖套现象的特征是均匀的一层淋巴细胞聚积在小血管周围的血管周围间隙（图 1.63b），通常呈多灶性分布。除脑实质内的血管外，还有脉络丛、脑膜和脊髓血管也受到相似或更大范围的影响。瓦特壶腹帕西尼小体是大的机械性感受器，对压力和拉伸敏感，偶尔可见于皮肤或胰腺内，结构呈独特的"洋葱皮"样外观（图 1.63c）。

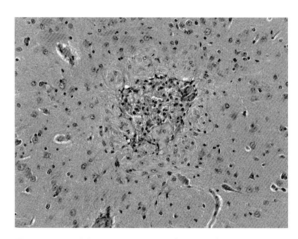

图 1.63a　食蟹猴脑胶质瘢痕（×200）

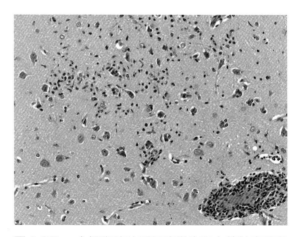

图 1.63b　食蟹猴脑胶质细胞增生和血管袖套现象（×100）

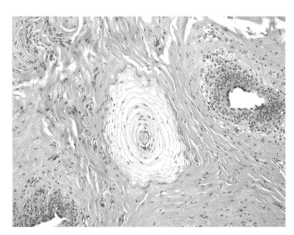

图 1.63c　食蟹猴乳腺乏特壶腹帕西尼小体（×100）

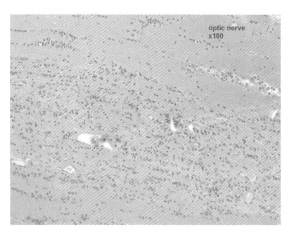

图 1.64b　食蟹猴视神经炎（×100）

（吕　艾　孔庆喜　译，孔庆喜　校）

在食蟹猴眼部脉络膜或睫状体内偶尔会见到均匀一致的小淋巴细胞群（Sinha et al, 2006）。该病变无关紧要，与炎症反应无关（图 1.64a）。视神经炎也可见于食蟹猴视神经，且无其他的疾病迹象（图 1.64b）。

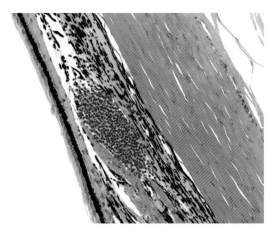

图 1.64a　食蟹猴眼脉络膜淋巴细胞浸润（×200）

参考文献

Adachi, K., Mori, T., Ito, T., et al., 2005. Collagenofibrotic glomerulonephropathy in a cynomolgus macaque (Macaca fascicularis). Vet. Pathol. 42, 669–674.

Adler, R.R., Moore, P.F., Schmucker, D.L., et al., 1993. Chronic colitis, juvenile macaca mulatta. In: Jones, T.C., Mohr, U., Hunt, R.D. (Eds.), Monographs on the pathology of laboratory animals, nonhuman primates, vol. 2. Springer-Verlag, Berlin, pp. 20–32.

Albassam, M.A., Lillie, L.E., Smith, G.S., 1993. Asymptomatic polyarteritis in a cynomolgus monkey. Lab. Anim. Sc. 43, 628–629.

Arey, L.B., 1954. Developmental anatomy; a textbook and laboratory manual of embryology, seventh ed. Saunders, Philadelphia, pp. 342–374.

Bennett, B.T., Abee, C.R., Henrickson, R., 1998. Nonhuman primates in biomedical research. Diseases. American College of Laboratory Animal Medicine Series. Academic Press, San Diego.

Betton, G.R., 1998. The digestive system 1: the gastrointestinal tract and exocrine pancreas. In: Turton, J., Hooson, J. (Eds.), Target organ pathology. Taylor & Francis, London, p. 51.

Borda, J.T., Pauley, D.R., Mackey, J.J., et al., 2004.

Immunoglobulin-A nephropathy with crescentic glomerulonephritis in a pigtailed macaque (Macaca nemestrina). Vet. Pathol. 41, 44–49.

Brack, M., Schroeder, C., Fooke, M., et al., 1999. IgM/IgA nephropathy in callitrichids: antigen studies. Nephron. 82, 221–231.

Bundza, A., Dukes, T.W., 1978. Some heterotropic tissue remnants in domestic animals. Can. Vet. J. 19, 322–324.

Chalmers, D.T., Murgatroyd, L.B., Wardsworth, P. F., 1983. A survey of the pathology of marmosets (Callithix jacchus) derived from a marmoset breeding unit. Lab. Anim. 17, 270–279.

Chamanza, R., Parry, N.M., Rogerson, P., et al., 2006. Spontaneous lesions of the cardiovascular system in purpose-bred laboratory nonhuman primates. Toxicol. Pathol. 34, 357–363.

Chamanza, R., Marxfeld, H., Blanco, A., et al., 2010. Incidences and range of spontaneous lesions in control cynomolgus monkeys (Macaca fascicularis) used in toxicity studies. Toxicol. Pathol. 38, 642–657.

David, J.M., Dick, E.J. Jr, Hubbard, G.B., 2009. Spontaneous pathology of the common marmoset (Callithrix jacchus) and tamarins (Saguinus oedipus, Saguinus mystax). J. Med. Primatol. 38(5), 347–359.

De Lacroix, W.F., Hübner, G., 1974. Ciliated epithelial inclusion cyst of the heart. Beitr. Pathol. 151, 103–110.

Drevon-Gaillot, E., Perron-Lapage, M., Clement, C., et al., 2006. A review of background findings in cynomolgus monkeys (Macaca fascicularis) from three different geographical origins. Exp. Toxicol. Pathol. 58, 77–88.

Dubois, A., Tarnawski, A., Newell, D.G., et al., 1991. Gastric injury and invasion of parietal cells by spiral bacteria in rhesus monkeys. Are gastritis and hyperchlorhydria infectious diseases? Gastroenterology 100, 884–891.

Dubois, A., Fiala, N., Heman-Ackah, L.M., et al., 1994. Natural gastric infection with Helicobacter pylori in monkeys: a model for spiral bacteria infection in humans. Gastroenterology 106, 1405–1417.

Elwell, M.R., Mahler, J.F., 1999. Heart, blood vessels and lymphatic vessels. In: Maronpot, R.R., Boorman, G.A., Gaul, B.W. (Eds.), Pathology of the mouse. Cache River Press, Vienna, pp. 361–380.

Engedal, H., Jensen, H., Saetersdal, T.S., 1977. Ultrastructure of abnormal membrane inclusions in nuclei of human myocardial cells. Br. Heart J. 39, 145–151.

Fikes, J.D., O'Sullivan, M.O., Bain, M.T., et al., 1996. Gastric infarction in cynomolgus monkeys (Macaca fascicularis). Vet. Pathol. 33, 171–175.

Foster, J.R., 2005. Spontaneous and drug-induced hepatic pathology of the laboratory beagle dog, the cynomolgus macaque and marmoset. Toxicol. Pathol. 33, 63–74.

Fox, R.R., Weisbroth, S.S., Crary, D.D., et al., 1976. Accessory spleens in domestic rabbits I. Frequency description and genetic factors. Teratology 13, 243–252.

Gad, S.C., Frith, C., Goodman, D.G., et al., 2007. The mouse. In: Gad, S.C. (Ed.), Animal models in toxicology, second ed. Taylor & Francis, Boca Raton, pp. 94.

Glick, B., Sato, K., 1964. Accessory spleens in the chicken. Poultry Sci. 43, 1610–1612.

Gozalo, A.S., Montali, R.J., St Claire, M., et al., 2007. Chronic polymyositis associated with disseminated sarcocystosis in a captive-born rhesus macaque. Vet. Pathol. 44, 695–699.

Greaves, P., 2000. Patterns of cardiovascular pathology induced by diverse cardiovascular drugs. Toxicol. Lett. 112, 547–552.

Guzman, R.E., Kerlin, R.L., Zimmerman, T.E., 1999. Histologic lesions in cynomolgus monkeys (Macaca fascicularis) naturally infected with simian retrovirus type D: comparison of seropositive, virus-positive, and uninfected animals. Toxicol. Pathol. 27, 672–677.

Honma, K., 1991. Adreno-hepatic fusion: an autopsy study. Zentralbl. Pathol. 137, 117–122.

Hubbard, G.B., Schmidt, R.E., Fletcher, K.C., 1987. Systematic survey of lesions from animals in a zoological collection. J. Zoo Anim. Med. 18, 14–46.

Ito, T., Chatani, F., Sasaki, S., et al., 1992. Spontaneous lesions in cynomolgus monkeys used in toxicity studies. Jikken Dobutsu. 41, 455–469.

Jasty, V., Jamison, J.R., Hartnagel, R.E., 1984. Three types of cytoplasmic granules in cardiac muscle cells of cynomolgus monkeys (Macaca fascicularis). Vet. Pathol. 21, 505–508.

Kaspareit, J., 2009. Adrenal gland background pathology of primates in toxicological studies. In: Harvey, P.W., Everett, D.J., Springall, C.J. (Eds.), Adrenal toxicology. Target Organ Toxicology Series, vol. 26. Informa Healthcare, New York, pp. 139–160.

Kaspareit, J., Friderichs-Gromoll, S., Buse, E., et al., 2003. Spontaneous squamous cysts and squamous epithelial plaques in the heart of cynomolgus monkeys (Macaca fascicularis). Exp. Toxicol. Pathol. 54, 301–303.

Kaspareit, J., Friderichs-Gromoll, S., Buse, E., et al., 2004. Spontaneous tubular (cuboidal) metaplasia of the parietal layer of Bowman's capsule in cynomolgus monkeys (Macaca fascicularis). J. Exp. Anim. Sci. 43, 13–17.

Kaspareit, J., Friderichs-Gromoll, S., Buse, E., et al., 2006. Background pathology of the common marmoset (Callithrix jacchus) in toxicological studies. J. Exp. Anim. Sci. 57, 405–410.

Kast, A., 1994. Pulmonary hair embolism in monkeys. Exp. Toxicol. Pathol. 46, 183–188.

Kast, A., Peil, H., Weisse, I., 1994. Calcified foci at the junction between adrenal cortex and medulla of rhesus monkeys. Lab. Anim. 28, 80–89.

Keenan, C.M., Vidal, J.D., 2006. Standard morphologic evaluation of the heart in the laboratory dog and monkey. Toxicol. Pathol. 34, 67–76.

Khullar, M., Datta, B.N., Wahi, P.L., et al., 1989. Catecholamine-induced experimental cardiomyopathy; a histopathological, histochemical and ultrastructural study. Indian Heart J. 41, 307–313.

Lane, J.H., Mansfield, K.G., Jackson, L.R., et al., 1998. Acute fulminant sarcocystosis in a captive-born Rhesus macaque. Vet. Pathol. 35, 499–505.

Lau, D.T.L., 1973. Ectopic splenic nodules in the pancreas of a capuchin monkey (Cebus albifrons). J. Med. Primatol. 2, 67–70.

Layne, D.G., Power, R.A., 2003. Husbandry, handling and nutrition for marmosets. Comp. Med. 53, 351–359.

Lilbert, J., Burnett, R., 2003. Main vascular changes seen in the saline controls of continuous infusions studies in the cynomolgus monkey over an 8-year period. Toxicol. Pathol. 31, 273–280.

Lindsay, S., Chaikoff, I.L., 1966. Naturally occurring arteriosclerosis in nonhuman primates. J. Atherosc. Res. 6, 36–61.

Losco, P.E., Kaminska-McNamara, G.Z., Johnson, J., et al., 2002. Common incidental histopathological findings in cynomolgus monkeys. Poster presentation to Society for Toxicological Pathology.

Lowenstine, L.J., 1993. Type D retrovirus infection, macaques. In: Jones, T.C., Mohr, U., Hunt, R. D. (Eds.), ILSI Monographs on the pathology of laboratory animals, nonhuman primates, vol. 1. Springer-Verlag, Berlin, pp. 20–32.

Lowenstine, L.J., 2003. A primer of primate pathology: lesions and nonlesions. Toxicol. Pathol. 31, 91–102.

Majeed, S.K., Gopinath, C., 1980. Calcification in the adrenals and ovaries of monkeys. Lab. Anim. 4,

363–365.

McClure, H.M., Chapman, W.L., Hooper, B.E., et al., 1978. The digestive system. In: Benirschke, K., Garner, F.M., Jones, T.C. (Eds.), Pathology of laboratory animals, vol. 1. Springer-Verlag, New York, pp. 1–56.

McKeag, S., Mcinnes, E.F., 2012. The incidence of lymphoplasmacytic gastritis in the fundus and antrum of cynomolgus monkey (Macaca fascicularis) stomachs. Journal of Toxicologic Pathology (In press).

Miller, G.F., Barnard, D.E., Woodward, R.A., et al., 1997. Hepatic hemosiderosis in common marmosets, Callithrix jacchus: effect of diet on incidence and severity. Lab. Anim. Sci. 47, 138–142.

Mousa, S., van Esch, E., 2004. Two cases of adreno-hepatic fusion in cynomolgus monkeys (Macaca fascicularis). Toxicol. Pathol. 32, 511–513.

National Research Council, 2003. Nutritional requirements of nonhuman primates, second ed. National Academies Press, Washington DC, pp. 116–121.

Okazaki, Y., Kurata, Y., Makinodan, F., et al., 1996. Spontaneous lesions detected in the common cotton-eared marmosets (Callithrix jacchus). J. Vet. Med. Sci. 58 (3), 181–190.

Olsen, W.R., Beaudoin, D.E., 1969. Increased incidence of accessory spleens in hematological disease. Arch. Surg. 198, 762–763.

Porter, B.F., Frost, P., Hubbard, G.B., 2003. Polyarteritis nodosa in a cynomolgus macaque (Macaca fascicularis). Vet. Pathol. 40, 570–573.

Prentice, D.E., Jorgensen, W., 1979. Ectopic adrenal tissue in the kidney of rhesus monkeys (Macaca mulatta). Lab. Anim. 13, 221–223.

Qureshi, S.R., 1979. Chronic interstitial myocarditis in primates. Vet. Pathol. 16, 486–487.

Reindel, J.F., Fitzgerald, A.L., Breider, M.A., et al., 1999. An epizootic of lymphoplasmacytic gastritis attributed to Helicobater pylori infection in cynomolgus monkeys (Macaca fascicularis). Vet. Pathol. 36, 1–13.

Scott, G.B.D., 1982. Mucosal microhernias in the nonhuman primate colon: their role in the pathogenesis of colonic disease. J. Vet. Path. (supp.) 7, 130–140.

Scott, G.B.D., 1999. Comparative primate pathology. Blackwell Science, Oxford.

Shimoi, A., Kakinuma, C., Kukayama, C., et al., 1998. Comparison of spontaneous minor lesions in wild-caught and laboratory-bred monkeys. J. Toxicol. Pathol. 11, 85–94.

Sinha, D.P., Cartwright, M.E., Johnson, R.C., 2006. Incidental mononuclear cell infiltrate in the uvea of cynomolgus monkeys. Toxicol. Pathol. 34, 148–151.

Thomas, R., van Wesep, R., 1990. Intracardiac epithelial cyst in association with an atrioventricular canal defect. Am. J. Cardiovasc. Pathol. 3, 325–328.

Tucker, M.J., 1984. A survey of the pathology of marmosets (Callithrix jacchus) under experiment. Lab. Anim. 18, 351–358.

Vidal, J.D., Mirabile, R.C., Thomas, H.C., 2008. Evaluation of the cynomolgus monkey stomach: recommendations for standard sampling procedures in nonclinical safety studies. Toxicol. Pathol. 36, 250–255.

Vidal, J.D., Drobatz, L.S., Holliday, D.F., et al., 2010. Spontaneous findings in the heart of Mauritian-origin macaques (Macaca fascicularis). Toxicol. Pathol. 238, 297–302.

Vogel, P., Fritz, D., 2003. Cardiomyopathy associated with angiomatous pheochromocytoma in a rhesus macaque (Macaca mulatta). Vet. Pathol. 40, 468–473.

Wadsworth, P.F., Jones, H.B., Cavanagh, J.B., 1995. The topography, structure and incidence of mineralized bodies in the basal ganglia of the brain of cynomolgus monkeys (Macaca fascicularis). Lab. Anim. 29, 276–281.

Weisbroth, S.H., Fox, R.R., Scher, S., et al., 1976. Accessory spleens in domestic rabbits (Oryctolagus suniculus). II. Increased frequency in hematological diseases and experimental induction with phenylhydrazine. Teratology 13, 253–262.

Woo, H.S., Lee, K.H., Park, S.Y., et al., 2007. Adrenal cortical adenoma in adrenohepatic fusion tissue: a mimic of malignant hepatic tumor at CT. Am. J. Roentgenol. 188, 246–248.

Yanai, T., Masegi, T., Ueda, K., et al., 1994. Vascular mineralisation in the monkey brain. Vet. Pathol. 34, 546–552.

Yoon, Y.S., Shin, J.W., Park, C.B., et al., 2000. Morphological structure of accessory spleen in Chinese hamsters. J. Vet. Sci. 1, 73–75.

Zabka, T.S., Irwin, M., Albassam, M.A., 2009. Spontaneous cardiomyopathy in cynomolgus monkeys (Macaca fascicularis). Toxicol. Pathol. 37, 814–818.

Wistar 及 Sprague-Dawley 大鼠

引言

几乎所有的实验鼠和家庭饲养的宠物鼠都属于一个物种，即挪威鼠（Rattus norvegicus）。大鼠是毒性试验中最常用的啮齿类动物，包括Wistar、Sprague Dawley 和 Fischer344 在内的多个品系的大鼠等被用于科研、研究机构以及制药行业。不同品系的大鼠对不同化合物的敏感性以及自发性肿瘤的发生率均不同。设计毒性试验和实验研究时 (Johnson & Gad, 2007)，还应考虑大鼠的年龄和性别差异。大鼠的背景病变包括变性、炎性、增生性和先天性变化。尽管老龄大鼠会发生许多有趣的病变，但幼龄动物也会出现一些自发性改变。

老龄大鼠的病理变化在致癌试验的后期尤为重要 (Chandra &Frith, 1992)。在老龄大鼠中观察到的非肿瘤性和增生性病变的原因是不确定的，因它们易与癌前病变和肿瘤相关疾病相混淆 (Johnson & Gad, 2007)。本章将对曾遇到过的幼龄和老龄 Wistar、SD 大鼠的背景病变进行总结和论述。

心血管系统

对于老龄大鼠，自发性心肌病是一种常见的疾病（图 2.1），多见于左心室壁的内膜下心肌，并且多发于雄性大鼠 (MacKenzie & Alison, 1990)。该疾病的病因尚不明确，但是发病程度和发病年龄受饮食、环境以及应激的影响 (MacKenzie & Alison, 1990)。疾病的最初特征为坏死的嗜酸性心肌细胞被成纤维细胞和

炎症细胞 (图 2.2)（主要是淋巴细胞）包围。随后，在老龄大鼠中表现出明显的纤维化，通常出现在左心室、室间隔和乳头肌。腱索软骨和骨化生可在疾病末期发生 (Ruben, 2000)。老龄大鼠心房（左）和心室血栓的形成偶尔与心肌病相关。

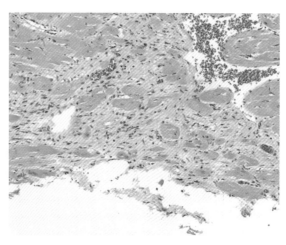

图 2.1 左心室心肌病（×100）

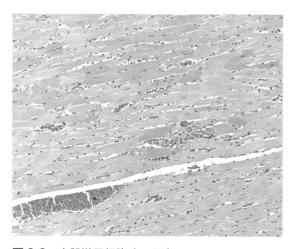

图 2.2 心肌淋巴细胞（×10）

心内膜下间质增生（图2.3）又名心内膜增生、心内膜病、心内膜心肌病或心内膜下纤维

化。尽管同一位置可见心内膜神经鞘瘤，但是现在还不清楚心内膜下间质增生是否常发展为肿瘤（Johnson & Gad, 2007）。这些细胞和边缘部位的心肌细胞不同，但也可以延伸入肌纤维束内。

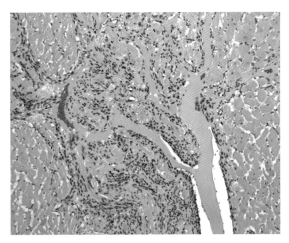

图 2.3　大鼠心脏心内膜间质增生（×100）

主动脉基部软骨灶常见于幼龄和老龄 SD 大鼠中（Johnson & Gad, 2007）。在年龄较大的大鼠中，软骨灶可能会矿化（MacKenzie & Alison, 1990）。心脏脂肪组织浸润主要表现为心外膜下出现脂肪细胞，且多见于老龄、肥胖动物（Ruben, 2000）。脂褐素沉积导致心肌细胞核两极出现金棕色的色素颗粒沉着（Ruben, 2000）（图 2.4）。

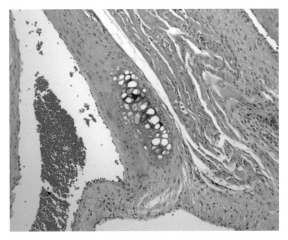

图 2.4　大鼠主动脉基部软骨（×100）

年龄较大的大鼠发生的心内膜黏液瘤样改变表现为由黏液瘤样组织引起心内膜局灶性或弥漫性增厚（Ruben, 2000）。心内膜的肥大和增生可能与瓣膜黏液瘤样改变共同出现。而且，该病变主要特征是局灶性区域出血、含铁血黄素沉积、透明样变、血栓形成、炎症细胞浸润以及肥大细胞和息肉样突起（Ruben, 2000）。在大鼠心脏瓣膜中偶尔可见瓣膜囊肿（图 2.5）。

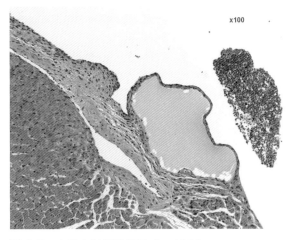

图 2.5　大鼠心脏瓣膜囊肿（×100）

SD 和 Wistar 大鼠血管的血管病变包括中膜变性和肥大。中膜变性常见于大鼠的冠状动脉，在 PAS 染色阳性的基质中可见受累的血管表现出扩张、不规则排列以及核稀疏（Ruben, 2000）。血管中膜肥大较为罕见，主要发生于肺动脉，该病变主要包含平滑肌细胞肥大造成的血管中膜增厚（Ruben，2000）（图 2.6）。

18

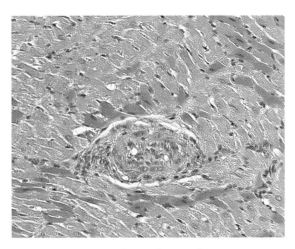

图 2.6　心脏动脉中膜肥大（×100）

动脉炎（多发性动脉炎、动脉周围炎、全动脉炎结节）（图 2.29）偶见于 Wistar 大鼠，但更常见于 Fischer 大鼠（MacKenzie & Alison, 1990）。该病变在雄性高发，发病率随年龄增长而升高，胰腺、肠系膜和睾丸处动脉高发。该病变包括血管中膜纤维蛋白样变性，伴随炎症细胞浸润并进一步发展为纤维化、血管扩张、血管闭塞和动脉瘤（MacKenzie & Alison, 1990）。发病机制不明，但可能与免疫复合物疾病有关。大鼠肠系膜动脉血管滋养血管有时可与治疗相关的改变相混淆（图 2.7a）。与年龄相关的血管中膜软骨和矿化可能会在老龄大鼠的血管中见到（图 2.7b）。

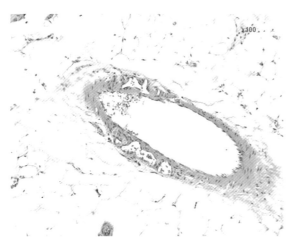

图 2.7a　大鼠肠系膜动脉血管外膜的血管滋养管（×100）

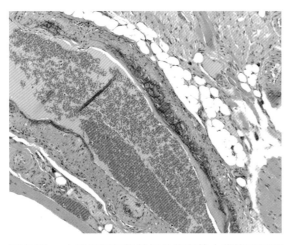

图 2.7b　大鼠舌部与年龄相关的血管中膜软骨和矿化（×100）

动脉血栓（非动脉炎引起）偶见于肺、肾、肝和肾上腺（Ruben, 2000）。这些血栓可能是来源于老龄大鼠心房内可形成血栓的栓子。动脉粥样硬化是一种罕见的背景病变，由血管内膜或中膜内泡沫细胞灶构成（Ruben, 2000）。内膜和（或）中膜硬化并伴随弹性纤维矿化可见于主动脉中（Ruben, 2000）。血管矿化作为大鼠的一种背景病变，在多种器官（如肺）的动脉和静脉中偶尔可见。

淋巴造血系统

大鼠淋巴窦内（特别是髓质或被膜下窦内）常见色素沉着性巨噬细胞（图 2.8），通常这种色素是蜡样色素或脂褐素性物质（Stefanski et al, 1990）。应用特殊染色（例如脂褐素 Schmorl 染色）可将蜡样色素与铁（普鲁士蓝染色阳性）或与黑色素（马松丰塔纳染色阳性）区别开。

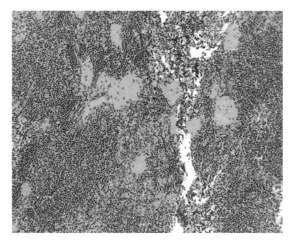

图 2.8　肠系膜淋巴结内含褐色素的巨噬细胞（×100）

大鼠淋巴结的背景病变包括不同类型的囊性变性（图 2.9）（也称为窦扩张、淋巴管扩张、囊性扩张、淋巴窦扩张、淋巴管扩张症、淋巴囊肿）。通常被膜下窦和髓窦会扩张，窦带有淋巴液扩张的同时，淋巴细胞或巨噬细胞以及红细胞或蛋白样液体偶见于窦腔内 (Stefanski et al, 1990)。剖检时，淋巴结的囊性扩张可能显著可见。肠系膜、纵隔和腰椎旁淋巴结常会受到影响 (Frith et al, 2000b)。血管扩张（又名血管窦扩张、紫癜、毛细血管扩张）是髓窦内的血管通道的扩张（Frith et al, 2000b）。偶尔在淋巴结的血管中可观察到血栓（Frith et al, 2000b）。

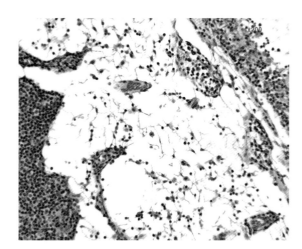

图 2.9　大鼠淋巴窦扩张（×200）

淋巴结萎缩（又名衰老性萎缩）是老龄大鼠常见的病变。这种萎缩通常特征是生发中心和淋巴滤泡数量减少，以及副皮质区淋巴细胞减少（Stefanski et al, 1990）。衰老性萎缩在致癌试验中几乎普遍存在。适量的细胞内色素沉着（通常为脂褐素）在髓质区常见。

淋巴结内肥大细胞（图 2.10），尤其在颌下淋巴结，常见于年轻以及老龄大鼠。颌下淋巴结浆细胞增多（图 2.11）主要见于髓索（Stefanski et al, 1990）。淋巴结浆细胞增多可能很严重，剖检时可见淋巴结肿大。这种病变的病因和意义未知，但特别常见于颌下淋巴结，尤其是与口腔病变连同发生。在 T 细胞减少的动物中，浆细胞增多可能较为明显（Frith et al, 2000b）。而且，可在浆细胞增多的

淋巴结中观察到拉塞尔小体聚集（图 2.12）。

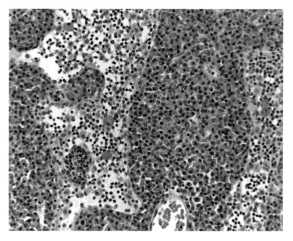

图 2.10　颌下淋巴窦内的肥大细胞（×200）

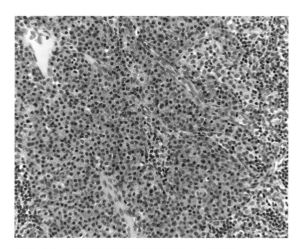

图 2.11　颌下淋巴结浆细胞增多（×200）

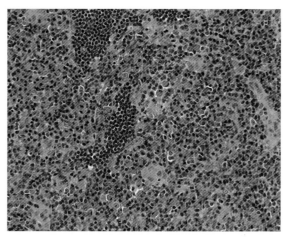

图 2.12　淋巴结内拉塞尔小体（×200）

19

回肠中偶尔可见派尔集合淋巴小结或其他淋巴结矿化，该病变可能继发于组织损伤（Frith et al, 2000b）（图 2.13）。大鼠脾的表面可能出现小的被膜囊肿（图 2.14），囊肿内衬有内皮细胞，并含有粉红色蛋白样液体（Stefanski et al, 1990）。

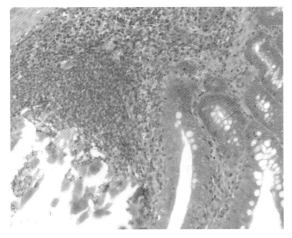

图 2.13　大鼠小肠派尔集合淋巴小结矿化（×200）

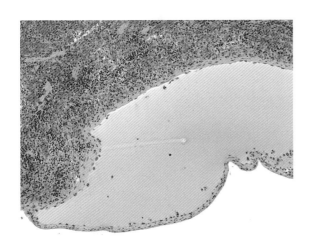

图 2.14　大鼠脾被膜囊肿（×100）

窦性红细胞增多症表现为淋巴窦内存在红细胞（Stefanski et al, 1990）。该病变常见，通常是由于器官出血排入淋巴结所致。巨噬细胞噬红细胞现象也可见于含红细胞的淋巴窦内。

髓外造血亢进是大鼠脾常见的病变（图 2.15）。正常情况下，大鼠脾有轻微的髓外造血功能，因此，正常的髓外造血和过度的髓外造血常难以区分。充血是脾常见的背景病变，该病变可能与处死动物时使用的安乐死方法有关（Frith et al, 2000b）。

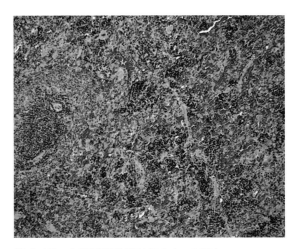

图 2.15　大鼠脾轻微髓外造血（×200）

含铁血黄素增多（图 2.16）是可见于大鼠的一种背景病变。正常情况下，大鼠脾含有轻微至轻度数量的含铁血黄素，尤见于雌性动物。与髓外造血一样，常较难以判断含铁血黄素数量是正常还是过多。脂褐素也可见于较大年龄大鼠脾的红髓中（Frith et al, 2000b）。此外，刺青色素排入外周淋巴结偶见于大鼠的淋巴结中（图 2.17）。

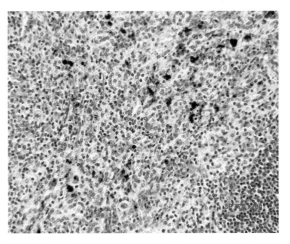

图 2.16　大鼠脾红髓可见普鲁士蓝染色阳性的含铁血黄素（×200）

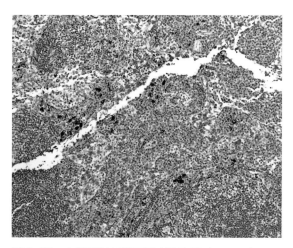

图2.17　大鼠腘淋巴结可见刺青色素（×200）

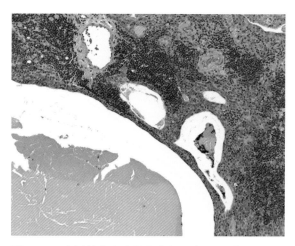

图2.18　内衬鳞状上皮的胸腺囊肿（×200）

副脾是大鼠腹腔内不常见的一种背景病变，通常表现为结节性脾组织形态，常存在于肠系膜脂肪组织中，一般是先天性的或因外伤引起（Stefanski et al, 1990）。老龄大鼠的脾血管壁和被膜偶尔可见矿化（Frith et al, 2000b）。脾红髓实质纤维化也偶见于老龄大鼠。

异位胸腺是大鼠甲状腺邻近部位常见的病变。由于甲状旁腺和胸腺均起源于同一咽囊，因此异位胸腺常常与甲状腺相连（Stefanski et al, 1990）。在大鼠胸腺中可见胸腺囊肿（图2.18）或上皮残留的背景病变，该病变在老龄大鼠胸腺髓质中可能由上皮小管或上皮细胞巢构成。偶尔，这些残留物可引发肿瘤。一些囊肿是胸腺咽管的残余物，其他由胸腺管状结构扩张形成（Stefanski et al, 1990）。胸腺囊肿内衬常由鳞状细胞或纤毛上皮细胞组成。

异位甲状旁腺组织偶见于邻近的胸腺中（Frith et al, 2000b）。多灶性出血（偶见嗜酸性晶体）在大鼠胸腺很常见，尤见于二氧化碳安乐死的大鼠（Frith et al, 2000b）（图2.19）。胸腺萎缩（图2.20）（又称退化）是老龄大鼠常见的背景病变。尽管在致癌试验初期胸腺体积持续增大，但在为期2年的试验后期便开始退化，最后胸腺淋巴细胞可能会丧失殆尽（Stefanski et al, 1990）。随着胸腺逐渐萎缩，胸腺上皮成分更加明显，常形成管状结构（Stefanski et al, 1990）。

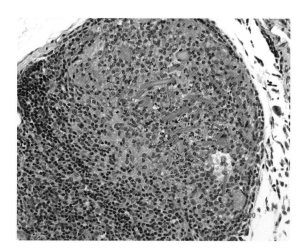

图2.19　胸腺出血和嗜酸性晶体（×200）

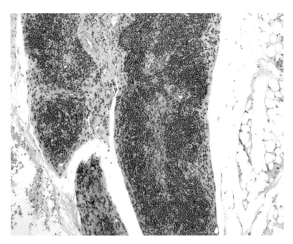

图 2.20　大鼠胸腺萎缩或退化（×100）

胸腺皮质凋亡是常见的背景病变（图 2.21）。该病变应与大量凋亡小体造成的皮质凋亡相区别。当动物处于强烈的应激状态下或给予免疫抑制药物时，常会出现严重的凋亡（Stefanski et al, 1990）。

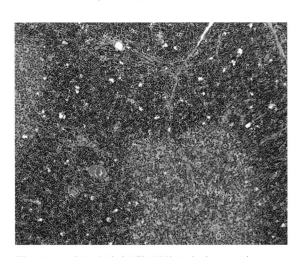

图 2.21　大鼠胸腺皮质轻微的凋亡（×100）

老龄大鼠可见骨髓萎缩，该病变表现为造血细胞减少，脂肪细胞和网状基质增多（Frith et al, 2000b）。含铁血黄素沉着偶见于骨髓中，可能与曾发生过出血相关（Frith et al, 2000b）。

正常大鼠骨髓中偶尔存在生发中心和淋巴滤泡（Frith et al, 2000b）。

呼吸系统

嗜酸性包涵体（又称为小球体和液滴）常见于老龄大鼠的鼻上皮中（Renne et al, 2003）。包涵体可在嗅上皮、呼吸上皮和黏液腺中出现。这些包涵体通常被认为具有蛋白质属性，该病变也可能由刺激性化合物诱发（Renne et al, 2003）（图 2.22）。嗜酸性包涵体的出现可能与感觉细胞缺失有关（Renne et al, 2009）。这些包涵体在过碘酸希夫（PAS）、阿尔新蓝、硝酸银、黏蛋白胭脂红、磷钨酸苏木素（PTAH）、马松三色、刚果红以及甲苯胺蓝等染色介质中均呈阴性（Monticello et al, 1990）。电镜下，这些包涵体看起来像位于膜结合液泡内的无定形絮状物质（Renne et al, 2009）。

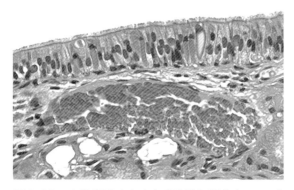

图 2.22　大鼠鼻甲嗅上皮内嗜酸性包涵体（×200）

沿鼻甲排列的鼻上皮内常可见矿化凝固物或淀粉样小体灶（图 2.23）（Monticello et al, 1990）。鼻甲可能出现自发性骨硬化病（Renne et al, 2003）。白细胞球可见于大鼠喉头和气管的呼吸上皮（Renne et al, 2003, 2009）。大鼠，尤其是在较大年龄大鼠的喉头腹侧囊常见矿化的毛发、食物颗粒或碎片，吸入试验中雄性 Wistar 大鼠腹侧腺上被覆的呼吸上皮可见自发性鳞状上皮化生（Renne et al, 2003）。在慢性试验中长期每日灌胃刺激下，Fischer 344 大鼠，尤其是雌性大鼠容易出现较高的死亡率，这是由于在这种情况下软骨变性发病率高，可能会导致喉头功能失调（Germann et al, 1998）。

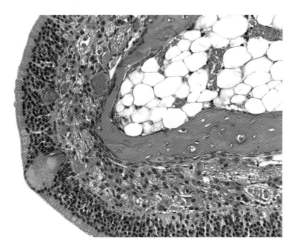

图 2.23　大鼠鼻甲嗅上皮矿化（淀粉样小体）（×200）

大鼠肺常见的背景病变是肺动脉矿化（图 2.24）。病变包括动脉内膜下或管壁肌层内局灶或多灶性矿化。该病变与转移性钙化无关。

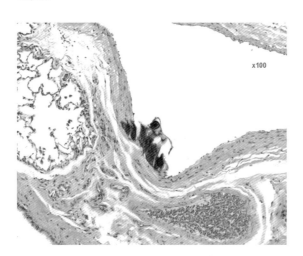

图 2.24　大鼠肺动脉壁矿化（×100）

大鼠肺常见小面积肺泡出血（图 2.25），常表示一种死前改变，尤见于二氧化碳安乐死或自然死亡的大鼠（Renne et al, 2003）。老龄大鼠肺中偶尔可见神经内分泌细胞小灶（图 2.26）。肺内神经内分泌细胞可成群聚集，称为神经上皮小体，也可单个散在于呼吸上皮

中（Haworth et al, 2007）。肺的神经内分泌细胞是指含有 40 个以上细胞核的神经内分泌细胞灶（Haworth et al, 2007）。这种增生的原因尚不清楚，但是认为该病变不会发展成肿瘤（Haworth et al, 2007）。在形态学上该病变与颈动脉体等化学感受器相似（Haworth et al, 2007）。

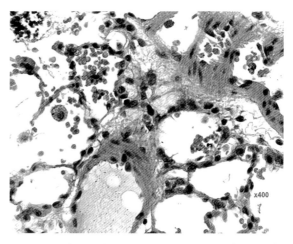

图 2.25　大鼠肺肺泡出血伴噬红细胞作用（×400）

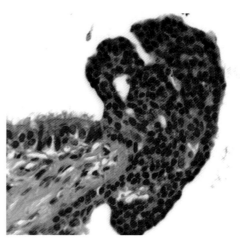

图 2.26　大鼠肺细支气管神经内分泌细胞增生（×100）

幼龄和老龄大鼠肺泡和终末气道内均可见多灶性肺泡巨噬细胞团（又称为肺泡组织细胞增多症）（图 2.27）。肺泡巨噬细胞常含有丰富的、泡沫样胞质（Boorman & Eustis, 1990），该病变在解剖时于肺表面可见明显的白色区域

（Johnson & Gad, 2007）。这些细胞团常位于胸膜下或肺更边缘的区域（Boorman & Eustis, 1990）。胆固醇结晶（图 2.28）、炎症细胞和肺泡上皮增生通常与巨噬细胞团一起被发现。这些细胞团可能是已分解的炎症灶，可能表示肺清除机制不足。部分巨噬细胞含有棕色素，可能是含铁血黄素（Renne, et al, 2003）或脂褐素（图 2.29）或空气中的碳粒。

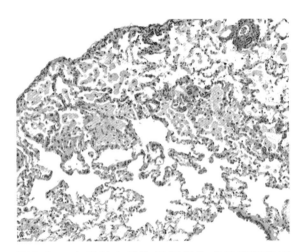

图 2.27　大鼠肺内肺泡组织细胞或巨噬细胞团（×100）

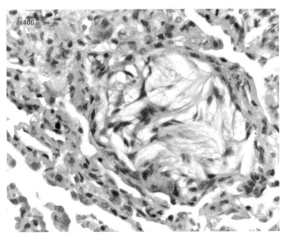

图 2.28　大鼠肺内胆固醇结晶（×400）

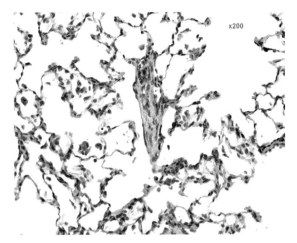

图 2.29　大鼠肺内含棕色素的肺泡巨噬细胞（×200）

大鼠肺中偶尔可见胸膜附带物（图 2.30）。这些附带物由延伸的胸膜组成，常含有诸如淋巴细胞等单核细胞。气管软骨矿化（图 2.31）是大鼠常见的老龄性变化，可见于致癌试验中大多数 2 岁龄的大鼠。大的嗜酸性胞质内包涵体偶见于未给药大鼠（Kambara et al, 2009）的克拉拉细胞中（图 2.32），常见于细支气管上皮内。肺内出现这种深嗜酸性且孤立的细胞常令人困惑。幼龄和老龄大鼠肺内常见血管周围嗜酸性细胞浸润（图 2.33），该病变的病因尚不清楚。

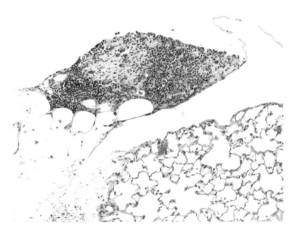

图 2.30　大鼠肺表面胸膜附带物（×100）

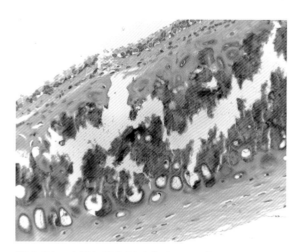

图2.31 大鼠气管软骨矿化（×100）

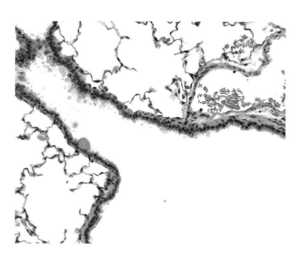

图2.32 大鼠肺细支气管内克拉拉细胞中嗜酸性包涵体（×100）

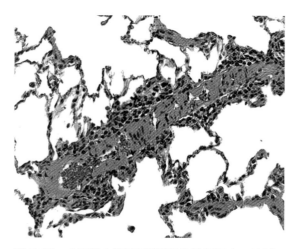

图2.33 大鼠肺血管周围嗜酸性细胞浸润（×100）

22

毛发栓子或皮肤碎片栓子可见于静脉注射试验动物的肺中。这些异物通常可导致由多核巨细胞和其他炎症细胞组成的肉芽肿性反应（Renne et al, 2003）（图2.34）。嗜酸性晶体偶见随意分布于大鼠肺泡内（Renne et al, 2003），这些晶体可能与肺泡区域性出血（图2.35）或喉头黏膜下层腺体扩张有关。肺泡高度扩张可见于老龄大鼠的胸膜下区域（Renne et al, 2003）（图2.36a）。肺实质内孤立的囊腔在大鼠中罕见，且来源不确定。这些囊肿由纤维组织包绕，无炎症迹象（Renne et al, 2009）。肺泡显著扩张也可能是解剖时向肺内灌注过多固定液所导致（Renne et al, 2003）。

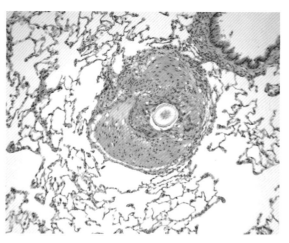

图2.34 大鼠肺动脉内毛发栓子，周围炎症细胞浸润（×100）

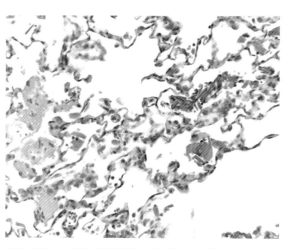

图2.35 大鼠肺内嗜酸性晶体（×200）

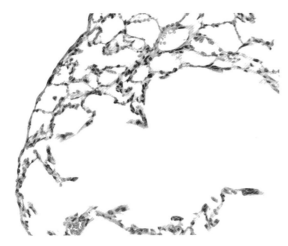

图 2.36a　大鼠肺泡扩张（×200）

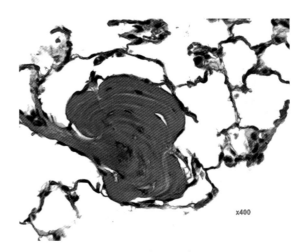

图 2.37　大鼠肺骨化生（×400）

大鼠喉头或气管黏膜下层腺体扩张作为一种背景病变也时有发生（Renne et al, 2009）（图 2.36b）。幼龄和老龄大鼠肺中均常见骨化生灶（Renne et al, 2009）（图 2.37）。此外，在老龄大鼠中也偶尔可见喉头软骨骨化（图 2.38）。而且，肺细支气管和鼻甲腔内罕见黏液矿化（图 2.39，2.40）。大鼠肺胸膜下通常可见轻微的单核细胞炎症病灶（图 2.41）。

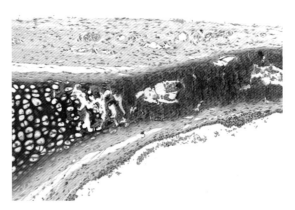

图 2.38　大鼠喉软骨骨化（×100）

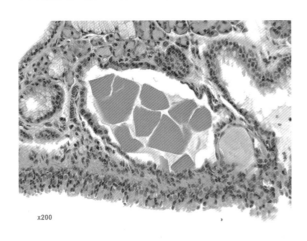

图 2.36b　大鼠喉头黏膜下层腺体扩张和嗜酸性晶体（×200）

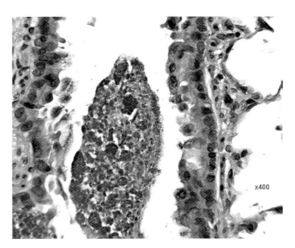

图 2.39　大鼠肺细支气管内黏液矿化（×400）

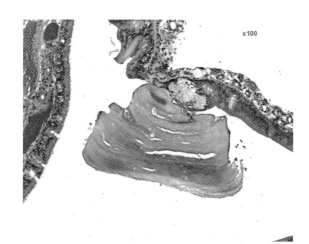

图2.40　大鼠鼻甲腔内黏液矿化（×100）

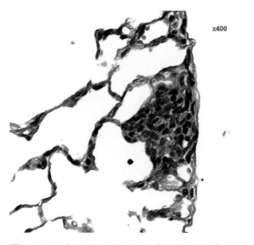

图2.41　大鼠肺胸膜下轻微多灶性炎症（×400）

近年来，研究人员已经注意到用于研究的大鼠肺中的炎症病变。该些病变由血管周围淋巴细胞、炎症细胞和肺泡巨噬细胞组成，并见有上皮增生。这些病变可能会掩盖或混淆研究结果，尤其在吸入试验中。最初，一种病毒被认为是造成该病变的原因（大鼠呼吸道病毒）（Albers et al, 2009），但是最近研究人员已证实肺炎性病变的出现与经 PCR 检测 DNA 观察到的卡氏肺孢子虫具有相关性（Livingston et al, 2011）。

消化道

23

牙齿发育不良（图2.42）通常是一种累及

门齿的先天性病变，该病变可能与牙齿咬合不正或食物嵌塞有关（图2.43）（Monticello et al, 1990）。牙齿发育不良也被称为牙源性组织异常发育（Bertram et al, 1996），常与炎症和外伤一起发生，病变由大的带有牙齿碎片和骨碎片的象牙质样团块组成（Bertram et al, 1996）。腭裂是发生在大鼠硬腭中线部位的先天性病变（Renne et al, 2009）。髓石是牙髓腔内矿化的一个局灶区域性牙质，常形成于细胞碎片周围（Bertram et al, 1996）。

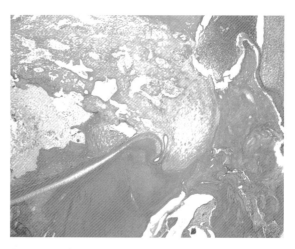

图2.42　大鼠口腔内可见牙齿发育不良（×100）

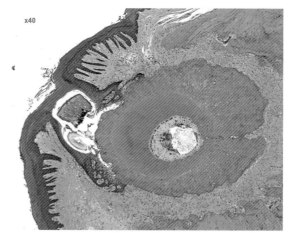

图2.43　大鼠口腔内臼齿周围食团（×40）

口腔内异位皮脂腺可见于臼齿根部（雄性大鼠）和上门齿之间（Bertram et al, 1996）。该病变被称为 Fordyce 颗粒，在包括人类和大鼠的多个种属中均有描述，形态学表现为正常的皮脂腺。组织学上，口腔中的 Fordyce 颗粒与其在皮肤中的结构相同，但与毛囊无关。

目前仅有四篇关于大鼠口腔内异位皮脂腺的文献报道（Bernick & Bavetta, 1962; Frandsen, 1962; Rulli & Martinelli, 1971; Yoshitomi et al, 1990）。在 Holtzman、Long–Evans 和 Wistar 大鼠中 Fordyce 颗粒均见于臼齿齿龈。大鼠臼齿齿龈最常见的发生位置很可能邻近第一臼齿。电镜下，可见 Fordyce 颗粒主要由典型的充满脂质的皮脂细胞组成。除了门齿和臼齿区域外，大鼠的颊黏膜、硬腭和舌也被认为是 Fordyce 颗粒可能发生的部位。

鳞状上皮囊肿（图 2.44）常含有角质，多见于胃，尤其是在界限嵴和窦黏膜区域。此外，鳞状上皮囊肿也可能出现在口腔齿龈，或与牙齿相关联的部位（Bertram et al, 1996），或食管中（Bertram et al, 1996）。内衬立方或柱状上皮的腺状囊肿（图 2.45）可见于腺胃（Bertram et al, 1996）。巨食管症是一种在幼龄大鼠中观察到的先天性疾病（Bertram et al, 1996）。

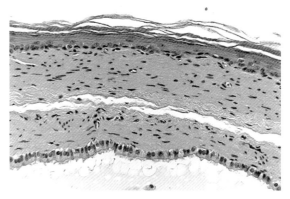

图 2.45　大鼠前胃内衬纤毛上皮的囊肿（×200）

操作引起的灌胃损伤本身不属于背景病变，但是常见于大鼠中。灌胃损伤包括食管炎、胸膜炎、食管周化脓和纤维化（Bertram et al, 1996）。胃腺囊性扩张（图 2.46）是大鼠胃常见的一种病变，该病变不伴随炎症或其他有害的损伤。老龄大鼠腺胃或前胃常见糜烂和溃疡（图 2.47）。该病变更常见于灌胃试验中，推测可能是由于给药过程中创伤导致。前胃溃疡边缘常表现出上皮增生。区分表面黏膜的溃疡与自溶是很重要的。

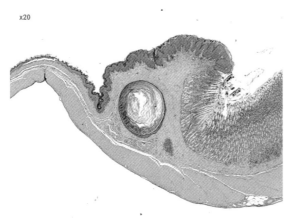

图 2.44　大鼠胃界限嵴附近富含角质的鳞状上皮囊肿（×20）

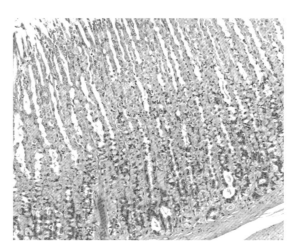

图 2.46　大鼠胃腺囊性扩张（×200）

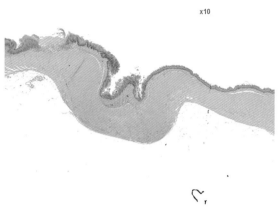

图 2.47　大鼠前胃局灶性溃疡（×10）

胃黏膜下层常见轻微的嗜酸性细胞浸润（图 2.48），该病变原因不明。胃固有层可能出现异位肝细胞和胰腺外分泌细胞（Bertram et al, 1996）。肠系膜脂肪组织坏死（图 2.49）是老龄大鼠常见的病变，由坏死的肠系膜脂肪组织组成，通常由炎症细胞包围，特别是在间质中。该病变剖检时常见于腹膜脂肪组织或邻近睾丸。病因认为是由于扭曲或局部压迫缺血（Brown & Hardisty, 1990）导致脂肪脱落而引起的异物反应（Brown & Hardisty, 1990），缺血的脂肪组织可能随后矿化（图 2.50）。

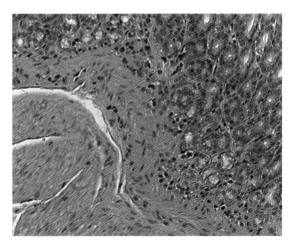

图 2.48　大鼠腺胃黏膜下层可见嗜酸性细胞浸润（×200）

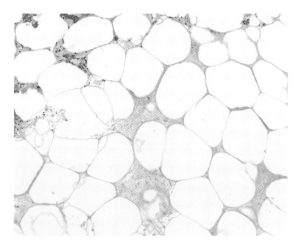

图 2.49　大鼠肠系膜脂肪组织坏死（×100）

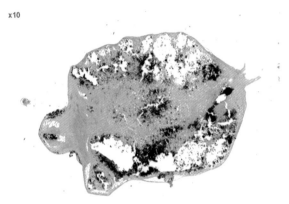

图 2.50　血流受阻的或缺血的脂肪组织表现矿化（×10）

多种唾液腺（图 2.51）小叶萎缩、周围间质纤维增生、炎症细胞浸润和偶发的脂肪细胞着色改变是常见的背景性改变。腮腺腺泡异位可见于舌下腺（Bertram et al, 1996）（图 2.52a）。另外，大鼠腮腺内可能存在肥大的嗜碱性细胞灶（图 2.52b）。

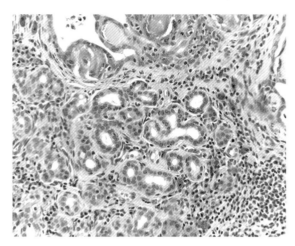

图 2.51 伴有炎症的唾液腺腺泡萎缩（×200）

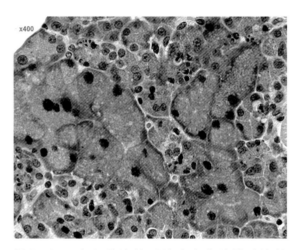

图 2.52a 大鼠黏液性唾液腺内浆液性腺泡灶（×400）

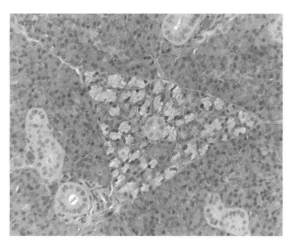

图 2.52b 大鼠唾液腺肥大的嗜碱性细胞灶（×200）

由于线粒体聚集，嗜酸性细胞内含有大量的颗粒样嗜酸性胞质。这些细胞见于较大年龄大鼠的闰管和分泌管上皮（Neuenschwander & Elwell, 1990）。矿化灶偶见于大鼠唾液腺的管腔和腺泡内（Bertram et al, 1996）。脂肪组织浸润或脂肪过多症表现为在正常腺泡之间或者萎缩和炎症区域内（Neuenschwander & Elwell, 1990）出现脂肪细胞（Bertram et al, 1996）。

腮腺常见浆细胞浸润（图 2.53）。大鼠腺胃可见异位的小肠和大肠灶（图 2.54）以及局灶性表皮囊肿。另外，小肠中可能出现憩室（图 2.55）。

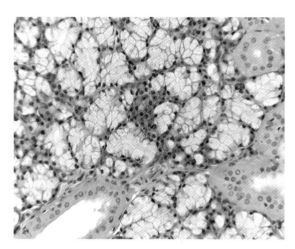

图 2.53 大鼠唾液腺浆细胞浸润（×200）

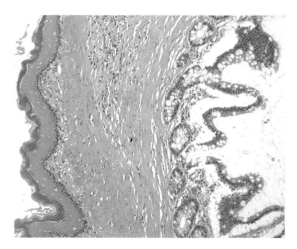

图 2.54 大鼠胃内异位的小肠组织（×200）

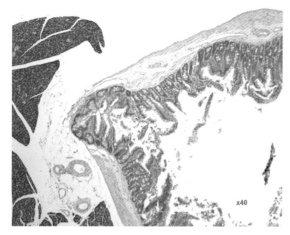

图2.55　大鼠十二指肠憩室（×40）

在进行舌血采集的大鼠舌的骨骼肌中，经常可见中度至重度的局灶性区域出血、纤维化、肌纤维变性和炎症细胞浸润（图2.56）。胰腺内可见异位的肝细胞岛，特别是位于胰岛周围。这些病灶由正常的肝细胞、枯否细胞和胆管组成（Detilleux et al, 1995）。胰腺内肝细胞不应与胰岛周围有时遇到的大嗜酸性腺泡细胞混淆（Detilleux et al, 1995）。

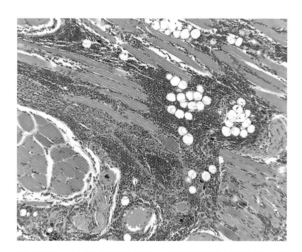

图2.56　舌部血液采集后，舌可见局灶性肌病、纤维化和炎症细胞浸润（×200）

胰腺腺泡萎缩（图2.57）可见于幼龄和老龄大鼠。该病变包括带有残存导管的萎缩腺泡、轻度炎性反应和纤维化。胰岛不受影响（Kendrey & Roe, 1969）。病变原因未知

（Detilleux et al, 1995）。含铁血黄素色素沉积和矿化也是这些病变部位的特征，尤其是在老龄大鼠中（Detilleux et al, 1995）。

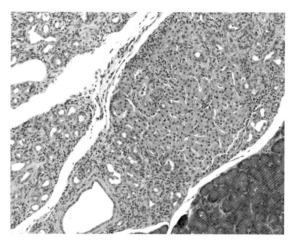

图2.57　胰腺外分泌部腺泡萎缩并伴有炎症（×200）

胰腺空泡（图2.58)可见于幼龄和老龄大鼠的胰腺中。该病变由腺泡细胞内清亮的空泡组成，属于偶发性改变，无毒理学意义（Detilleux et al, 1995）。这个病变可能是自溶的早期表现。大鼠胰腺内可见偶尔凋亡的胰腺腺泡细胞，但是有研究认为该变化没有意义（Detilleux et al, 1995）。

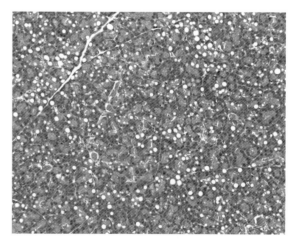

图2.58　胰腺外分泌部腺泡细胞空泡变（×200）

胰腺腺泡增生（图2.59)是一种局灶性或多灶性病变，是大鼠可见的偶发性背景性改

变。病变区域主要表现为变色。另外，变异细胞灶（嗜碱性胞质变化、嗜碱性灶、局灶性发育不良）是大鼠胰腺常见的一种改变。该病变特征为小的、无压迫性腺泡细胞灶，伴有中度至重度嗜碱性胞质以及酶原颗粒减少（图2.60a）（Detilleux et al, 1995）。十二指肠、空肠、胃、肝、脾或肠系膜可见残留的异位胰腺腺泡组织（Detilleux et al, 1995）（图2.60b）。

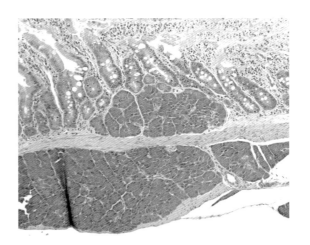

图 2.60b　某只大鼠小肠黏膜下层和肌层可见异位的胰腺（×100）

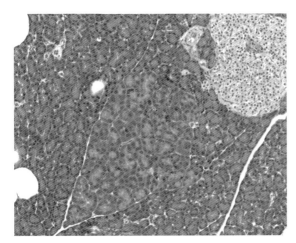

图 2.59　胰腺外分泌部嗜碱性变色和增生（×200）

血管周围或导管周围淋巴细胞和浆细胞灶是幼龄和老龄大鼠胰腺导管正常的背景病变（Detilleux et al, 1995）。腺泡和导管扩张以及囊肿形成是大鼠胰腺的自发性病变，常与胰腺腺泡萎缩和炎症相关（Detilleux et al, 1995）。扩张的腺泡和导管内衬扁平的立方上皮，而且多数内含坏死的碎片（Kendrey & Roe, 1969）。

老龄大鼠胰腺中可见胰腺脂肪细胞浸润（脂肪浸润，脂肪过多症）（Detilleux et al, 1995）。该病变与肥胖、萎缩以及炎症有关。大鼠大肠内肠相关淋巴组织（肠道黏膜相关淋巴组织）的淋巴样增生（图2.61）是幼龄和老龄大鼠的常见背景性改变。

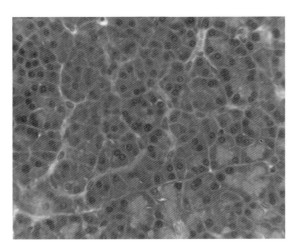

图 2.60a　大鼠胰腺酶原脱颗粒灶（×100）

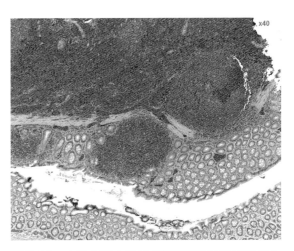

图 2.61　大鼠大肠内肠相关淋巴组织的淋巴样增生（×40）

肝胆

　　肝中间叶分叉处张力性脂质沉积症（图 2.62），边界清楚呈淡黄色，常在解剖时就能辨认。该病变通常发生于肝叶的边缘，靠近肝叶或组织相互附着处。病变特点为可见局灶性、轻微至轻度广泛的肝细胞空泡变。该病变被认为是由于局部缺氧造成的，例如肝叶之间相互粘连或附着导致收缩，从而会妨碍局部血流灌注，随之下方的肝细胞发生脂质沉积症或空泡变（Stalker & Hayes, 2007）。

26

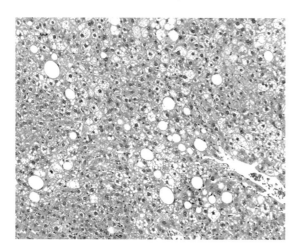

图 2.62　大鼠肝中间叶分叉处张力性脂质沉积症（×400）

　　肝内胆管增生（图 2.63）可见于 SD 大鼠，是一种常见的老龄性病变。该病变由胆管增生组成，并伴有门管区轻微的炎症细胞浸润和纤维化，偶见胆管上皮萎缩或变性。该病变似乎不会发展成肿瘤（Eustis et al, 1990）。

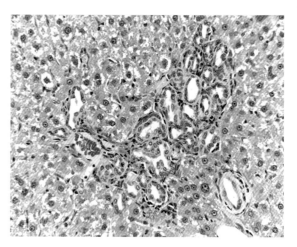

图 2.63　大鼠肝胆管增生（×200）

　　肝门管周脂质空泡变（图 2.64）是老龄大鼠，尤其老龄 SD 大鼠的一种自发性病变。病理学家需仔细将该病变与给药相关的改变相区分。肝血管扩张（毛细血管扩张，肝紫癜）（图 2.65) 是大鼠肝常见的病变，特征为局灶性或多灶性的肝窦扩张。这些区域的肝窦内充满红细胞，内衬单层内皮细胞。被膜下肝窦扩张的区域偶尔可导致肝表面凹陷。剖检时偶见该病变，并呈现暗红色区域。该病变更常见于雄性大鼠（Eustis et al, 1990）。

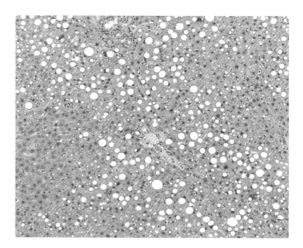

图 2.64　大鼠肝门管周脂质空泡变（×100）

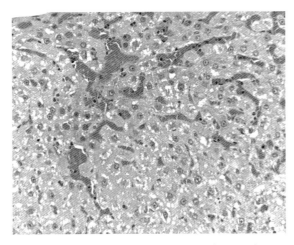

图 2.65　大鼠肝血管扩张伴肝窦扩张（×200）

肝囊性变性（肝海绵状结构）是一种多腔的囊性病变，该囊状结构内含嗜酸性物质（图2.66）。与肝血管扩张相反的是，该囊状结构没有内皮细胞内衬。该背景病变少发于老龄大鼠（Eustis et al, 1990）。囊性病变的区域可单独出现或见于变异肝细胞灶内。

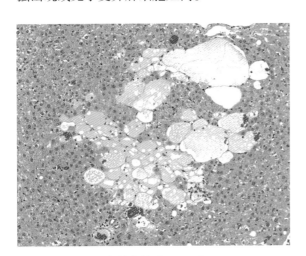

图 2.66　大鼠肝囊性变性（×100）

大鼠肝细胞胞质内嗜酸性包涵体（图2.67）可自发性发生（Detilleux et al, 1995）。肝细胞空泡变是大鼠常见的背景病变，归因于剖检时未放血且死后未及时摘出肝。组织学上，受影响的肝细胞含有一个单一的充满嗜酸性物质的细胞质液泡，尽管偶尔可见这些液泡是清亮的，研究人员仍然推测这些液泡中含有血浆。这种

改变与肝重量增加有关（Detilleux et al, 1995）。大鼠肝细胞内偶见由于胞质凹入胞核引起的核内包涵体，与小鼠肝所见相似。

胃和胆囊黏膜下层罕见异位的肝细胞（图2.68）。岛状的胰腺组织位于肝实质内，是大鼠罕见的一种自发性病变（Thoolen et al, 2010）。此外，还有肝细胞突入肝小叶下静脉或发生于血管壁内的报道（Thoolen et al, 2010）。

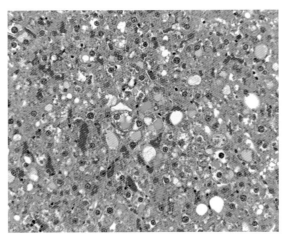

图 2.67　大鼠肝细胞胞质内嗜酸性包涵体（×200）

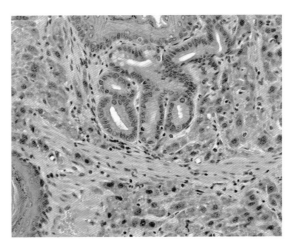

图 2.68　大鼠前胃黏膜下层内的肝细胞（×200）

胎鼠肝具有造血功能是正常的，成年大鼠仅在病态下偶尔可见肝造血（Detilleux et al, 1995）。红系和粒系前体细胞造血通常伴随脾和其他部位相似的病变（图2.69）。大多数大鼠的肝中常可见肝实质和门管区淋巴细胞或炎

症细胞聚集，很可能是由从肠道冲洗过来的细菌所致。病变可能是急性、亚急性或肉芽肿性。大鼠肝中偶尔可见单个肝细胞坏死，伴有炎症细胞浸润（Detilleux et al, 1995），而局灶性区域坏死被认为与胃肠道感染进程有关，也常见于大鼠肝中（Detilleux et al, 1995）（图2.70）。胆管纤维症（图2.71）是胆管增生的一种变异体，病变的胆管上皮细胞呈现肠上皮的特征，并形成充满黏液的大的囊性结构（Gopinath, 1987）。这是大鼠肝中一种有争议的病变，通常由外源性物质引发（Thoolen et al, 2010）。胆管囊肿常见于老龄大鼠，内衬扁平立方上皮的单腔或多腔性囊肿（Detilleux et al, 1995）（图2.72）。

27

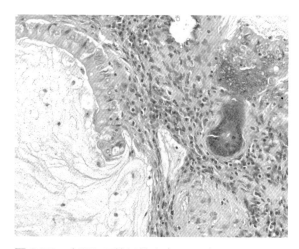

图2.71　大鼠肝胆管纤维症（×100）

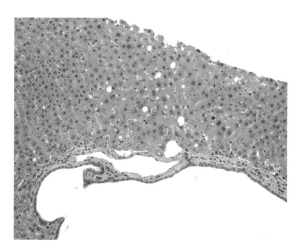

图2.72　大鼠肝局灶性胆管囊肿（×100）

肝横膈膜结节（图2.73）使得肝前表面形成结节状突出物，且与小的膈疝有关。该病变常见于包括胎鼠在内的各年龄段大鼠（Detilleux et al, 1995）。突入疝部位的肝细胞组织大体上和镜下观察均正常。这些结节容易与肝腺瘤混淆。

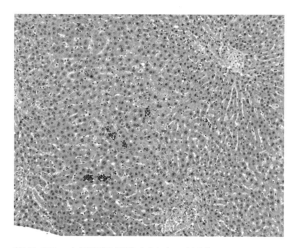

图2.69　大鼠肝轻微造血灶（×100）

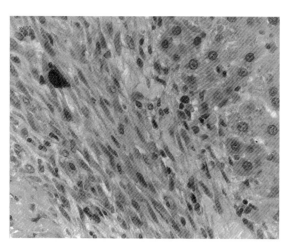

图2.70　大鼠肝细胞坏死和纤维化（×200）

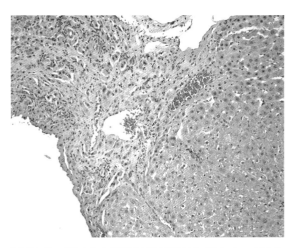

图 2.73　肝叶突出伴椎弓根纤维化和炎症（×100）

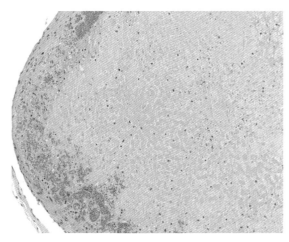

图 2.75　大鼠肝叶扭转伴凝固性坏死（×100）

核分裂象和多核肝细胞是见于少数大鼠肝的背景病变。多核肝细胞（图 2.74）自发于老龄大鼠中（Burek, 1978）。如果观察到这些病变数量增加，该现象则可能与给药相关。大鼠肝中可见程度很低的肝细胞凋亡（Detilleux et al, 1995）。肝叶扭转（图 2.75）是一种偶见的自发性背景病变。尽管扭转可见于任何肝叶，但肝尾叶乳头突通常是最常见受影响的部位。该病变特征为局灶性的凝固性坏死，并伴有不同数量的炎性细胞浸润。该病变随后可能发展为纤维化和区域性结节性再生。矿化很少见于大鼠肝中，但营养不良性矿化可并发肝坏死（Thoolen et al, 2010）。

自发性脂褐素积聚（图 2.76）见于老龄大鼠的肝细胞中（Detilleux et al, 1995），且老龄大鼠的胆管中可出现胆汁色素（Detilleux et al, 1995）。另外，卟啉是一种致密的深棕色色素，罕见于胆管和胆小管中（Thoolen et al, 2010）。大鼠肝中偶尔可见显著的多倍体细胞（图 2.77）。在大鼠超过 12 个月试验中常见肝变异细胞灶（Thoolen et al, 2010）。枯否细胞肥大和增生是大鼠肝一种罕见的自发性病变，特征为梭形细胞沿着肝窦增生（Thoolen et al, 2010）。

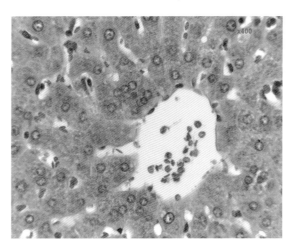

图 2.76　大鼠肝细胞内脂褐素（×400）

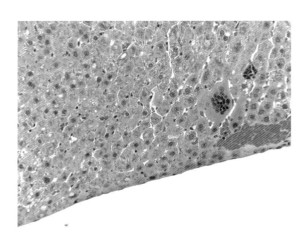

图 2.74　大鼠肝内多核肝细胞（×200）

28

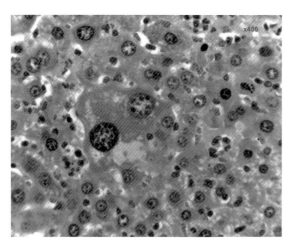

图 2.77　大鼠肝内显著的多倍体细胞（×400）

泌尿系统

慢性进行性肾病是包括 Fischer 344 大鼠在内的老龄大鼠身上发生的一种常见的自发性疾病（Dixon et al, 1995）。该疾病更多见于雄性大鼠，直接受高蛋白日粮影响。该病变特征为皮质区嗜碱性小管、透明管型、肾小球硬化和萎缩、间质炎症细胞浸润和间质纤维化（Montgomery & Seely, 1990）（图 2.78，2.79）。

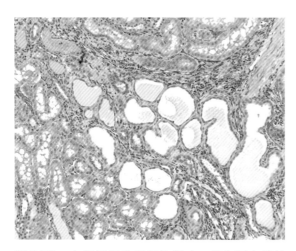

图 2.78　大鼠肾慢性进行性肾病，伴有肾小管扩张、透明管型、嗜碱性小管和间质单核细胞浸润（×200）

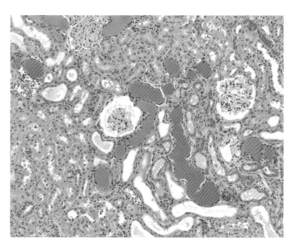

图 2.79　大鼠肾慢性进行性肾病中肾小球硬化和透明管型（×200）

肾被膜外或靠近被膜下偶尔可见单个的肾上腺皮质细胞灶性区域（Hard et al, 1999），被认为是残留的肾上腺。大鼠肾内常见先天性肾盂积水或肾盂扩张，常单侧发生，且右肾比左肾更常受累（Hard et al, 1999）（图 2.80）。

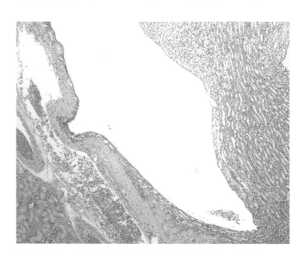

图 2.80　大鼠肾肾盂积水或肾盂扩张（×100）

肾小囊壁层的单层上皮可从正常的扁平上皮变形为与皮质小管上皮相似的立方上皮（Hard et al, 1999）。该病变见于老龄的雄性大鼠中，被称作肾小囊化生。大鼠肾小囊化生与年龄（Haley & Bulger, 1983）、高血压以及单侧肾切除（Andrews, 1981）有关。

骨化生与肾矿化无关，偶见于肾皮质区间

质（Hard et al, 1999）。皮质区小管通常可见嗜酸性的胞质内包涵体，即透明小滴（图 2.81）。这些透明小滴被认为是含蛋白的脂质体（Hard et al, 1999），正常情况下发生于成年雄性大鼠，表示 α 2u- 球蛋白的重吸收。组织细胞肉瘤和外源性物质都可诱发透明滴肾病（如大量的透明小滴积聚）。Mallory Heidenhain 染色可用来显示透明小滴（Hard et al, 1999）。

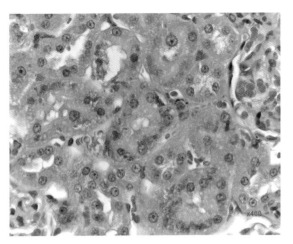

图 2.82　大鼠肾皮质小管上皮内的脂褐素（×400）

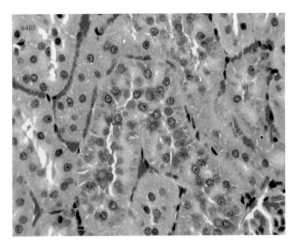

图 2.81　大鼠肾中与组织细胞肉瘤相关的透明小滴（×400）

近曲小管上皮胞质内可见黄色至棕色颗粒状物质的色素沉着（Hard et al, 1999）。尽管该色素可能是铁（普鲁士蓝染色阳性）或胆汁（Fouchet 染色阳性），但在老龄大鼠中常见的棕色素很可能是脂褐素（Schmorl 染色阳性）（图 2.82）。囊性小管可表现为不同的形式，通常见于皮质区，可单个或多个出现，通常内衬单层扁平的上皮（Hard et al, 1999）。囊肿可能是空的或可能内含蛋白质样物质（图 2.83）。

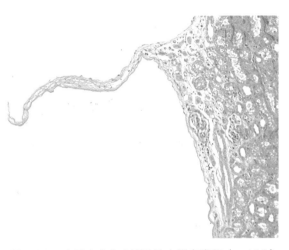

图 2.83　皮质内含多个囊肿的大鼠多囊肾（×100）

矿化 (图 2.84) 是发生在幼龄和老龄大鼠的一种自发性背景病变（Hard et al, 1999），可发生于皮质、皮髓质交界处、髓质和肾乳头。该病变可认为是由日粮引起的（Hard et al, 1999），雌性大鼠比雄性大鼠更易受影响。老龄大鼠可发生肾结石（Hard et al, 1999）。大鼠患慢性进行性肾病过程中可能出现肾小球基底膜矿化（图 2.85）。尽管嗜碱性皮质小管数量增多可能与皮质小管受损后再生有关，但嗜碱性皮质小管也可能是一种自发性背景病变。

29

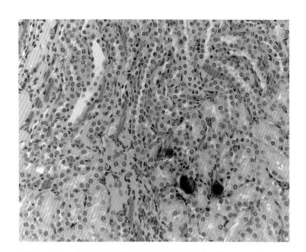

图 2.84　大鼠肾皮髓质交界处的矿化（×200）

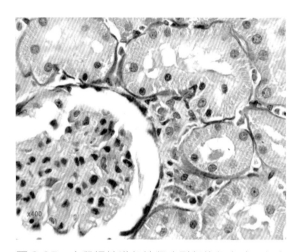

图 2.85　大鼠慢性进行性肾病引起的肾小球和肾小管的基底膜矿化（×400）

二醛灌流固定的大鼠肾中可发生近端小管上皮空泡变，该变化可能难以与真正的病理性空泡变相区别（Hard et al, 1999）。大鼠膀胱和肾盂常见移行上皮增生（图 2.87）。老龄大鼠的膀胱黏膜下层可见淋巴细胞浸润（图 2.88）。

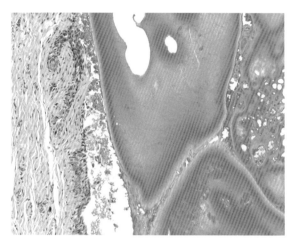

图 2.86　大鼠膀胱胶质栓（×200）

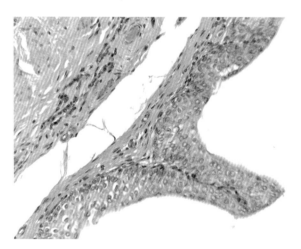

图 2.87　大鼠肾盂移行上皮增生（×200）

　　解剖时对膀胱灌注福尔马林过程中，可能会将固定液意外注入膀胱壁，造成灌注后膀胱的移行上皮和黏膜下层之间出现人为的分离（Hard et al, 1999）。该病变可能会被误认为是黏膜下层水肿（Hard et al, 1999）。此外，膀胱移行上皮空泡变是一种背景性变化，通常由自溶导致（Hard et al, 1999）。大鼠膀胱内可自发性地产生结石（Hard et al, 1999）。

　　雄性大鼠膀胱或尿道内常见蛋白质样或胶质样的栓（图 2.86）。这些栓由深红色嗜酸性物质组成，偶尔含有精子或细胞碎片。该病变被认为是安乐死过程中大鼠射精所致，考虑是一种无意义的背景病变（Hard et al, 1999）。经戊

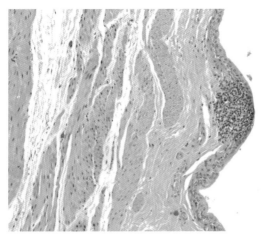

图 2.88　大鼠膀胱淋巴细胞浸润（×200）

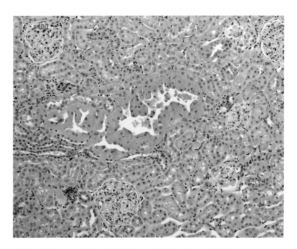

图 2.90　大鼠肾皮质肾小管肥大（×400）

　　肾皮质脂肪瘤样变形可见于老龄大鼠中，可能是脂肪瘤和脂肪肉瘤的前体（图 2.89）。大鼠肾皮质内偶尔可见增大、肥厚的肾小管（图 2.90）。在老龄大鼠肾中可发现移行上皮沿着肾盂增生，并常伴随血管扩张（图 2.91）。肾盂移行上皮矿化也可见于老龄大鼠中（图 2.92）。在 Wistar 大鼠肾中偶尔可见一种独特的自溶形式，在致癌试验中可能会与给药相关的改变相混淆（图 2.93）。

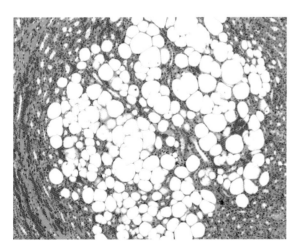

图 2.89　大鼠肾皮质脂肪瘤样变形（×200）

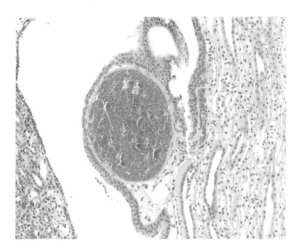

图 2.91　大鼠肾盂尿道上皮增生并伴有血管扩张（×200）

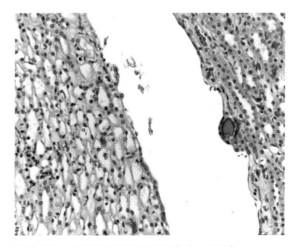

图 2.92　大鼠肾盂移行上皮矿化（×400）

30

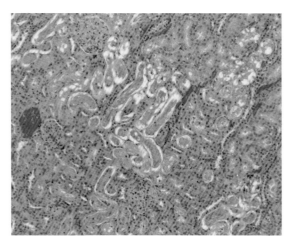

图 2.93　Wistar 大鼠肾可见的自溶假象（×100）

内分泌系统

　　垂体囊肿 (图 2.94) 很常见，偶尔内衬立方形有纤毛的上皮。含有嗜酸性物质的垂体囊肿很可能是拉特克囊（Rathke's pouch）的囊性残留。此时，垂体中间部和神经部可能含有灶性、不显著的腺样结构，该结构并未显示出向肿瘤转变的特征（图 2.95）。腺样结构和囊肿内衬上皮主要是立方形，且囊肿内衬上皮具有纤毛（Frith et al, 2000a）。

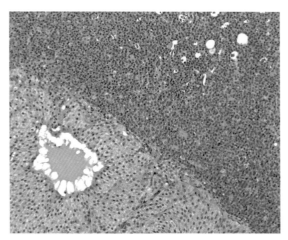

图 2.94　大鼠垂体中间部囊肿（×200）

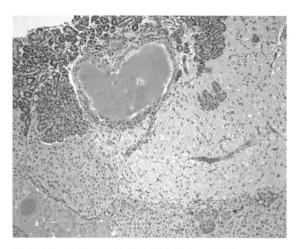

图 2.95　大鼠垂体拉特克囊残留（×100）

　　垂体血管扩张，即垂体的腺垂体部内充满血液的腔隙扩张（图 2.96），常见于老龄大鼠中（Frith et al, 2000a）。大鼠垂体可能发生单灶或多灶性单一类型的细胞增生（图 2.97）。病灶对周围正常细胞群很少有或无压迫迹象，因此，其与正常细胞群间只有轻微的界限。与腺瘤相比，增生区域内的血管较为正常，而腺瘤内的血管常扩张（图 2.98）。该病灶边缘可能与周围实质相混合。形成这些病灶的细胞均匀一致，与正常细胞的大小和特征几乎无差异，仅颜色偏淡粉色（图 2.99）。病灶中可能散在着个别的看起来正常的嗜酸性或嗜碱性细胞（Frith et al, 2000a）。

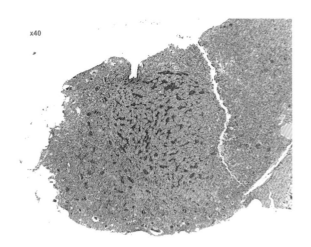

图 2.96　大鼠垂体血管扩张（×40）

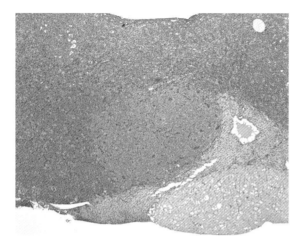

图 2.97　大鼠垂体远侧部局灶性增生（×100）

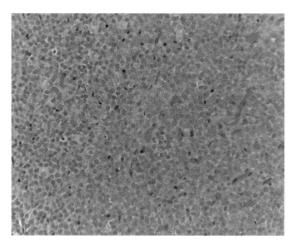

图 2.98　大鼠垂体远侧部增生，伴有不显著的血管形态改变（×200）

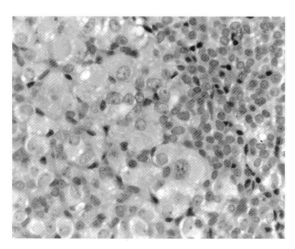

图 2.99　带有透明细胞的腺垂体增生（×400）

　　肾上腺皮质空泡变很常见（图 2.100），可能呈局灶性或多灶性（Frith et al, 2000a）。束状带细胞胞质内含有清亮的空泡。老龄雌性大鼠肾上腺束状带也常见有囊性变性（图 2.101）（Frith et al, 2000a）。病变由一些大的清亮的或充满血液的腔组成，周围的皮质细胞常表现出空泡变，或这一囊性变性可能是增生（图 2.102）或肿瘤病变的一部分。该病变在雌性大鼠最常见，剖检时可见为红色肿块。皮质增生灶常空泡变，可见于大鼠的肾上腺中（图 2.106）（Frith et al, 2000a）。

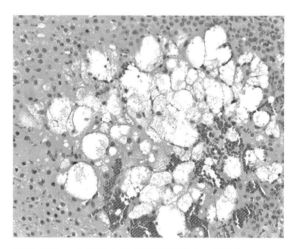

图 2.100　大鼠肾上腺皮质空泡变（×200）

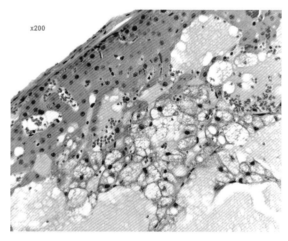

图 2.101　大鼠肾上腺皮质囊性变性（×200）

血管扩张（毛细血管扩张、紫癜）（图2.103）也常见于肾上腺束状带，偶见于肾上腺

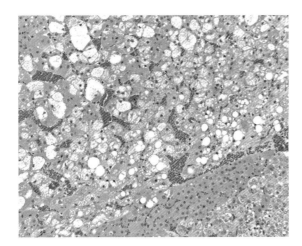

31

图2.102 大鼠肾上腺皮质增生和空泡变（×400）

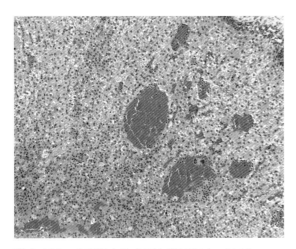

图2.103 大鼠肾上腺皮质血管扩张（×200）

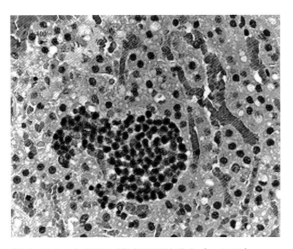

图2.104 大鼠肾上腺皮质髓外造血（×200）

髓质，病变由内衬内皮扩张的血管腔组成，也可能与囊性变性和皮质空泡变的区域相连接。皮质增生灶（变异细胞灶）也可见于这些退行性病变中。这些增生的细胞大小不一，可空泡变。束状带和网状带中最常见单个或多个界限清楚的病变。病灶保持原有结构，对邻近的组织产生轻微压迫或无压迫。病灶内的细胞可能与周围皮质的细胞相似，色泽明显，体积较小或显示空泡变的胞质。高度空泡变的细胞在增生灶的中心区域更多些。核分裂能力较低，无细胞异型性（Frith et al, 2000a）。

大鼠肾上腺中偶见髓外造血灶（图2.104），而该变化通常与动物对再生性贫血的反应相关联。在这些情况下，髓外造血很可能见于多个部位中，如肝、脾。异位肾上腺组织（图2.105）是大鼠肾上腺中常见的一种改变。异位的组织通常存在于紧邻肾上腺被膜外处。髓质内偶见皮质组织灶，而髓质组织也可能延伸入皮质。

肾上腺皮质在炎症或出血后可能会出现矿化（Frith et al, 2000a）。此外，老龄大鼠肾上腺皮质中偶尔可见骨化（图2.107）。肾上腺脂褐素（图2.108）或蜡样色素沉着特征为网状带内出现棕黄色色素，这种背景性改变见于老龄大鼠中（Frith et al, 2000a）。

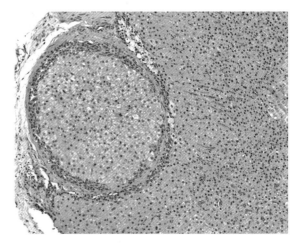

图2.105 大鼠肾上腺被膜外皮质组织（×100）

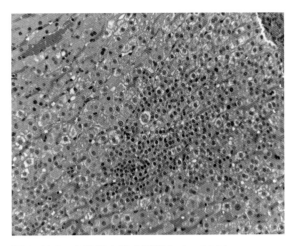

图 **2.106**　大鼠肾上腺皮质增生（×200）

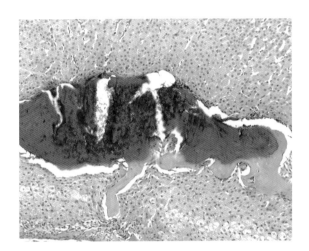

图 **2.107**　大鼠肾上腺皮质骨化（×200）

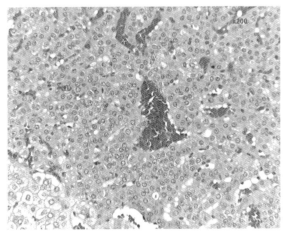

图 **2.108**　大鼠肾上腺皮质内出现蜡样色素或脂褐素（×200）

大鼠肾上腺内也可见到细胞排列和细胞学特征上有轻微改变的髓样细胞聚集体（图2.109）。受影响的细胞可能轻微增大，具有圆形的囊泡核，或者具有比正常细胞核小的深染核。细胞质可能显示出嗜碱性增强（Frith et al, 2000a）。大鼠肾上腺球状带偶尔可见肥大灶（图 2.110）。

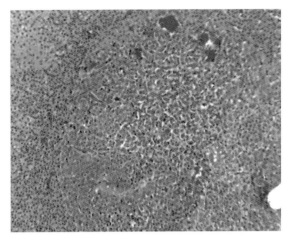

图 **2.109**　大鼠肾上腺髓质增生（×200）

32

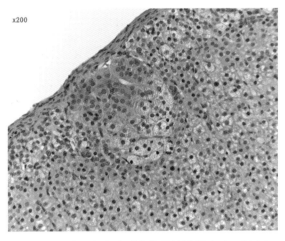

图 **2.110**　大鼠肾上腺球状带局灶性肥大（×200）

甲状腺囊肿是大鼠甲状腺常见的背景病变。囊肿通常内衬鳞状上皮，并充满角蛋白和细胞碎片。充满胶质的滤泡囊肿和滤泡扩张也可见到。后腮体囊肿是起源于第三咽囊的胚胎后腮体残留（Frith et al, 2000a）。这些囊肿内衬扁平的鳞状上皮，常含有角蛋白（Frith et al, 2000a）。持续的甲状舌管起源于内胚层腹侧向下生长，内衬立方或纤毛柱状上皮（Frith et al, 2000a）。

滤泡胶质内嗜碱性结石也常见于老龄大鼠中。该病变看起来似乎表示矿化，发生于老龄大鼠。在大鼠甲状腺中偶见 C 细胞增生（图 2.111），但没有犬甲状腺 C 细胞增生那么常见。大鼠异位胸腺常见于甲状腺旁（Johnson & Gad, 2007）。

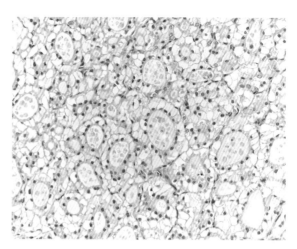

图 2.112　大鼠甲状腺滤泡上皮胞质内胶质（×200）

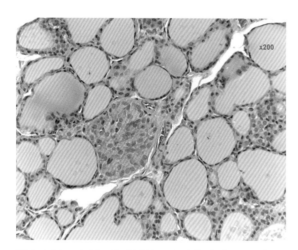

图 2.111　大鼠甲状腺灶性 C 细胞增生（×200）

老龄大鼠滤泡上皮细胞内可见棕色素（Frith et al, 2000a）。另外，老龄大鼠甲状腺间质内可能出现淋巴细胞和浆细胞灶（Frith et al, 2000a）。大鼠甲状腺内偶尔可见滤泡上皮胞质内胶质（图 2.112）。该病变可能与 Neve 和 Rondeaux（1991）所描述的胞质内小囊性空泡有关。幼龄大鼠甲状腺滤泡上皮可能看起来有些肥大，但是该变化为幼龄大鼠正常的改变（Rao-Rupanagudi et al, 1992）（图 2.113）。

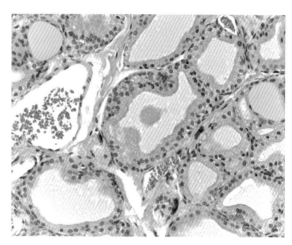

图 2.113　幼龄大鼠甲状腺滤泡上皮肥大（×200）

老龄大鼠甲状旁腺常见由纤维性结缔组织构成的较厚的小梁。囊肿也可见于甲状旁腺中，有研究人员认为其起源于第三和第四咽囊（Frith et al, 2000a）。偶尔可在甲状旁腺边缘中观察到多核巨细胞。这些细胞存在的意义不明（Frith et al, 2000a）。大鼠甲状旁腺中罕见胞质内包涵体，但可能是背景变化。大鼠甲状旁腺内可观察到局灶性肥大区域（图 2.114）。

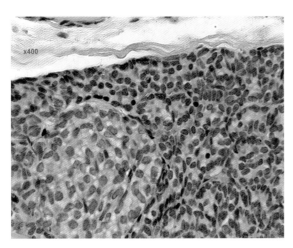

图 2.114　大鼠甲状旁腺局灶性肥大（×400）

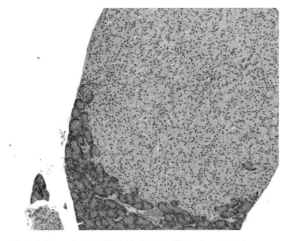

图 2.116　大鼠胰腺中胰岛细胞增生（×200）

老龄 Wistar 大鼠胰腺胰岛可发生纤维化、炎症和色素沉着。该病变可导致老龄大鼠的胰岛呈小叶样外观（Frith et al, 2000a）。血管扩张，如充满血液的管腔，可能出现在老龄大鼠的胰岛中（Frith et al, 2000a）。胰腺内肝细胞偶尔可见于胰腺内胰岛周围的边缘，被认为起源于胰腺腺泡细胞（Frith et al, 2000a）。周围岛状晕（胰岛旁细胞）由相邻的腺泡细胞组成并具有增大的核，由于酶原颗粒的增加使得胞质呈颗粒样强嗜酸性（Kramer & Tan, 1968）。这种现象被认为是由紧邻胰岛的细胞中胰岛素浓度较大造成的（Kramer & Tan, 1968）（图 2.115）。胰岛体积上的变化常见于大鼠，但是变化程度不像在小鼠中那么严重（图 2.116）。

皮肤及附属器

葡萄球菌感染引起溃疡性跗骨皮炎（又称为跗骨肉芽肿）常见于雄性大鼠中，但是由铁丝笼、持续刺激及打斗造成的外伤很可能是重要的促成因素。跗骨底面出现的损伤表明铁丝笼可能造成了最初的外伤。该疾病常见于体重大、年老的雄性大鼠中，可能与潜在的骨关节炎有关（Percy & Barthold, 2007）（图 2.117）。表皮囊肿、角化囊肿或称为毛囊囊肿常见于大鼠皮肤中，尤其在尾部。该病变由充满角蛋白且内衬鳞状上皮的囊肿组成（图 2.118）。

33

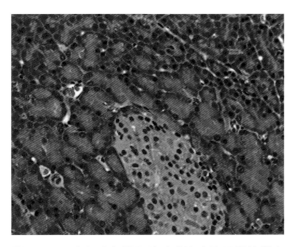

图 2.115　大鼠胰岛周围胰腺腺泡中酶原颗粒增多（×100）

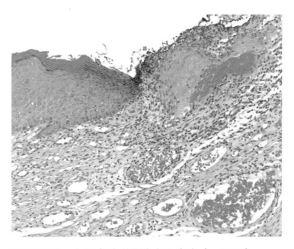

图 2.117　大鼠皮肤跗骨溃疡及皮炎（×200）

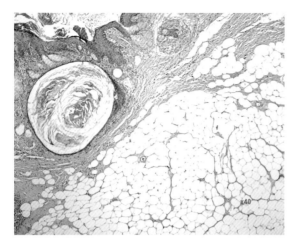

图 2.118 大鼠皮肤表皮或毛囊内充满角化物的囊肿（×40）

肌肉、骨骼和关节

骨骼肌萎缩自发于老龄大鼠中（图 2.119）（Greaves et al, 1996），肌纤维呈现出压迫性的有棱角的轮廓（Greaves et al, 1996），尤见于后肢。萎缩的肌纤维大小不同、数量不同，纤维内含有脂褐素和脂滴（Greaves et al, 1996）。在为期 4 周和 2 年的毒性试验中，对照组 Wistar 大鼠的膝关节均可见自发性滑膜炎（Sasaki et al, 1998）。该病变严重程度不随年龄增长而增加。发病机制被认为是由于关节不稳固引起的滑膜机械性损伤（Sasaki et al, 1998）。

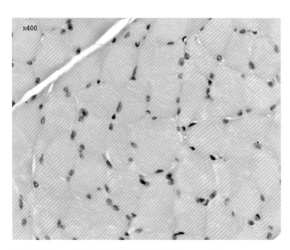

图 2.119 大鼠骨骼肌纤维萎缩（×400）

据报道，大鼠可发生自发性的与年龄相关的骨萎缩（Leininger & Riley, 1990）。骨囊肿（图 2.120）罕见于大鼠中（Long et al, 1996）。软骨黏液样变性（图 2.121）常见于胸骨和长骨的生长板及关节软骨中（Leininger & Riley, 1990），随着大鼠年龄增长发病率增高。这种病变的病因不明，且病变似乎不会继续发展。

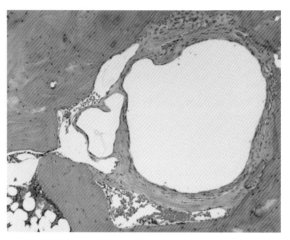

图 2.120 大鼠股骨关节下骨囊肿（×200）

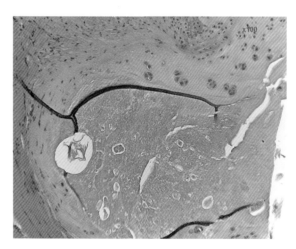

图 2.121 大鼠胸骨软骨黏液样变性（×100）

退行性关节疾病多见于老龄大鼠的股骨－胫骨关节（膝关节），病变特征为关节软骨不规则和变厚，以及形成软骨细胞团（Long et al, 1996）。随后，可见软骨坏死、囊肿形成、滑膜增生和关节囊变厚（Long et al, 1996）。病变关节内偶见关节鼠（图2.122）。骨软骨病可自发于SD大鼠中。偶发性角化或表皮囊肿可见于大鼠骨骼肌中（图2.123）。

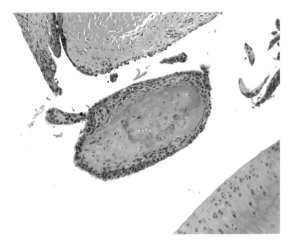

图2.122　大鼠膝关节内游离的关节鼠（×200）

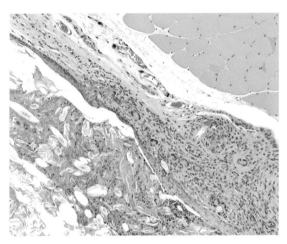

图2.123　大鼠骨骼肌内角化囊肿，伴相关炎症（×200）

脑和神经系统

较大月龄大鼠的脊髓颈段、胸段、腰段常见轴突变性（McMartin et al, 1997）。坐骨神经脱髓鞘常见于老龄大鼠中。脊髓胸段和腰段的脊髓病可能与坐骨神经脱髓鞘有关，表现为轴突髓鞘肿胀以及噬髓鞘现象（图2.124）。神经细胞脂褐素沉着常见于老龄大鼠的脑中

（Knox et al, 1980）。脂褐素可借助Schmorl或石碳酸品红染色来鉴别。曾有关于老龄大鼠脊髓腹角运动神经细胞缺失的报道（McMartin et al, 1997）。

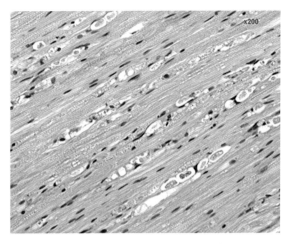

图2.124　大鼠坐骨神经脱髓鞘（×200）

表皮样囊肿（图2.125）起源于胚胎期外胚层残留，由内衬鳞状上皮、充满角化物的囊肿组成（McMartin et al, 1997）。该病变偶见于脊髓或大脑表面。在较大月龄大鼠的脑内偶尔可见矿化（图2.126），尤见于丘脑（Burek, 1978）。曾在大鼠小脑内观察到自发性球状矿化（Yanai et al, 1993）。与年龄相关的矿化通常不与神经胶质反应一起发生（McMartin et al, 1997）。

34

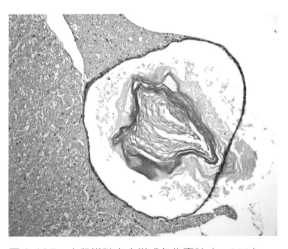

图2.125　大鼠脊髓表皮样或角化囊肿（×200）

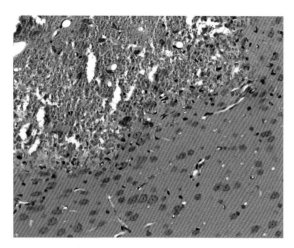

图 2.126 大鼠脑软化灶矿化（×200）

神经胶质增生是一种损伤神经系统的反应，但是可作为大鼠的背景病变来观察（McMartin et al, 1997）。它指的是星形胶质细胞和（或）小胶质细胞在数量上增多及其处理的过程（McMartin et al, 1997）。大鼠脑血管周围间隙可见出血。如果神经系统解剖时未小心操作，脑、脊髓和脑脊髓间隙内常见人为地出血（McMartin et al, 1997）。脑积水，即脑脊液的脑室扩张，可能在幼龄大鼠中偶尔发现，或可能由于继发性压力增高（如肿瘤）而发生。

空泡变作为一种背景性改变偶见于老龄大鼠的大神经元中（McMartin et al, 1997）。脑内常见人为造成的空泡变，应与病理相关的空泡变相区别。该病变可单侧或双侧发生。通常，真正与病理相关的空泡变伴有炎症细胞浸润及髓鞘着色淡（McMartin et al, 1997）。小脑发育不全是一种先天性病变，罕见于大鼠脑中（图2.127）。淋巴细胞聚集可见于幼龄大鼠的松果体中。新生大鼠脑内的环状核是神经元聚集灶，该改变可能与给药相关的变化相混淆（图2.128）。下丘脑前部的环状核是由一群围绕在毛细血管床周围、排列呈环形的大细胞组成。整个核团被有髓神经纤维围绕或包裹（Hatton, 1976）。新生大鼠脑也含有成神经细胞灶，可

能与神经胶质增生相混淆（图2.129）。此外，在新生大鼠脑中，也可能在脉络丛区域出现髓外造血灶（图2.130），该变化是12日龄时的正常特征。而且，在新生大鼠脑内也可出现囊肿（图2.131）和大的奇异的核分裂象（图2.132）。异位的颗粒细胞在新生大鼠脑中也可观察到（图2.133）。

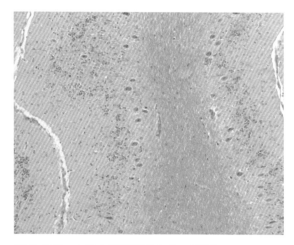

图 2.127 大鼠小脑发育不全（×100）

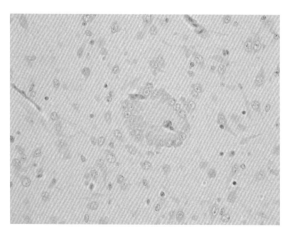

图 2.128 新生大鼠大脑内环状核（×200）

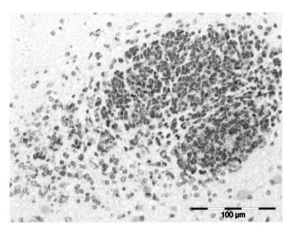

图 2.129　新生大鼠脑内成神经细胞灶（×100）

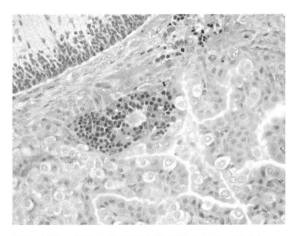

图 2.130　新生大鼠脉络丛髓外造血灶（×200）

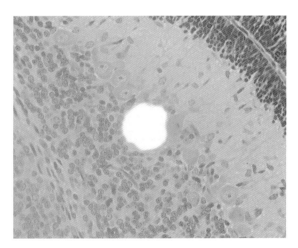

图 2.131　新生大鼠脑内囊肿（×100）

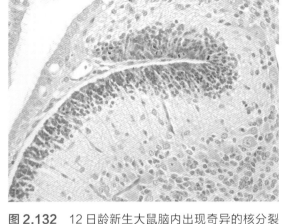

图 2.132　12 日龄新生大鼠脑内出现奇异的核分裂象（×100）

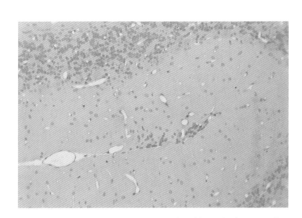

图 2.133　新生大鼠脑内异位的颗粒细胞（×100）

眼和耳

35

　　哈氏腺卟啉结晶沉积几乎是每一只大鼠正常的背景病变。哈氏腺炎症常见，鳞状上皮增生也偶尔可见于大鼠哈氏腺内（图 2.134）。泪腺细胞多形性也是正常的背景性改变。另外，一个常能看到的现象是泪腺中哈氏腺样化区域（图 2.135），这是大鼠眶外泪腺雌雄异形的一个范例（Ferrara et al, 2004）。泪腺中可见腺泡萎缩和炎症（图 2.136），也可见腺泡肥大（图 2.137）。

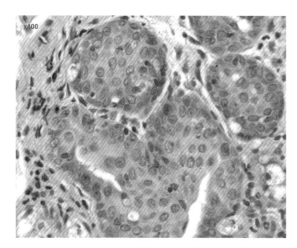

图 2.134　大鼠哈氏腺鳞状上皮增生（×400）

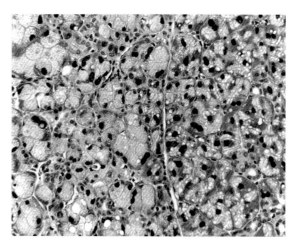

图 2.137　大鼠泪腺腺泡肥大（×200）

大鼠眼视网膜菊形团是常见的背景性改变（图 2.138）。视神经萎缩、变性、伴有区域性的空泡变是大鼠的老龄性变化（图 2.139）。角膜混浊是老龄大鼠比较明显的变化，主要发生在雄性大鼠中（Taradach & Greaves, 1984）。有报道称，老龄大鼠的睫状体和虹膜纤维化会增多（Taradach & Greaves, 1984）。虹膜与角膜粘连，以及虹膜与晶状体粘连可能是幼龄大鼠的一种先天性或炎性损伤。此外，大鼠先天性眼组织缺损偶有报道（Taradach & Greaves, 1984）。晶状体变性（图 2.140）和白内障常见于老龄大鼠中，虽然视网膜萎缩（图 2.141）可能是背景病变，或与给药相关，或由过多光照和其他原因导致。有趣的是，自溶也可能造成大鼠晶状体改变，看起来与晶状体变性相似（图 2.142）。

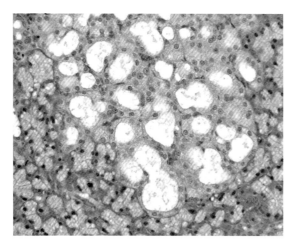

图 2.135　大鼠泪腺哈氏腺样化（×200）

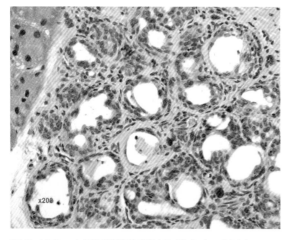

图 2.136　大鼠泪腺腺泡萎缩和炎症（×200）

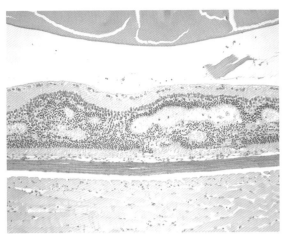

图 2.138　大鼠眼视网膜菊形团（×100）

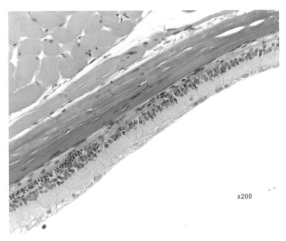

图 2.141　大鼠眼视网膜萎缩、外核层缺失（×200）

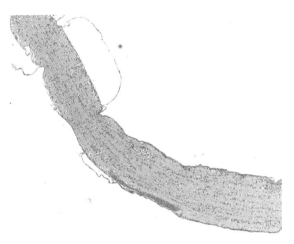

图 2.139　大鼠视神经萎缩和纤维变性（×100）

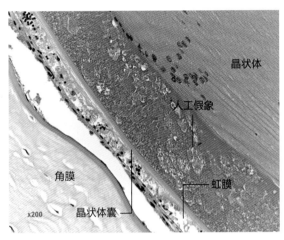

图 2.142　大鼠眼与晶状体变性相似的晶状体自溶
（×200）

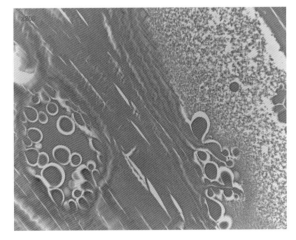

图 2.140　大鼠眼晶状体变性（×200）

　　耳软骨炎（图 2.143）是一种可见于老龄　　36
大鼠耳的病变，由软骨变性、纤维化以及炎症
细胞浸润构成。

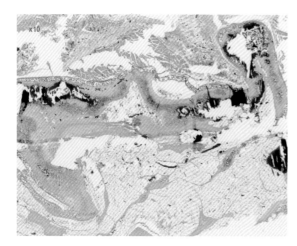

图2.143 大鼠耳软骨炎伴有软骨变性和矿化
（×100）

（王铜铜　孔庆喜　译，孔庆喜　校）

参考文献

Albers, T.M., Simon, M.A., Clifford, C.B., 2009. Histopathology of naturally transmitted "rat respiratory virus": progression of lesions and proposed diagnostic criteria. Vet. Pathol. 46, 992–999.

Andrews, P.M., 1981. The presence of proximal tubule like cells in the kidney parietal epithelium in response to unilateral nephrectomy. Anat. Rec. 200, 61–65.

Bernick, S., Bavetta, L.A., 1962. The development of gingival sebaceous-like glands and cysts in rats of the Holtzman strain. Oral Surg. Oral Med. Oral Pathol. 15, 351–354.

Bertram, T.A., Markovits, J.E., Juliana, M.M., 1996. Non-proliferative lesions of the alimentary canal in rats. In: GI-1 guides for toxicologic pathology. STP/ARP/AFIP, Washington DC.

Boorman, G.A., Eustis, S.L., 1990. Lung. In: Boorman, G.A., Eustis, S.L., Elwell, M.R., et al. (Eds.), Pathology of the Fischer rat. Academic Press, San Diego, pp. 339–367.

Brown, H.R., Hardisty, J.F., 1990. Oral cavity, esophagus, and stomach. In: Boorman, G.A., Eustis, S.L., Elwell, M.R., et al. (Eds.), Pathology of the Fischer rat. Academic Press, San Diego, pp. 9–29.

Burek, J.D., 1978. Pathology of aging rats. CRC Press, West Palm Beach, FL.

Chandra, M., Frith, C.F., 1992. Spontaneous neoplasms in aged control Fischer 344 rats. Cancer Lett. 62, 49–56.

Detilleux, P.G., Gruebbel, M.M., Botts, S., et al., 1995. Non-proliferative changes of the liver, exocrine pancreas and salivary glands of the rat. In: GI-2 guides for toxicologic pathology. STP/ARP/AFIP, Washington DC.

Dixon, D., Heider, K., Elwell, M.R., 1995. Incidence of nonneoplastic lesions in historical control male and female Fischer-344 rats from 90-day toxicity studies. Toxicol. Pathol. 23, 338–348.

Eustis, S.L., Boorman, G.A., Harada, T., et al., 1990. Liver. In: Boorman, G.A., Eustis, S.L., Elwell, M.R., et al. (Eds.), Pathology of the Fischer rat. Academic Press, San Diego, pp. 71–92.

Ferrara, D., Monteforte, R., Baccari, G.C., et al., 2004. Androgen and estrogen receptors expression in the rat exorbital lacrimal gland in relation to "harderianization". J. Exp. Zool. 301A, 297–306.

Frandsen, A.M., 1962. Sebaceous glands in the gingiva of the rat. Oral Biol. 7, 247–248.

Frith, C.H., Bott, S., Jokinen, M.P., et al., 2000a. Non-proliferative lesions of the endocrine system in rats. In: E-I guides for toxicologic pathology. STP/ARP/AFIP, Washington DC.

Frith, C.H., Ward, J.M., Chandra, M., et al., 2000b. Non-proliferative lesions of the hematopoietic system in rats. In: HL-1 guides for toxicologic pathology. STP/ARP/AFIP, Washington DC.

Germann, P.G., Ockert, D., Heinrichs, M., 1998. Pathology of the oropharyngeal cavity in six strains of rats: predisposition of Fischer 344 rats for inflammatory and degenerative changes. Toxicol. Pathol. 26, 283–289.

Gopinath, C., Prentice, D.E., Lewis, D.G., 1987. The

liver. In: Gresham, G.A. (Ed.), Atlas of experimental toxicological pathology, vol. 13. MTP Press, Lancaster, pp. 43–60.

Greaves, P., Seely, J.C., 1996. Non-proliferative lesions of soft tissues and skeletal muscle in rats. In: MST-1 guides for toxicologic pathology. STP/ARP/AFIP, Washington DC.

Haley, D.P., Bulger, R.E., 1983. The aging male rat: structure and function of the kidney. Am. J. Anat. 67, 1–13.

Hard, G.C., Alden, C.L., Bruner, R.H., 1999. Non-proliferative lesions of the kidney and lower urinary tract in rats. In: URG-1 guides for toxicologic pathology. STP/ARP/AFIP, Washington DC.

Hatton, G.I., 1976. Nucleus circularis: is it an osmoreceptor in the brain? Brain research bulletin 1, 123–131.

Haworth, R., Woodfine, J., McCawley, S., et al., 2007. Pulmonary neuroendocrine cell hyperplasia: identification, diagnostic criteria and incidence in untreated ageing rats of different strains. Toxicol. Pathol. 35, 735–740.

Johnson, M.D., Gad, S.C., 2007. The rat. In: Gad S. C. (Ed.), Animal models in toxicology, second ed. Taylor & Francis, Boca Raton, pp. 147–217.

Kambara, T., McKevitt, T.P., Francis, I., et al., 2009. Eosinophilic inclusions in rat Clara cells and the effect of an inhaled corticosteroid. Toxicol. Pathol. 37, 315–323.

Kendrey, G., Roe, F.J., 1969. Melanotic lesions of the eye in August hooded rats induced by urethan or N-hydroxyurethan given during the neonatal period: a histopathological study. J. Natl. Cancer Inst. 43, 749–762.

Knox, C.A., Yates, R.D., Chen, I., et al., 1980. Effects of aging on the structural and permeability characteristics of cerebrovasculature in normotensive and hypertensive strains of rats. Acta. Neuropathol. 51, 1–13.

Kramer, M.F., Tan, H.T., 1968. The peri-insular acini of the pancreas of the rat. Z. Zellforsch Mikrosk Anat. 86, 163–170.

Leininger, J.R., Riley, M.G., 1990. Bones, joints and synovia. In: Boorman, G.A., Eustis, S.L., Elwell, M.R., et al. (Eds.), Pathology of the Fischer rat. Academic Press, San Diego, pp. 209–225.

Livingston, R.S., Besch-Williford, C.L., Myles, M.H., et al., 2011. *Pneumocystis carinii* infection causes lung lesions historically attributed to rat respiratory virus. Comparative Medicine 61, 45–52.

Long, P.H., Leinninger, J.R., Ernst, H., 1996. Non-proliferative lesions of bone, cartilage, tooth and synovium of rats. In: MST-2 guides for toxicologic pathology. STP/ARP/AFIP, Washington DC.

MacKenzie, W.F., Alison, R.H., 1990. Heart. In: Boorman, G.A., Eustis, S.L., Elwell, M.R., et al. (Eds.), Pathology of the Fischer rat. Academic Press, San Diego, pp. 461–471.

McMartin, D.N., O'Donoghue, J.L., Morissey, R., 1997. Non-proliferative lesions of the nervous system in rats. In: NS-1 guides for toxicologc pathology. STP/ARP/AFIP, Washington DC.

Montgomery, C.A. & Seely, J.C., 1990. Kidney. In: Boorman, G.A., Eustis, S.L., Elwell, M.R., et al. (Eds.), Pathology of the Fischer rat. Academic Press, San Diego, pp. 127–152.

Monticello, T.M., Morgan, K.T., Uriah, I., 1990. Non neoplastic lesions nasal lesions in rats and mice. Environ. Health Perspect 85, 249–274.

Neuenschwander, S.B., Elwell, M.R., 1990. Salivary glands. In: Boorman, G.A., Eustis, S.L., Elwell, M.R., et al. (Eds.), Pathology of the Fischer rat. Academic Press, San Diego, pp. 31–41.

Nève, P., Rondeaux, P., 1991. Age-related accumulation of lysosomes and other cytological features in active thyroid follicles of the CBA mouse. Cell Tissue Res. 65, 275–285.

Percy, D.H., Barthold, S.W., 2007. Pathology of

laboratory rodents and rabbits, third ed. Iowa State University Press, IA, p. 133.

Rao-Rupanagudi, S., Heywood, R., Gopinath, C., 1992. Age-related changes in thyroid structure and function in Sprague-Dawley rats. Vet. Pathol. 29, 278–287.

Renne, R.A., Dungworth, D.L., Keenan, C.M., 2003. Non-proliferative lesions of the respiratory tract in rats. In R-1 guides for toxicologic pathology. STP/ARP/AFIP, Washington, DC.

Renne, R., Brix, A., Harkema, J., et al., 2009. Proliferative and non proliferative lesions of the rat and mouse respiratory tract. Toxicol. Pathol. 37, 5S-73S.

Ruben, Z., Arceo, R.J., Bishop, S.P., et al., 2000. Non-proliferative lesions of the heart and vasculature in rats. In: CV-1 guides for toxicologic pathology. STP/ARP/AFIP, Washington DC.

Rulli, M.A., Martinelli, C., 1971. Free sebaceous glands in the gingival of some rats. Archs Oral Biol. 16, 831–832.

Sasaki, S., Nagai, H., Mori, I., et al., 1998. Spontaneous synovitis in Wistar rats. Toxicol. Pathol. 26, 687–690.

Stalker, M.J., Hayes, M.A., 2007. Liver and biliary system. In: Maxie MG (Ed.), Jubb, Kennedy & Palmer's pathology of domestic animals, vol. 2. fifth ed. Saunders, Edinburgh, p. 312.

Stefanski, S.A., Elwell, M.R., Stromberg, P.C., 1990. Spleen, lymph nodes and thymus. In: Boorman, G.A., Eustis, S.L., Elwell, M.R., et al. (Eds.), Pathology of the Fischer rat. Academic Press, San Diego, pp. 369–393.

Taradach, C., Greaves, P., 1984. Spontaneous eye lesions in laboratory animals: incidence in relation to age. Crit. Rev. Toxicol. 12, 121–147.

Thoolen, B., Maronpot, R.R., Harada, T., et al., 2010. Proliferative and nonproliferative lesions of the rat and mouse hepatobiliary system. Toxicol. Pathol. 38, 5S–81S.

Yanai, T., Masegi, T., Ueda, K., et al., 1993. Spontaneous globoid mineralization in the cerebellum of rats. J. Comp. Pathol. 109, 447–451.

Yoshitomi, K., Brown, H.R., Eustis, S., 1990. Fordyce's granules of the incisor and molar gingiva in F344 rats. Vet. Pathol. 27, 432–438.

比格犬

37

引言

大多数毒性试验中使用的犬是幼龄比格犬（在试验开始时一般不满 1 岁），因此，与兽医病理诊断机构常见的老龄犬相比，幼龄犬背景病变范围有限。最常见的病变是极轻度的炎症细胞灶，通常以单核细胞为主，病因不明。炎症细胞灶可见于多个器官，但肝（Foster, 2005）、肺、唾液腺和舌特别常见。其他常见病变包括颗粒状褐色素在脾（通常为含铁血黄素）和肝（通常为脂褐素）的沉积，以及血管的濒死淤血，特别是在胃肠道中（Haggerty et al, 2007）。其他背景和偶发病变因品系、供应商和实验设施的不同发生率不同，详见以下图示。

心血管系统

包括比格犬在内的所有品种的幼犬均可发生自发性病变，包括心脏瓣膜的灶性毛细血管扩张（血液囊肿）（图 3.1）和心瓣膜病（Takeda et al, 1991）。血液囊肿肉眼所见为瓣膜尖暗红色或黑色囊肿。心瓣膜病的发生率随年龄增加而增高，据报道在比格犬终生试验中其发生率为 11% ~ 25%（Van Fleet, 2001）。动脉炎偶见，幼龄比格犬的发生率为 5% ~ 10%（Grant Maxie & Robinson, 2007），雄性犬更常见，可影响一个或多个血管，最常见于附睾、胸腺和心脏的冠状动脉（图 3.2）（Son, 2004）。幼龄犬大多数病变属特发性（Hartman 1987），没有任何临床症状，但也可表现出部分"比格犬

疼痛综合征"的症状。区别自发性病变与药物引起的病变较困难，病理学家可能需要使用证据权重法，根据发病率、病变分布、形态学外观及其相关病理特征（Clemo et al, 2003）来进行诊断。

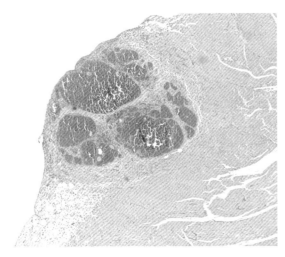

图 3.1 心脏瓣膜基底部血液囊肿，其特征是充满血液的管腔，被结缔组织包裹（×400，图片由 A de Molina, HLS 提供）

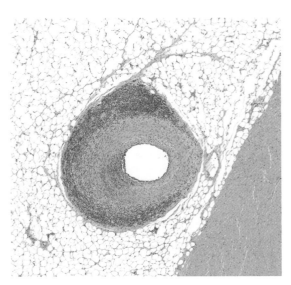

图 3.2 壁外冠状动脉的动脉炎和动脉周围炎（×200，图片由 E McInnes 提供）

主动脉根部和其他血管的矿化在幼龄犬中偶见（Glaister, 1986; Kelly et al, 1982）（图3.3），但其发生率随年龄增加而增高（Schwarz et al, 2002）。这种病变可发生在血清钙和磷水平正常的比格犬中，无其他任何病理改变，并且仅在显微镜下可见。

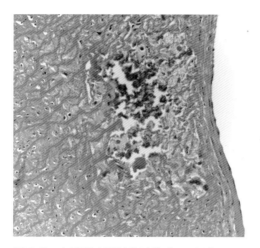

图3.3　主动脉中膜灶性矿化（×100）

心肌壁内血管（Grant Maxie & Robinson 2007）和肺血管（图3.4）肌弹性组织增生导致的内膜增厚可见于血压正常的实验犬，这种改变需要与血管壁斜切面区分，特别是可能存在药物引起的血管紧张度或血压变化时。有关这些改变的自然发生率的文献较少（Detweiler et al, 1961）。

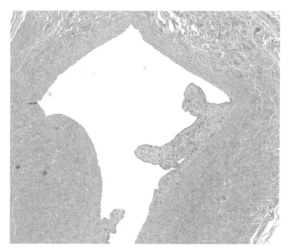

图3.4　壁内心肌动脉局灶性绒毛样内膜增生，增生可呈同心性或在局部形成动脉"垫"（×100）

偶见附着于心外膜和胸膜的绒毛状间皮增生（Mesfin, 1990）（图3.5），可能是局部摩擦或其他刺激所致。这些突起由细胞外基质组成，其外面衬覆立方形间皮，中心为毛细血管。

38

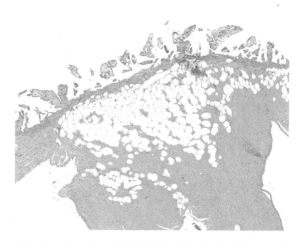

图3.5　自心房心外膜发出的绒毛样间皮突起，特征性中心结缔组织，外面被覆间皮，心房壁也表现广泛的脂肪细胞浸润（×100）

淋巴造血系统

幼龄比格犬淋巴组织病变较少。与其他种属一样，其胸腺髓质常见来源于鳃囊（图3.6）的胸腺囊肿或上皮残留（Newman, 1971），并可随着胸腺的退化而更明显。胸腺髓质也可见到明显的哈氏小体（Snyder et al, 1993），由同心排列的角蛋白组成（图3.7）。幼龄比格犬脾含铁血黄素灶或斑块在大体检查时可能不明显，但可能在显微镜下见到，通常发生于结缔组织小梁中，或位于脾门血管周围的结缔组织内（图3.8）。在年龄较大的动物中，这些病变大体检查可见沿着被膜边缘分布的黄色或灰色硬壳或结节，有时称为Gandy–Gamna小体。

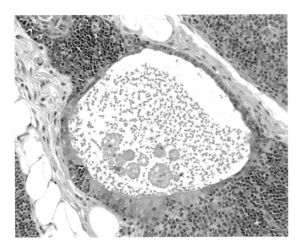

图 3.6　退化胸腺明显的鳃状囊肿（×100）

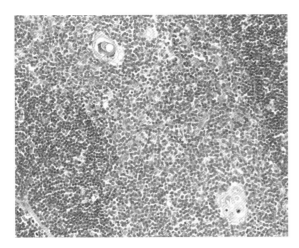

图 3.7　明显的哈氏小体，由同心圆状角蛋白组成，是犬胸腺的正常特征（×100）

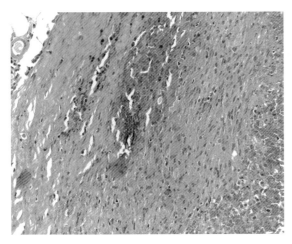

图 3.8　脾含铁血黄素斑，矿物质和褐色素在结缔组织小梁沉积（×100）

副脾可位于网膜或附着在脾的表面，大体表现为褐色结节，通常直径小于 2mm（Kelly et al, 1982; Patnaik, 1985），有独立的血液供应。透明样物质偶尔在淋巴结和脾的滤泡中见到（图 3.9），在某些情况下，可能是淀粉样物质沉积，但也可能是免疫球蛋白的聚集。

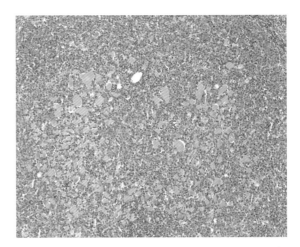

图 3.9　淋巴滤泡生发中心透明样物质沉积（×100）

呼吸系统

正常的组织学变异可发生在整个呼吸道，包括气管的鳞状上皮灶（图 3.10）。肺矿化有两种形式：或发生于肺泡间质，往往呈弥漫性或多灶性；或形成局灶性骨赘（图 3.11）。弥漫性肺矿化报道见于患尿毒症和柯兴综合征的犬（Berry et al, 2005），但也可为特发性病变。自发性细支气管周围平滑肌的上皮下矿化在对照组比格犬中可以见到（图 3.12）（D J Lewis，私下交流）。

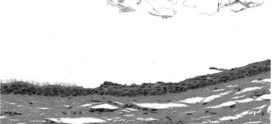

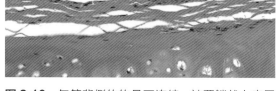

图 3.10　气管背侧的软骨不连续，被覆鳞状上皮属于正常特征（×100）

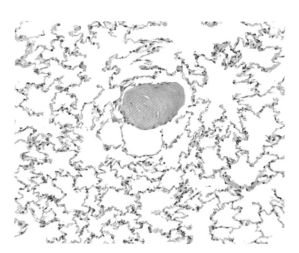

图 3.11　肺实质内局灶性骨化生或骨赘形成（×200，图片由 DJ Lewis 提供）

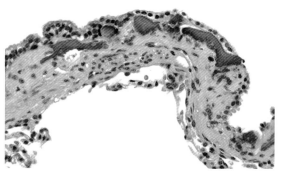

图 3.12　细支气管周围平滑肌的矿化（×200，图片由 DJ Lewis 提供）

39　　　　纤维性肺泡炎，也称为节段性纤维化，大体检查为胸膜表面苍白色、白色、局灶性增

厚，常位于肺叶边缘。显微镜下（图 3.13，3.14）病变为楔状的肺泡纤维化区，从胸膜伸入至肺实质，伴有上皮增生，偶见少量慢性炎症细胞（Glaister, 1986; Hahn & Dagle, 2001）。这些病变在比格犬组织中常见，但似乎未见兽医文献报道。这些病变的原因未明，几乎无一例外的是切片中缺乏病原体，然而它们可能是先前迁移的寄生虫，如类丝虫属和弓蛔虫属等引起的损伤。肺感染褐氏类丝虫在比格犬中有报道，可见到寄生虫（Bahnemann & Bauer, 1994; Hottendorf & Hirth, 1974），但目前在实验种群中的发病率未知。活动性类丝虫感染大体检查在胸膜表面可见褐色、灰色或绿色结节，显微镜下可见肉芽肿伴嗜酸性粒细胞浸润，可有或没有线虫的横断面（图 3.15）。这些肉芽肿应与那些继发于异物的吸入或来自静脉注射部位的角蛋白栓子相鉴别（图 3.16）（Hottendorf & Hirth, 1974）。偶见扩张的胸膜淋巴管，可能是人工假象，与钳夹或固定剂注入引起的肺压力变化有关（图 3.17）（Colby et al, 2007）。

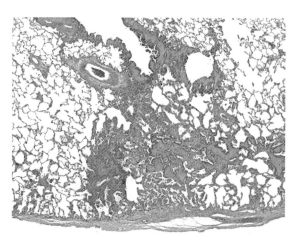

图 3.13　纤维性肺泡炎通常大体所见为胸膜表面苍白色凹陷，对应于延伸自胸膜表面的楔形病灶，常指向肺血管（×200）

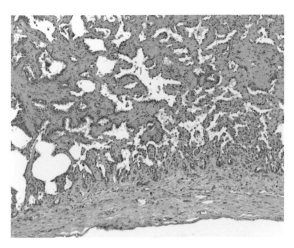

图 3.14　纤维性肺泡炎的更高放大倍数镜下表现，其特点是肺泡隔纤维化及内衬上皮增生，伴或不伴炎症反应（×100）

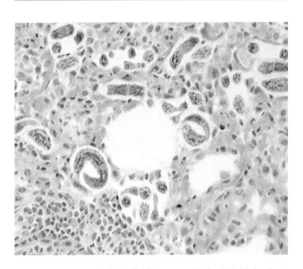

图 3.15　类丝虫幼虫的横断面，伴嗜酸性粒细胞和肉芽肿反应（×200，图片由 A Bradley 提供）

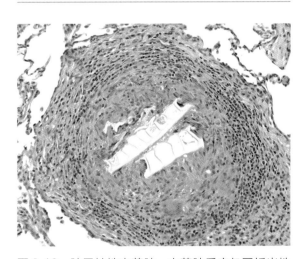

图 3.16　肺局灶性肉芽肿，肉芽肿反应包围折光性异物，可能是锯末垫料（×200）

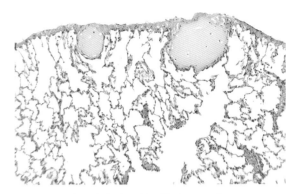

图 3.17　扩张的胸膜下淋巴管（×100）

消化道

　　犬舌常见上皮下炎症沉积物，偶见肉芽肿和局灶性溃疡，可能与异物颗粒，如锯末垫料有关（图 3.18）。这些浸润需要与位于上皮下的细胞性动静脉吻合相区分（图 3.19）（Pritchard & Daniel, 1953）。唾液腺偶见脂肪细胞浸润，无临床相关性或炎症反应（图 3.20），但有可引起老龄动物腺体明显增大的报道（Bindseil & Madsen, 1997; Brown et al, 1997）。

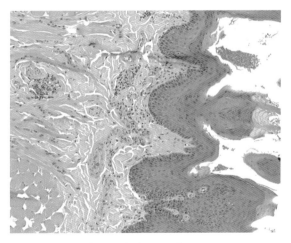

图 3.18　舌上皮下炎症（×100）

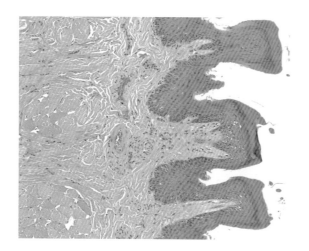

图 3.19 舌上皮下动静脉吻合（×100）

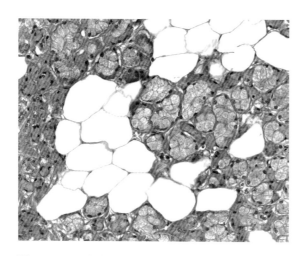

图 3.20 唾液腺内分隔腺泡的脂肪细胞（×200）

比格犬可见胃黏膜矿化，其发生率多少不等（5% ~ 10%），无潜在病理改变（图 3.21）（Glaister, 1986; Majeed, 1985）。部分犬显微镜下偶尔可以观察到小灶性矿化，但有些犬中沉积可能更广泛，导致黏膜摸上去有砂砾感。曾有人提出这可能与饮食中钙、磷比例不平衡有关（Majeed, 1985），但目前在血清钙或磷水平正常、饲以平衡的现代饲料的犬中也发现矿化，因此，其潜在原因仍然未明。

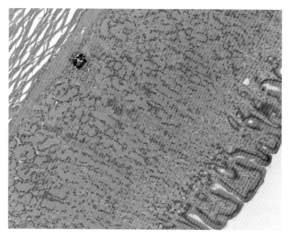

图 3.21 胃黏膜局灶性矿化。注意无炎症反应。（×100，图片由 C Lopez 提供）

犬胃黏膜中已发现多种螺旋型细菌（gastrospirilla），包括猫幽门螺杆菌（*Helicobacter felis*）、比佐泽罗属螺杆菌（*H. bizzozeronii*）、青紫胃螺杆菌（*H cynogastricus*）和海尔曼属韧皮螺杆菌（*Candidatus Helicobacter heilmanniii*）（Haesebrouck et al, 2009）。螺旋型微生物存在于多达 86% 的临床正常犬中，并常见于无伴发病变的比格犬（Prachasilpchai et al, 2007）的表面黏液、胃腺腔（图 3.22）和壁细胞中（Recordati et al, 2009）。然而螺旋型微生物，特别是猫幽门螺杆菌（Lee et al, 1992），也可伴淋巴细胞黏膜浸润和（或）淋巴滤泡形成，肉眼看起来呈灰白色结节。

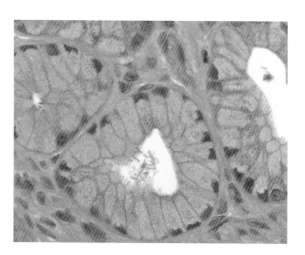

图 3.22 胃腺隐窝内螺旋型微生物（×200）

犬胃肠道偶见发育异常，如麦克尔憩室（卵黄管残留），可见其附着于远端小肠或自小肠分离而与浆膜或肠系膜相连（Brown et al, 2007）。胃发育异常可见于憩室内，或作为回肠黏膜内的孤立灶存在。这些组织学上正常的胃黏膜灶可被黏液细胞增生所包围，后者被认为是对局部胃酸分泌的一种适应性反应（图 3.23）（Iwata et al, 1990; Rest, 1987）。

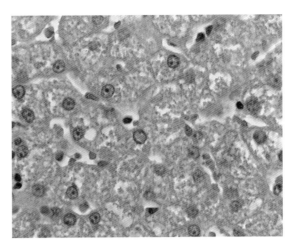

图 3.24　肝细胞核内砖块状包涵体（×200）

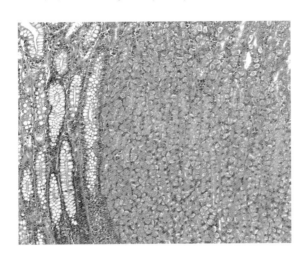

图 3.23　小肠内出现的异常发育的胃腺组织，伴周围黏液细胞增生（×100）

肝胆系统

与比格犬其他器官相比，肝的镜下病理变化发生率最高（Foster, 2005）。与其他种属一样，这些病变大多数是极轻度的局灶性炎症病变，可涉及肝实质、血管周围或门管区。肝细胞（图 3.24）（Harlemann et al, 1987; Maita et al, 1977）和肾小管上皮细胞内（图 3.25）（Stalker & Hayes, 2007）偶尔可以见到核内嗜酸性或透明性的 PAS 染色阳性的方形"砖块状包涵体"。它们可大到足以取代胞核，虽然其组成和发病机制未知，但被认为没有病理学意义。

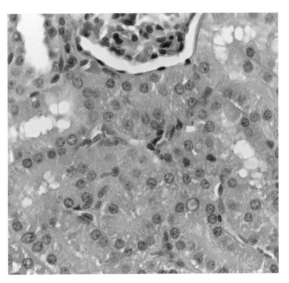

图 3.25　肾小管上皮细胞核内砖块状包涵体（×200）

胆囊上皮的脂质空泡变（Boyd, 1923）（图 3.26）是一种常见的偶发性病变，但在各种化合物给药后其发生率也可增加。据报道，胆囊的囊性黏液样增生随着年龄增大而增加，并与孕激素给药有关，但在未给药的幼龄比格犬中也可见到（Kelly et al, 1982; Murakoshil et al, 2000）（图 3.27）。

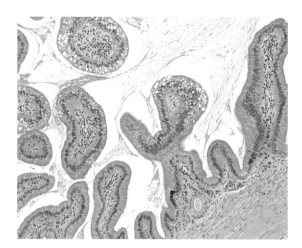

图 3.26　胆囊上皮顶部空泡变（×100）

41

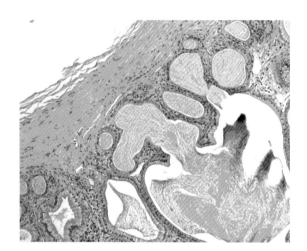

图 3.27　胆囊上皮黏液样增生（×100）

泌尿系统

　　肾乳头矿化（图 3.28）常见于不存在钙、磷失衡的情况下。单个嗜碱性肾小管（局灶性肾病）（图 3.29）（Morishima et al, 1990）和局灶性间质纤维化与炎症在幼龄比格犬中发病率低，病变程度轻，随着年龄的增加，囊肿和肾小球硬化的数量增加（Pomeroy & Roberston, 2004）。皮质肾小管空泡变作为背景病变在比格犬可以见到，雌性更常见（Morishima et al, 1990）（图 3.30），被认为主要是由于脂质的蓄积所致。脂质也能以细小空泡的形式在肾小

球的系膜细胞内蓄积，形成"泡沫细胞"（图 3.31）（Grant Maxie & Newman, 2007a）。可以见到小的、细胞密集的肾小球和肾小管，尤其是接近肾表面被膜的部位，被认为是被膜下肾发生区未充分发育的胚胎或幼稚肾小球的残留（图 3.32）（Eisenbrandt & Phemister, 1978）。

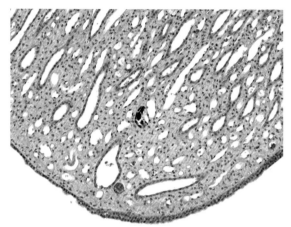

图 3.28　比格犬肾乳头的矿化（×100）

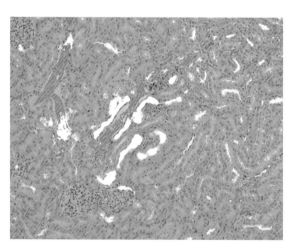

图 3.29　比格犬肾局灶性嗜碱性肾小管伴极轻度炎症（×100）

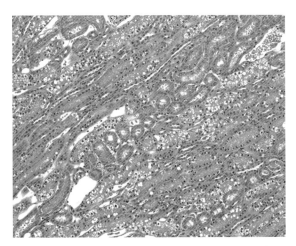

图 3.30　肾内皮质区肾小管上皮空泡变（×100）

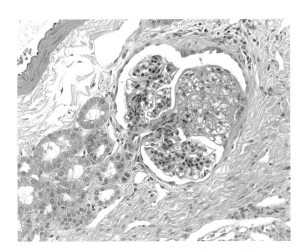

图 3.31　肾小球系膜细胞脂质蓄积（×200）

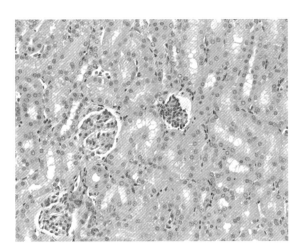

图 3.32　图片中心为幼稚肾小球，左侧为正常肾小球（×100）

膀胱炎（图 3.33）伴或不伴肾盂肾炎（Hottendorf & Hirth, 1974）可偶见于膀胱或插管后发生（Thomas, 1979）。膀胱壁其他偶发性病变包括黏膜下层淋巴滤泡（图 3.34），膀胱肌层内血栓形成或矿化的脐动脉残留等（图 3.35）（Grant Maxie & Newman, 2007b）。

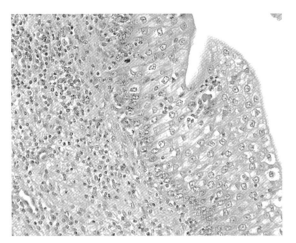

图 3.33　膀胱炎。移行上皮增厚，上皮内及黏膜下层可见炎症细胞（×100）

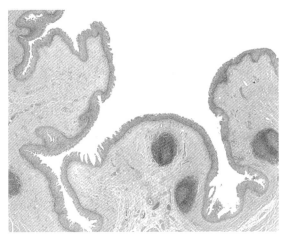

图 3.34　膀胱壁内淋巴滤泡（×100）

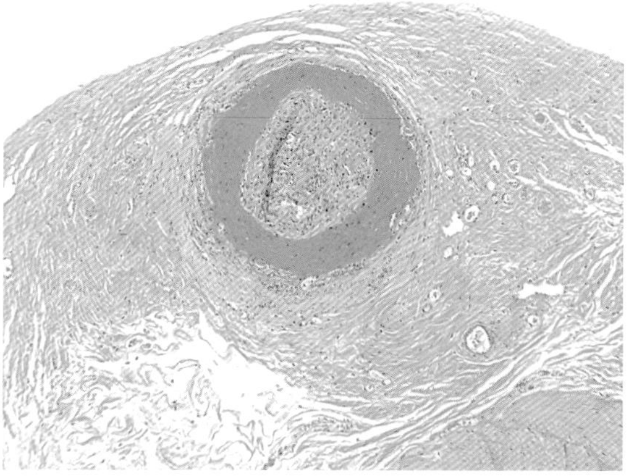

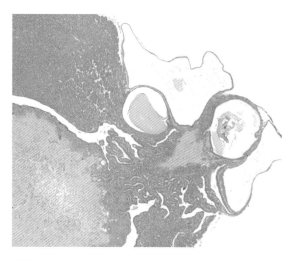

图 3.35　膀胱肌层内血栓形成的脐尿管动脉（×100）

内分泌腺

异位甲状腺组织和囊肿是内分泌系统最常见的偶发性病变（Glaister, 1986），通常起源于胚胎性导管残留。源于颅咽管的囊肿常见于垂体的远侧部和神经部之间，并且分布可十分广泛（图 3.36）。囊肿被覆立方到柱状上皮，可有纤毛。类似的囊肿可出现在甲状旁腺（图 3.37）和甲状腺，源于鳃后管的甲状腺囊肿被覆角化鳞状上皮（Capen, 2007a）。

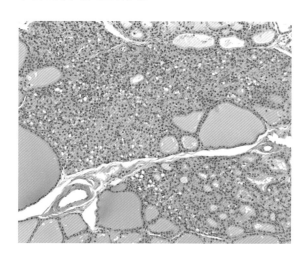

图 3.36　源于远侧部和神经部之间的多发性囊肿（×100）

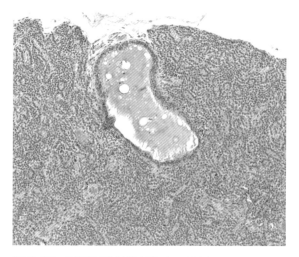

图 3.37　甲状旁腺相关囊肿（×100）

甲状腺局灶性至弥漫性 C 细胞巢浸润为后鳃体残留，是犬的正常表现，有时也称为 C 细胞复合体。与年龄相当的对照组动物中 C 细胞相比，只有当数量明显增加时才使用 C 细胞增生这一术语。C 细胞 HE 染色浅，呈多边形，表达甲状腺球蛋白、降钙素、降钙素基因相关肽和生长抑素（图 3.38a）（Capen, 2007b）。毒理学试验所用比格犬中少数存在淋巴细胞性甲状腺炎（图 3.38b），可能是遗传性病变（Benjamin et al, 1996），也可能与甲状腺肿瘤的发生有关。

图 3.38a　甲状腺内弥漫性 C 细胞浸润，偶见内陷的滤泡（×100）

42

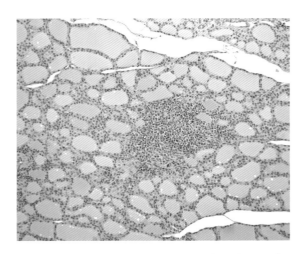

图 3.38b　犬甲状腺淋巴细胞性甲状腺炎（×100）

肾上腺皮质局灶性空泡变的发生在动物之间差异很大，但在雌性比格犬中更广泛，发生率更高（Morishima et al, 1990）。空泡变可见于皮质各层（图 3.39, 3.40）。

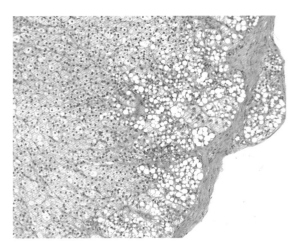

图 3.39　肾上腺球状带空泡变（×200）

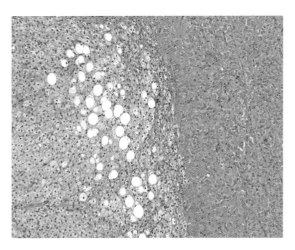

图 3.40　肾上腺网状带空泡变（×200）

胰腺局灶性萎缩偶见于比格犬，这些不规则腺泡细胞灶可以较小，也可被纤维组织和炎症细胞完全取代（图 3.41），这些病变被认为继发于导管系统的局灶性炎症或阻塞之后（Charles, 2007）。

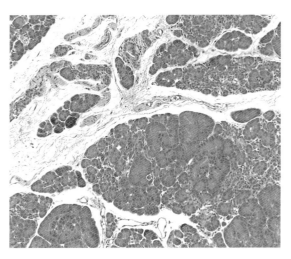

图 3.41　胰腺萎缩。腺泡细胞缺失，被纤维组织所取代，伴炎症细胞浸润（×200）

胰岛母细胞增生症是一种罕见的病变，由胰岛细胞（主要是 β 细胞）和导管增生混合物所组成（Son et al, 2010）。有报道称，在没有任何生物化学和病理异常的比格犬中发现该病变，然而在其他品种的犬中胰岛母细胞增生症与胰岛细胞肿瘤和糖尿病有关（Katsuta et al, 1992）（图 3.42）。

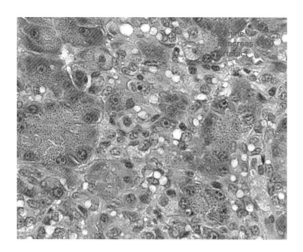

图 3.42 胰腺胰岛母细胞增生症（×400）

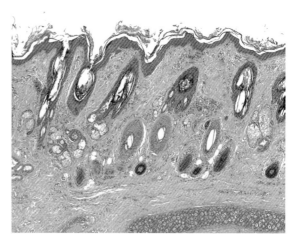

图 3.44 表皮和毛囊角化过度伴真皮轻微炎症细胞浸润。耳缘皮肤炎（×200）

43　皮肤及其附属器

　　比格犬偶发性皮肤病变报道很少，毛囊炎最常见，通常没有明显的病原体，但偶见蠕形螨虫（图3.43），与幼龄犬蠕形螨病自限性的局部表现一致。大体观察可能没有明显的病变或可能存在局灶性脱屑和脱毛区域。

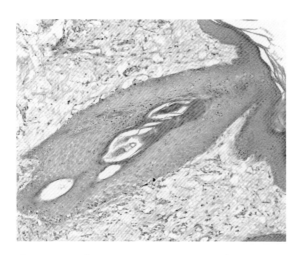

图 3.43 毛囊炎，与蠕形螨虫感染有关（×200）

　　耳缘皮肤病见于实验比格犬和其他品种的猎犬中，表现为耳缘脱屑和脱毛。镜下特征是局部明显角化，表皮和毛囊角化过度（图3.44），可并发继发性细菌感染（Ginn et al, 2007），被认为是一种特发性原发性脂溢性病变。

肌肉、骨骼和关节

　　幼龄比格犬的生长板偶见局灶性软骨黏液样变性，尤其是胸骨。这种变化包括局灶性基质退变（其甲苯胺蓝染色亲和力丧失）和软骨细胞变性，最终导致无定形的软骨软化区（图3.45）（Yamasaki, 1994）。该病变病因未明，而且似乎不引起成熟骨骼任何异常。可见脂肪细胞浸润正常骨骼肌（Van Fleet & Valentine, 2007），并且在心肌尤为突出，可漫延至心室壁厚度的一半（图3.5）（Pick & Eubank, 1965）。比格犬骨骼肌可见抗淀粉酶的 PAS 染色阳性包涵体。受累及的肌纤维含无定形物质，其 HE 染色呈弱嗜碱性，PAS 强阳性，淀粉酶耐受。包涵体在透射电镜下检查呈颗粒状，为无膜包裹的电子致密物，符合多糖的形态表现（Wancket et al, 2011）。

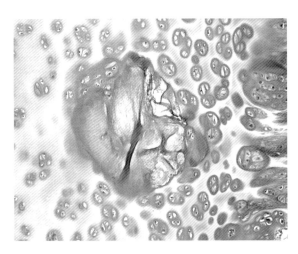

图 3.45　胸骨的软骨黏液样变性（×200）

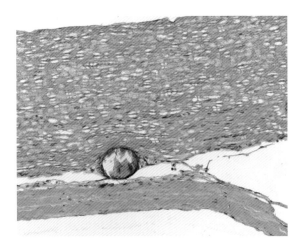

图 3.46　脊髓膜局灶性矿化（×200）

脑和神经系统

比格犬中枢神经系统偶发性病变罕见。最常见的病变是脑膜的胶原增厚、骨化性硬脑膜炎（Grant Maxie & Youssef, 2007）和脊神经的矿化（图 3.46），但它们在幼龄犬中少见。这些病变可能均代表退行性病变的发病早期。正常比格犬血管的血管袖套现象发病率低（图 3.47），特征为淋巴细胞为主的轻微炎性细胞聚集。该病变只累及少数血管，单侧或不对称，无相关的临床症状（Ueda et al, 2004）。这些病变的起源和意义未明，虽然有人提出与疫苗接种或病毒感染有关，但没有明显的证据支持。炎性细胞的局灶性聚集可见于脉络丛，但它们可发生于缺乏任何其他脑部病变的情况下，似乎没有任何意义。对照犬也可偶见非化脓性或肉芽肿性脑膜炎，常缺乏相关临床体征。该病变的潜在病因未明，可能与感染有关（Ueda et al, 2004）。

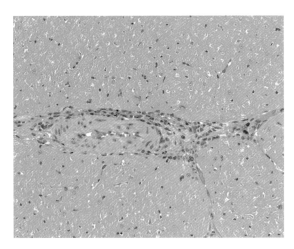

图 3.47　中枢神经系统血管袖套现象。单侧、局灶性单形核细胞套所包围（×100，图片由 J Bowles 提供）

雷诺小体（Elcock et al, 2001）可见于坐骨神经切片的神经内膜和神经束膜，由分界清楚并含有细丝状胶原基质的稀疏细胞结构组成，不伴有轴突变性或炎症，被认为是偶发性病变（图 3.48）。犬大脑可见小胶质细胞灶（cellrest of Hortega），可与胶质细胞增生灶混淆（图 3.49）。

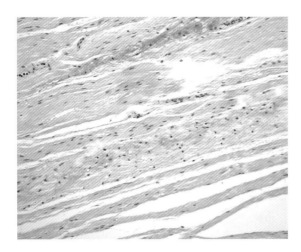

图 3.48　坐骨神经雷诺小体（×100）

44

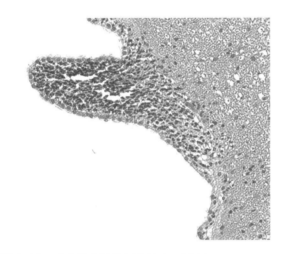

图 3.49　犬大脑小胶质细胞灶（×200）

致谢

感谢 GSK 公司 J Bowles 帮助准备了许多图片。

（吕建军　霍桂桃　译，王和枚　校）

参考文献

Bahnemann, R., Bauer, C., 1994. Lungworm infection in a beagle colony: Filaroides hirthi, a common but not well-known companion. Exp. Toxicol. Pathol. 46, 55–62.

Benjamin, S.A., Stephens, L.C., Hamilton, B.F., et al., 1996. Associations between lymphocytic thyroiditis, hypothyroidism and thyroid neoplasia in Beagles. Vet. Pathol. 33, 486–494.

Berry, C.R., Ackerman, N., Monce, K., 2005. Pulmonary mineralization in 4 dogs with Cushing's syndrome. Vet. Radiol. Ultrasound 35, 10–16.

Bindseil, E., Madsen, J.S., 1997. Lipomatosis causing tumour-like swelling of a mandibular salivary gland in a dog. Vet. Rec. 140, 583–584.

Boyd, W., 1923. Studies in gall bladder pathology. Br. J. Surg. 10, 337–356.

Brown, P.J., Lucke, V.M., Sozmen, M., Whitbread, T.J., Wyatt, J.M., 1997. Lipomatous infiltration of the canine salivary gland. J. Small Anim. Pract. 38, 234–236.

Brown, C.C., Baker, D.C., Barker, I.K., 2007. Alimentary system. In: Grant Maxie, M. (Ed.), Jubb, Kennedy and Palmer's pathology of domestic animals, vol. 2, fifth ed. Saunders, Philadelphia, p. 85.

Capen, C.C., 2007a. Endocrine glands. In: Grant Maxie, M. (Ed.), Jubb, Kennedy and Palmer's pathology of domestic animals, vol. 2, fifth ed. Saunders, Philadelphia, p. 360.

Capen, C.C., 2007b. Endocrine glands. In: Grant Maxie, M. (Ed.), Jubb, Kennedy and Palmer's pathology of domestic animals, vol. 2, fifth ed. Saunders, Philadelphia, p. 357.

Charles, J.A., 2007. Pancreas. In: Grant Maxie, M. (Ed.), Jubb, Kennedy and Palmer's pathology of domestic animals, vol. 2, fifth ed. Saunders, Philadelphia, pp. 396–397.

Clemo, F.A., Evering, W.E., Snyder, P.W.,a Albassam, M.A., 2003. Differentiating spontaneous from drug-induced vascular injury in the dog. Toxicol. Pathol. 31(suppl):25–31.

Colby, T.V., Leslie, K.O., Yousem, S.A., 2007. Lungs. In: Sternberg, S.S. (Ed.), Histology for pathologists, third ed. Lippincott, Williams & Wilkins, Philadelphia, p. 489.

Detweiler, D.K., Patterson, D.F., Hubben, K., Botts,

R.P., 1961. The prevalence of spontaneously occurring cardiovascular disease in dogs. Am. J. Public Health Nations Health 51, 228–241.

Eisenbrandt, D.L., Phemister, R.D., 1978. Postnatal development of the canine kidney. Am. J. Anat. 154, 179–193.

Elcock, L.E., Stuart, B.P., Hoss, H.E., et al., 2001. Renaut bodies in the sciatic nerve of beagle dogs. Exp. Toxicol. Pathol. 53, 19–24.

Foster, J.R., 2005. Spontaneous and drug-induced hepatic pathology of the laboratory Beagle dog, the Cynomolgus macaque and the marmoset. Toxicol. Pathol. 33, 63–74.

Ginn, P.E., Mansell EKL, Rakich, P.M., 2007. Skin and appendages. In: Grant Maxie, M. (Ed.), Jubb, Kennedy and Palmer's pathology of domestic animals, vol. 1, fifth ed. Saunders, Philadelphia, p. 598.

Glaister, J., 1986. Laboratory animal pathology. In: Principles of toxicological pathology. Taylor & Francis, London, pp. 146–152.

Grant Maxie, M., Newman, S.J., 2007a. Urinary system. In: Grant Maxie, M. (Ed.), Jubb, Kennedy and Palmer's pathology of domestic animals, vol. 2, fifth ed. Saunders, Philadelphia, pp. 465–466.

Grant Maxie, M., Newman, S.J., 2007b. Urinary system. In: Grant Maxie, M. (Ed.), Jubb, Kennedy and Palmer's pathology of domestic animals, vol. 2, fifth ed. Saunders, Philadelphia, p. 505.

Grant Maxie, M., Robinson, W.F., 2007. Cardiovascular system. In: Grant Maxie, M. (Ed.), Jubb, Kennedy and Palmer's pathology of domestic animals, vol. 2, fifth ed. Saunders, Philadelphia, p. 71.

Grant Maxie, M., Youssef, S., 2007. Nervous system. In: Grant Maxie, M. (Ed.), Jubb, Kennedy and Palmer's pathology of domestic animals, vol. 1, fifth ed. Saunders, Philadelphia, p. 345.

Haesebrouck, F., Pasmans, F., Flahou, B., et al., 2009. Gastric helicobacters in domestic animals and nonhuman primates and their significance for human health. Clin. Microbiol. Rev. 22, 202–223.

Haggerty, G.C., Peckham, J.C., Thomassen, R.W., Gad, S.C., 2007. The dog. In: Gad, S.C. (Ed.), Animal models in toxicology, second ed. Taylor & Francis, Boca Raton, pp. 588–645.

Hahn, F.F., Dagle, G.E., 2001. Non-neoplastic pulmonary lesions. In: Mohr, U., Carlton, W.W., Dungworth, D.L., et al. (Eds.), Pathobiology of the aging dog, vol. 1, ISU Press/ILSI, Ames, IA, pp. 60–61.

Harlemann, J.H., Suter, J., Fischer, M., 1987. Intracytoplasmic eosinophilic inclusion bodies the in the liver of beagle dogs. Lab. Animal Sci. 37, 229.

Hartman, L.A., 1987. Idiopathic extramural coronary arteritis in beagle and mongrel dogs. Vet. Pathol. 24, 537–544.

Hottendorf, G.H., Hirth, R.S., 1974. Lesions of spontaneous subclinical disease in Beagle dogs. Vet. Pathol. 11, 240–258.

Iwata, H., Arai, C., Koike, Y., et al., 1990. Heretotopic gastric mucosa of the small intestine in laboratory beagle dogs. Toxicol. Pathol. 18, 373–379.

Katsuta, O., Tsuchitani, M., Narama, I., 1992. Abnormal proliferation of pancreatic endocrine cells in beagle dogs. J. Toxicol. Pathol. 5, 67–76.

Kelly, D.F., Lucke, V.M., Gaskell, C.J., 1982. Incidental necropsy findings. Notes on pathology for small animal clinicians. John Wright, Bristol, ch 6, pp. 77–96.

Lee, A., Krakowa, S., Fox, J.G., et al., 1992. The role of Helicobacter felis in chronic canine gastritis. Vet. Pathol. 29, 487–494.

Maita, K., Masuda, H., Suzuki, Y., 1977. Spontaneous lesions detected in the Beagles used in toxicity studies. Jikken Dobutsu 26, 161–167.

Majeed, S.K., 1985. Mineralisation in kidney and stomach of Beagle dogs. Vet. Quarterly 2, 162–164.

Mesfin, G.M., 1990. Spontaneous epicardial fibrous fronds on the atria of Beagle dogs. Vet. Pathol. 27, 458–461.

Morishima, H., Nonoyama, T., Sasaki, S., Miyajima, H., 1990. Spontaneous lesions in beagle dogs used in toxicity studies. Jikken Dobutsu 39, 239–248.

Murakoshil, M., Ikeda, R., Tagawa, M., Iwasaka, T., Nakayama, T., 2000. Histopathological study of female Beagle dogs for four year treatment with subcutaneous implantation of chlomdinone acetate (CMA). Tokai J. Exp. Clin. Med. 25, 87–91.

Newman, A.J., 1971. Cysts of branchial arch origin in the thymus of the Beagle. J. Small Anim. Pract. 12, 681–685.

Patnaik, A., 1985. Splenosis in a dog. J. Small Anim. Pract. 26, 23–31.

Pick, J.R., Eubank, J.R., 1965. A clinicopathologic study of heterogenous and homogeneous dog populations in North Carolina. Lab. Anim. Care 15, 11–17.

Pomeroy, M.J., Robertson, J.L., 2004. The relationship of age, sex, and glomerular location to the development of spontaneous lesions in the canine kidney: analysis of a life-span study. Toxicol. Pathol. 32, 237–242.

Prachasilpchai, W., Nuanualsuwan, S., Chatsuwan, T., et al., 2007. Diagnosis of Helicobacter spp. Infection in canine stomach. J. Vet. Sci. 8, 139–145.

Pritchard, M.M., Daniel, P.M., 1953. Arterio-venous anastomoses in the tongue of the dog. J. Anat. 87, 66–74.

Recordati, C., Gualdi, V., Craven, M., et al., 2009. Spatial distribution of Helicobacter spp. in the gastrointestinal tract of dogs. Helicobacter 3, 180–191.

Rest, J.R., 1987. Gastrointestinal anomalies in the dog – two cases reports. Vet. Rec. 121, 426–427.

Schwarz, T., Sullivan, M., Störk, C.K., et al., 2002. Aortic and cardiac mineralization in the dog. Vet. Radiol. Ultrasound 43, 419–427.

Snyder, P.W., Kazacos, E.A., Felsberg, P.J., 1993. Histologic characterisation of the thymus in canine X-linked severe combined immunodeficiency. Clin.

Immunol. Immunopathol. 67, 55–67.

Son, W-C., 2004. Idiopathic canine polyarteritis in control beagle dogs from toxicity studies. J. Vet. Sci. 5, 147–150.

Son, W.C., Faki, K., Mowat, V., Gopinath, C., 2010. Spontaneously occurring extra-islet endocrine cell proliferation in the pancreas of young Beagle dogs. Toxicol. Lett. 193, 179–182.

Stalker, M.J., Hayes, M.A., 2007. Liver and biliary system. In: Grant Maxie, M. (Ed.), Jubb, Kennedy and Palmer's pathology of domestic animals, vol. 2, fifth ed. Saunders, Philadelphia, p. 307.

Takeda, T., Makita, T., Nakamura, N., Kimizuka, G., 1991. Morphologic aspects and morphogenesis of blood cysts on canine cardiac valves. Vet. Pathol. 28, 16–21.

Thomas, J.E., 1979. Urinary tract infection induced by intermittent urethral catheterisation in dogs. JAVMA 174, 705–707.

Ueda, A., Ueda, M., Nakazawa, M., et al., 2004. Nonsuppurative meningoencepahlitis in a Beagle dog. Tox. Pathol. 1, 51–53.

Van Fleet, J.F., 2001. Age related non-neoplastic lesions of the heart. In Mohr, U., Carlton, W.W., Dungworth, D.L. et al. (Eds.), Pathobiology of the aging dog, vol.2, ISU Press/ILSI, Ames, IA, pp. 102–104.

Van Fleet, J.F., Valentine, B.A., 2007. Muscle and tendon. In: Grant Maxie, M. (Ed.), Jubb, Kennedy and Palmer's pathology of domestic animals, vol. 1, fifth ed. Saunders, Philadelphia, p. 202.

Wancket, L.M., Quist, E.M., Le Net, J.L., Guzman, R.E., Muravnick, K.B., 2011. Spontaneous complex polysaccharide inclusions in the skeletal muscle of purpose-bred beagle dogs. Toxicol. Pathol. 39, 410–413.

Yamasaki, K., 1994. Lesions of sternal and growth plate cartilage in Beagles. Lab. Anim. Sci. 44, 389–392.

45

引言

小鼠是临床前毒性和致癌试验以及广义的生物医学研究中使用最广泛的实验模型之一，因此在生物医学研究中使用的许多小鼠种群和品系的生物学、生理学和自发性病理改变存在大量的信息来源。但是，常规在临床前毒性试验使用的小鼠种群和品系的数量有限，其中部分原因是由于法规上不仅要求对这些模型的背景生物学和病理学要有充分的了解，而且要求在毒性和致癌性试验中所测定的所有不同参数有充足的背景数据。

毒理病理学家使用小鼠开展工作，重要的是应了解实验小鼠常见背景性病理改变及其背景病变的种群和品系差异。正确解释毒性和致癌试验可能的给药相关变化，需要掌握幼龄小鼠自发性病变和小鼠老龄化相关病变。

本章旨在介绍在幼龄和老龄小鼠中自发性非肿瘤性病变，这些病变也是毒理病理学家使用小鼠进行常规毒性试验评估中经常遇到的问题。病理学家应该意识到长期给予受试物可能加重与年龄相关的非肿瘤性病变，否则可能将它们当成背景病变。要正确认识临床前试验中所见病变的意义，需要给药组动物与同期对照组动物进行仔细比较，并基于对试验中所有结果（包括存活率和体重）的评估进行相应解释。

本章不详细介绍要讨论的各种不同器官系统的胚胎学、解剖学和组织学，读者要了解所讨论的各器官上述内容可以参考相关教科书。各种出版物对实验小鼠的解剖学、生物学及其在生物医学研究中的应用进行了广泛描述（Cook, 1965; Green, 1966; Hedrich & Bullock, 2004; Hummel et al, 1966; Komárek, 2004; Krinke, 2004; Percy & Barthold, 2007; Staats, 1966）。

获取实验小鼠自发性、非肿瘤性病理资料的途径很多。关于小鼠背景性病理变化的老龄化特征和品系差异已有报道（Brayton, 2007; Cotchin & Roe, 1967; Hedrich & Bullock, 2004; Mohr et al, 1996a, b; Russell, 1966; Russell & Meier, 1966）。基于不同实验室进行的试验，已对 BALB / c 和 B6C3F1 小鼠（Frith et al, 1985; Frith & Ward, 1988）、CD-1 小鼠（Faccini et al, 1990）和用于构建基因工程小鼠的小鼠品系（Haines et al, 2001; Mahler et al, 1996; Percy & Barthold, 2007; Ward et al, 2000）等老龄小鼠的病理学进行了报道。其他出版物也包含了对鼠的自发性、非肿瘤性病变的描述，综述了临床前毒性和致癌试验中啮齿类动物不同器官系统的自发性和诱发性病变（Gad, 2007; Jones et al, 1983; Jones et al, 1985a,b; Jones et al, 1986, 1988, 1991; Maronpot et al, 1999; Mohr, 2001）。

美国国家毒理学项目（National Toxicology Program, NTP）在毒性和致癌试验中常规使用 B6C3F1 小鼠，它是两个近交品系 C57BL/ 6 和 C3H 小鼠的 F1 代杂合子（Rao & Boorman, 1999）。世界各地的药品、农药和工业化学品的临床前试验常规使用远交 CD-1 小鼠（Gad, 2007）。

NTP 每年在其网站上公布所开展的大量毒性和致癌试验的结果，并建立了按种属、品系、给药途径、溶媒和饲料进行分类的肿瘤性病变的历史对照数据库（网址是 http://ntp.

niehs.nih.gov/）。

NTP还总结了截至目前所收集到用于致癌性试验的转基因模型评价的信息，在其网页上也提供了这些模型的历史对照肿瘤发生率。

动物供应商也常规保留历史对照病理资料，并通常可以在其网站（Charles River：http://www.criver.com/; Harlan:http://www.harlan.com/）进行检索，但这可能仅限于一些品系动物的肿瘤性病变。

有必要对数量不断增加的用于生物医学研究的近交系和遗传修饰品系小鼠的最新信息来源，以及与这些新基因型有关的生物学差异进行维护（Anagnostopoulos et al, 2001; Bolon, 2007; Brayton et al, 2001; Linder, 2003, 2006; Linder & Davisson, 2004; Yoshiki & Moriwaki, 2006）。杰克逊实验室建立了小鼠基因组信息学网站（网址是http://www.informatics.jax.org/），这是一个实验小鼠国际资源数据库，整合了遗传、基因组和生物学数据。该网站提供了多个数据库的信息和链接，其中许多都为参与评价小鼠临床前试验的毒理病理学家提供了有价值的信息。Bolon、Linder 和 Davisson 等人已经综述了其他有关基因工程啮齿类动物信息的互联网资源（Bolon, 2006; Linder & Davisson, 2004）。

本章所介绍的数据主要是基于英国 Charles River 来源的远交繁殖 Swiss 小鼠的观查结果〔Crl：CD1（ICR）（远交）〕。其中将会提到自发性病变发生的特定品系差异，参考文献将引用科学文献中的可用信息。

心血管系统

Elwell 和 Mahler 于 1999 年、Michael 等人于 2004 年综述了小鼠心脏和血管的胚胎学、解剖学、组织学和生理学（Elwell & Mahler, 1999; Michael et al, 2004），Van Vleet 和 Ferrans 于 1986 年全面综述了常用实验动物的心肌疾病（Van Vleet & Ferrans, 1986）。

先天性心脏病变罕见（Hagiwara et al 1996）。心肌病是用于描述自发性与年龄相关的退行性病变，包括变性、坏死和间质纤维组织增多在内的一系列病变的诊断术语。这些病变的炎症成分不同（Berdanier, 2004; Elwell & Mahler, 1999; Frith et al, 2007）。这些病变报道的发生率有所不同，部分原因是由于病理学家之间的报告水平和术语存在差异（Elwell & Mahler, 1999）。这些病变可以发生在幼龄小鼠中，并且偶尔与长期试验中小鼠的早期死亡有关（Son, 2003a）（图 4.1）。

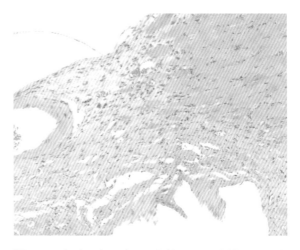

图 4.1　心脏：心肌病。2 岁龄 CD-1 雄性小鼠。变性心肌细胞被纤维组织代替（×100）

心房血栓形成被一些学者描述为罕见病变（Frith & Ward, 1988; Frith et al, 2007），但也有一些学者认为是常见病变（Berdanier, 2004; Faccini et al, 1990），这可能反映了这种病变发生的品系和种属差异。它确实是一种自发性病变，然而，在 CD-1 小鼠左心房通常比右心房更常见（Carlton & Engelhardt, 1991; Elwell & Mahler, 1999; Frith & Ward, 1988; Frith et al, 2007; Hagiwara et al, 1996; Meier & Hoag, 1966;

Percy & Barthold, 2007; Van Vleet & Ferrans, 1986）。扩张的心房含有机化的附壁血栓，可含有软骨化生的区域，血栓的性质和特征取决于血栓形成时间的长短。心房血栓的发生存在品系和性别差异，饮食和胎次也影响其发生。在一篇关于 CD-1 小鼠长期试验的综述中，心房血栓形成被确定为死亡和患病的主要原因之一（Maita et al, 1988）（图 4.2）。

46

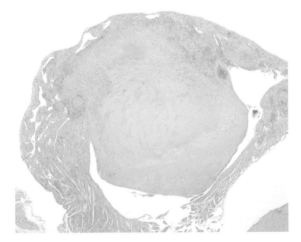

图 4.2　心房血栓，18 月龄雄性 CD-1 小鼠。大部分左心房腔充满机化血栓，在血栓的周边可见明显的软骨化生区，心房壁显著的炎症细胞浸润（×20）

营养不良性矿化（营养不良性钙化）是一种品系特异性病变，在易感品系中发病率高、发生时间早。在同一品系内，这一病变的发生存在性别差异，胎次和饮食也影响其发生（Berdanier, 2004; Eaton et al, 1978; Elwell & Mahler, 1999; Frith & Ward, 1988; Frith et al, 2007; Hagiwara et al, 1996; Maeda et al, 1986; Meier & Hoag, 1966; Percy & Barthold, 2007; Russell, 1966; Van Vleet & Ferrans, 1986, 1991a; Yamate et al, 1987）。矿化的分布也存在品系特异性，可位于心外膜、心肌或两者均有。心肌矿化在 CD-1 小鼠不常见（Faccini et al, 1990），但在 BALB/c 小鼠常见（图 4.3）。

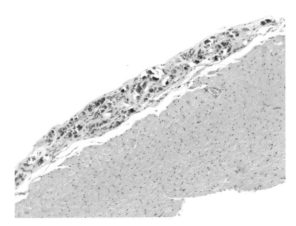

图 4.3　10 周龄雄性 BALB/c 小鼠，心外膜营养不良性矿化（×100）

老龄小鼠中，有时可以在心脏瓣膜底部的纤维组织中观察到软骨细胞（Hummel et al, 1966）。心内膜黏液性病变被描述为与年龄相关的病变，涉及瓣膜间质细胞内过量的黏液基质生成。该病变与发病率或死亡率的增加无关。这种病变的报道较少，被认为与常规毒性试验取材的不一致有关（Donnelly, 2008; Elangbam et al, 2002）。

老龄小鼠的唾液腺、肾和其他器官经常发生血管周围淋巴细胞浸润（Percy & Barthold, 2007）。血管的炎性改变，可以单独的病变形式发生，影响单一器官的血管，或影响多个系统的动脉。这种病变的发生和严重程度随年龄、品系和性别而变化，但通常认为其病因未明（Elwell & Mahler, 1999; Faccini et al, 1990; Frith & Ward, 1988; Frith et al, 2007; Percy & Barthold, 2007）。有报道认为小鼠血压升高与多动脉炎发病率增加有关（Mullink & Haneveld, 1979），组织学上受累及的动脉通常表现为血管管壁玻璃样变性伴炎症细胞浸润，累及内膜、中膜和外膜，在更严重的病例中可以见到动脉瘤扩张和出血（图 4.4）。

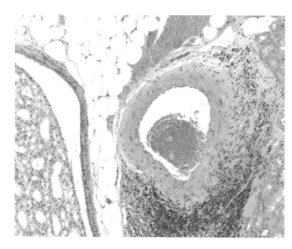

图 4.4 18 月龄 CD-1 雄性小鼠，肾动脉的动脉炎 / 动脉周围炎。受累及的动脉表现血管壁变性，伴外膜和中膜的炎症细胞浸润（×100）

主动脉根部炎症改变（主动脉炎）在 BALB／c 小鼠中已有描述（Ramot et al, 2009），这些学者认为，由于常规毒性试验中，心脏该区域的取材存在差异，因此这些变化报道较少（图 4.5）。在一篇 CD-1 小鼠 11 项长期试验的综述中，全身性多动脉炎被确定为死亡和患病的主要原因之一（Maita et al, 1988）。血管扩张（血管腔局灶性扩张）可发生于任何器官，但通常累及小鼠肝、脾和淋巴结，表现为血管腔扩张和突出，内衬内皮细胞的外观、数量和大小正常。血管扩张的病因未知（Elwell & Mahler, 1999; Faccini et al, 1990; Frith & Ward, 1988; Frith et al, 2007; Plendi et al, 1996）（图 4.6）。

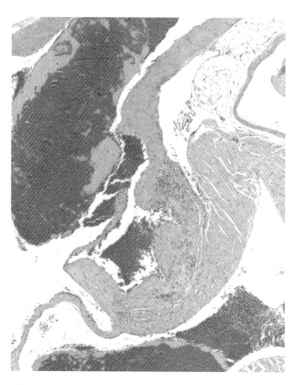

图 4.5 18 月龄 CD-1 雄性小鼠，主动脉根部炎症变化（主动脉炎）（×40）

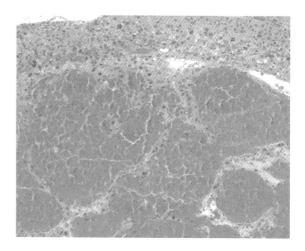

图 4.6 18 月龄 CD-1 雄性小鼠，肝局灶性血管扩张，显示血管腔显著扩张（×100）

淋巴造血系统

许多学者综述了血液系统的胚胎学、解剖学、组织学和生理学（Cesta, 2006a, b; Pearse, 2006a; Travlos, 2006a; van Rees et al, 1996; Ward et al, 1999; Willard-Mack, 2006）。此外，美国毒理病理学会出版了一本专著，内容涵盖了造血组织的正常结构、功能、病理学及强化组织病理学（Maronpot, 2006）。

造血系统的各器官构成了一个复杂和动态的系统，病变可发生于系统的单个组成部分，也可表现为所有不同器官的改变。不同组织的正常外观因动物的年龄和性别以及单个动物抗原刺激的背景不同也存在很大的差异（Frith et al, 1985; Wijnands et al, 1996）。

47　临床前毒性和致癌试验中常规检查淋巴结的数目有限，如果剖检发现异常，通常需要检查额外的淋巴结。为确保不同研究之间特定解剖部位的正确比较，准确识别与命名小鼠所有的淋巴结非常重要。Van den Broeck 等人于 2006 年发表了关于小鼠淋巴结正常分布以及建议使用的标准化术语的文章（Van den Broeck et al, 2006）。

窦扩张（又称为淋巴管扩张、淋巴囊肿）通常与淋巴萎缩有关，可累及髓质和被膜下窦，老龄小鼠肠系膜淋巴结常见。扩张的窦衬覆内皮细胞，含有弱嗜酸性或双嗜性物质。窦扩张可能与输出淋巴管的阻塞有关（Elmore, 2006; Wijnands et al, 1996）（图 4.7）。

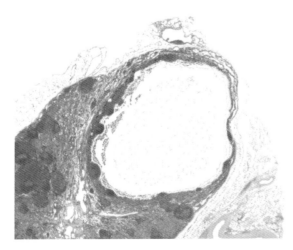

图 4.7　2 岁龄雄性 CD-1 小鼠，肠系膜淋巴结窦扩张。一个扩张的大淋巴窦内含有嗜酸性物质（×20）

血管扩张最常见于肠系膜淋巴结，该改变的意义未明（Elmore, 2006; Frith et al, 1985; Ward et al, 1999）。窦内红细胞增多可见于引流出血区域的淋巴结，但是这种病变也可能是人工假象，与剖检时操作程序有关。根据初始病变的持续时间，窦内红细胞增多可伴随出现含有含铁血黄素的巨噬细胞、噬红细胞作用和炎症细胞（Elmore, 2006; Frith et al, 1985; Wijnands et al, 1996）（图 4.8）。

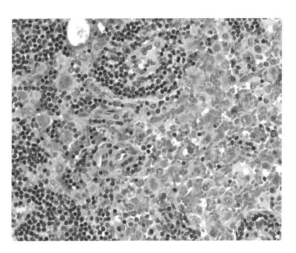

图 4.8　18 月龄 CD-1 雄性小鼠，肠系膜淋巴结窦内红细胞增多症。窦内充满了红细胞，也可见含有色素的巨噬细胞，色素可能是含铁血黄素（×400）

窦内组织细胞增多症的特征是被膜下窦和髓窦内组织细胞的蓄积，组织细胞具有特征性嗜酸性胞质，可能含有色素或其他被吞噬物质（Faccini et al, 1990; Frith & Ward, 1988; Frith et al, 1985, 2001, 2007）。窦内巨噬细胞色素聚集在老龄小鼠中经常发生，含铁血黄素或脂褐素是最常见的色素。含铁血黄素是一种含铁金黄色 - 褐色颗粒状色素，通常与窦内红细胞增多有关。脂褐素是来源于细胞膜和细胞器脂质分解的一种金黄色 - 褐色色素（Berdanier, 2004; Elmore, 2006; Wijnands et al, 1996）（图 4.8）。

在不同淋巴结中，淋巴细胞增生可在某种程度上较明显，并且因淋巴结的位置和动物的健康状况不同而不同。这些变化的发生率随着年龄的增长而增加，雌鼠比雄鼠更常见（Elmore, 2006; Frith & Ward, 1988; Frith et al, 2001; Ward et al, 1999; Wijnands et al, 1996）。增生可涉及不同种类的细胞，最常见的是浆细胞，但可包括肥大细胞数目增多。

浆细胞增生（浆细胞增多）是啮齿类动物中的常见病变，尤其是颌下淋巴结，且通常为抗原刺激的反应（Elmore, 2006; Faccini et al, 1990; Frith & Ward, 1988; Frith et al, 1985, 2001, 2007; Hummel et al, 1966; Ward et al, 1999; Wijnands et al, 1996）（图4.9）。肥大细胞增多症是淋巴结窦内肥大细胞数量的增加。淋巴结内肥大细胞的正常背景水平可因品系不同而不同（Frith & Ward, 1988; Frith et al, 1985, 2001, 2007）。

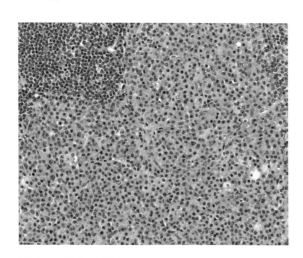

图4.9　浆细胞增多。18月龄雄性CD-1小鼠，肠系膜淋巴结窦内充满浆细胞（×200）

萎缩或脂肪过多症发生于老龄小鼠，脂肪细胞常见于老龄小鼠淋巴结的门区或髓质（Ward et al, 1999; Wijnands et al, 1996）（图4.10）。脾是髓外造血的主要部位，但髓外造血有时可出现在小鼠的淋巴结，是对生理需要如出血或重度炎症的反应（Elmore, 2006; Faccini et al, 1990; Frith et al, 2001）。

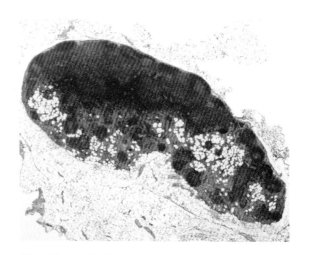

图4.10　脂肪过多症。18月龄雄性CD-1小鼠，肠系膜淋巴结髓质出现脂肪细胞（×20）

树突网状细胞（交错突细胞）增生偶见于幼龄和老龄小鼠，是对病毒感染或其他过程的反应（Frith et al, 1985; Tew et al, 1982）。它们可发生于单个淋巴结，也可累及多个部位，可作为局灶性病变发生于副皮质区。更广泛病变可累及整个淋巴结（图4.11）。

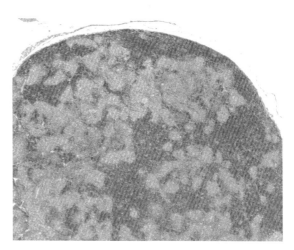

图4.11　18月龄雌性CD-1小鼠，颈部淋巴结的树突网状细胞增生。细胞形态类似组织细胞，含有嗜酸性胞质和细长的细胞核，在整个淋巴结大量出现（×40）

副脾组织偶见于胰腺或腹部脂肪组织中（Frith & Ward, 1988; Frith et al, 1985, 2007; Krinke, 2004; Hummel et al, 1966; Ward et al, 1999）。髓外造血（extramedullary hemopoiesis,

48

EMH）是小鼠脾红髓的正常现象，通常在幼龄鼠和雌鼠中更为普遍（Cesta, 2006a; Faccini et al, 1990; Frith & Ward, 1988; Frith et al, 1985, 2001, 2007; Hardy, 1967; Krinke, 2004; Percy & Barthold, 2007; Suttie, 2006; van Rees et al, 1996; Ward et al, 1999; Wijnands et al, 1996）。髓外造血包括红系前体细胞、髓系前体细胞、巨核细胞，或三者均有。EMH 的主要特征取决于初始刺激（出血引起的反应以红系成分为主，炎症引起的反应以髓系成分为主）（Suttie, 2006）。皮肤溃疡、脓肿或出现大肿瘤时经常见到 EMH 增强（图 4.12）。

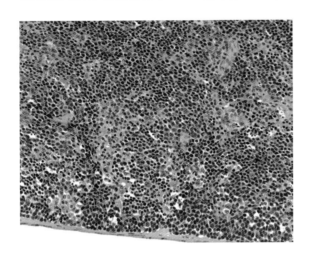

图 4.12 20 周龄雌性 CD-1 小鼠，脾红髓的髓外造血（×200）

萎缩可累及红髓或白髓，可为老龄小鼠自发性病变（Faccini et al, 1990; Suttie, 2006; Ward et al, 1999）。色素沉着是鼠脾常见的背景病变。在老龄小鼠的脾中可观察到色素的蓄积，通常为含铁血黄素，包含于红髓的巨噬细胞中，但也见于白髓，雌鼠比雄鼠更常见。在含有色素的小鼠品系中，脾的色素沉着可以是黑色素蓄积的结果（Faccini et al, 1990; Frith & Ward, 1988; Frith et al, 1985, 2007; Hardy, 1967; Percy & Barthold, 2007; Suttie, 2006; van der Heijden et al, 1995; Ward et al, 1999; Wijnands et al, 1996）。

脾白髓增生的发生率随着年龄的增长而增加。脾淋巴组分的数量和体积可以增加，增大的滤泡常常融合在一起（Faccini et al, 1990; Frith & Ward, 1988; Frith et al, 1985, 2001, 2007; Ward et al, 1999; Wijnands et al, 1996）。

派尔集合淋巴小结或小肠和大肠其他部分的黏膜相关淋巴组织（mucosa associated lymphoid tissue, MALT）的淋巴细胞增生，可发生于抗原刺激后（Faccini et al, 1990; Maekawa et al, 1996b; Shackelford & Elwell, 1999）。淋巴细胞增生这一术语通常用于表述正常情况下 MALT 不明显区域所出现的淋巴组织显著增多（Shackelford & Elwell, 1999）。

幼龄动物的胸腺比老龄动物大，并且大约在性成熟时体积最大。雌性动物的胸腺通常比雄性动物大。正常的与年龄有关的胸腺细胞数目减少称为退化，而与应激或毒性有关的细胞数目减少通常称为萎缩（Hardy, 1967; Hummel et al, 1966; Pearse, 2006b; Wijnands et al, 1966）。退化的特征是胸腺体积变小、皮质淋巴细胞减少和皮髓质交界消失（Pearse, 2006b），但胸腺不完全消失（Faccini et al, 1990; Frith & Ward, 1988; Frith et al, 1985, 2007; Hardy, 1967; Percy & Barthold, 2007; Ward et al, 1999）。

小鼠胸腺的哈氏小体很小，甚至没有（Pearse, 2006a; Percy & Barthold, 2007; van Rees et al, 1996; Ward et al, 1999）。胸腺囊肿可来自胸腺咽管的胚胎残留，或由胸腺管状结构的扩张而产生，数量随着年龄的增长而增加（Faccini et al, 1990; Frith & Ward, 1988; Frith et al, 1985, 2007; Pearse, 2006a, b; Ward et al, 1999; Wijnands et al, 1966）。囊肿衬覆纤毛柱状上皮，通常含有无定形嗜酸性物质（图 4.13）。

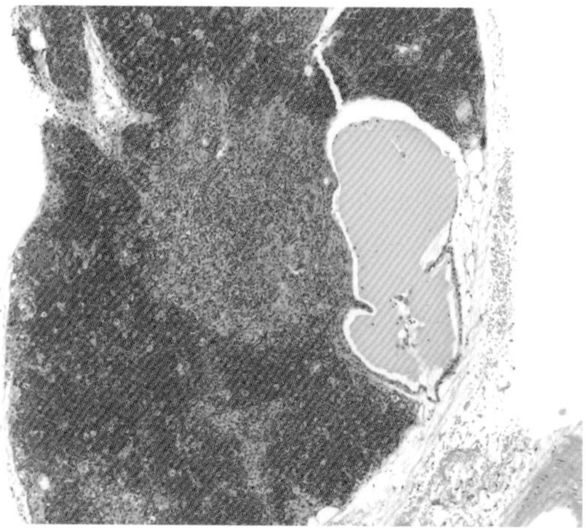

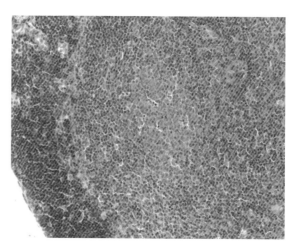

图 **4.13** 18 月龄雄性 CD-1 小鼠，胸腺囊肿。囊肿含有无定形的嗜酸性物质（×100）

图 **4.15** 20 周龄雌性 CD-1 小鼠，胸腺皮髓质交界处含生发中心的淋巴滤泡结构（×200）

胚胎胸腺残留可在甲状腺和甲状旁腺中形成异位胸腺组织，胸腺中偶见异位甲状旁腺组织（Faccini et al, 1990; Frith & Ward, 1988; Frith et al, 1985, 2007; Pearse, 2006a; Percy & Barthold, 2007; Ward et al, 1999）。胸腺淋巴细胞增生发生在 6 月龄以上的小鼠，其中雌鼠多见，且可伴有胸腺退化（Faccini et al, 1990; Frith et al, 1985, 2001; Pearse, 2006b; Ward et al, 1999）（图4.14）。老龄小鼠皮髓质交界处可以看到含有生发中心的淋巴滤泡结构，伴皮质萎缩和髓质增生（Berdanier, 2004; Dumont & Robert, 1980; Pearse, 2006b）（图 4.15）。

临床前毒性试验骨髓的组织病理学评估是在股骨和胸骨所含骨髓的 HE 染色切片上一并进行。纤维骨性病变涉及骨髓组织部分由嗜酸性基质所代替，这些内容将在骨骼和关节相关部分进行讨论。

正常骨髓包括粒系细胞、红系细胞、巨核系细胞和干细胞在内的造血成分。其中每个成分可发生增生以对生理性需求作出反应。小鼠骨髓最常见的增生形式是粒系成分增多，这是对其他部位的炎症病变作出的反应（Faccini et al 1990, Frith et al 1985, 2001）（图 4.16）。

49

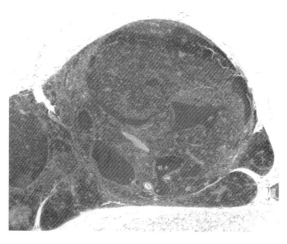

图 **4.14** 18 月龄雄性 CD-1 小鼠，胸腺淋巴细胞增生（×40）

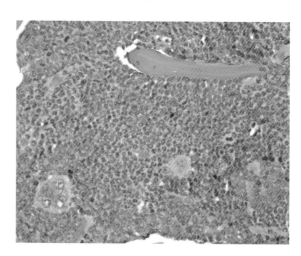

图 **4.16** 18 周龄雄性 CD-1 小鼠，胸骨骨髓粒细胞生成增加（×400）

小鼠骨髓萎缩罕见，但偶尔发生，特征是骨髓中所有成分数量减少，脂肪组织替代增多（Faccini et al, 1990; Frith & Ward, 1988; Frith et al, 1985）。

呼吸系统

肺和上呼吸道的胚胎学、解剖学、结构和生理学见各种综述报道（Braun et al, 2004; Dixon et al, 1999; Harkema et al, 2006; Herbert & Leininger, 1999; Kuhn, 1985; Pack et al, 1981; Pinkerton et al, 1996; Renne et al, 1992; Reznik, 1990）。

上呼吸道内不同上皮的结构与分布变异要求对鼻甲和喉进行一致性切片，这对确保不同结构评估的一致性非常重要。这些不同结构对病变的易感性不同，特别是在暴露于受试物吸入的情况下（Herbert & Leininger, 1999; Kittel et al, 2004; Renne et al, 1992; Ruehl-Fehlert et al, 2003）。为了有助于识别鼻甲内的不同上皮，人们制作了大鼠和小鼠鼻腔的冠状和矢状切面图（Mery et al, 1994）。

小鼠鼻甲最常见的病变之一是胞质内透明包涵体（嗜酸性小球、嗜酸性分泌包涵体、透明小滴蓄积）（Berdanier, 2004; Braun et al, 2004; Dungworth et al, 2001; Herbert & Leininger, 1999; Leininger et al, 1996; Monticello et al, 1990; Percy & Barthold, 2007; Renne et al, 2009; Ward et al, 2001）。这些包涵体可发生在鼻甲的多个部位，可累及各种上皮。这种明亮的嗜酸性物质见于黏膜上皮细胞的胞质、黏膜下腺体和导管，可能是蓄积在细胞内的蛋白类分泌物（图4.17）。嗜酸性晶体既可以在上皮细胞内也可在细胞外发生。这些变化发生在小鼠多个品系，并且严重程度随着年龄的增长而增加。

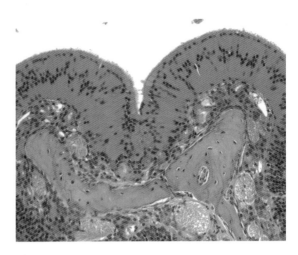

图 4.17　20 周龄雄性 CD-1 小鼠，鼻甲嗅上皮胞质内透明包涵体。上皮胞质内充满明亮的嗜酸性物质（×200）

小鼠鼻甲另一种常见的病变是腹侧鼻中隔透明物质蓄积，其严重程度随着年龄的增加而加重（Leininger et al, 1996; Monticello et al, 1990; Percy & Barthold, 2007）。这种物质曾被认定为淀粉样物质（Herbert & Leininger, 1999; Percy & Barthold, 2007），但该物质刚果红染色阴性而胶原染色阳性，这使得有些学者认为其不是淀粉样物质，而是鼻腺上皮细胞产生的胶原和无定形物质的复合物（Brayton, 2007; Doi et al, 2007, 2009, 2010）（图 4.18）。Doi 等人报道了 B6C3F1 小鼠鼻甲嗜酸性物质的性别差异，雄鼠比雌鼠程度重（Doi et al, 2010）。鼻甲炎症改变偶见，与异物、感染或损伤有关（Herbert & Leininger, 1999），可能与牙齿发育不良性病变累及鼻腔有关（Leininger et al, 1996）。

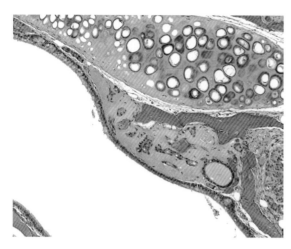

图4.18　2岁龄雄性CD-1小鼠，鼻中隔内透明物质（×100）

喉的自发性年龄相关性病变不常见，但吸入刺激性物质后常会发生病变（Herbert & Leininger, 1999）。

异物反应偶见于喉腹囊（ventral pouch）。喉腹囊腔内可见异物，与喉上皮的炎症反应和增生有关。这些变化不局限于吸入途径给药的试验，也可见于所有类型试验（图4.19）。在NTP的B6C3F1小鼠全生命周期试验中，与衰老相关的唯一常见的喉部病变是喉腺体扩张伴嗜酸性结晶物质的蓄积（Leininger et al, 1996）。

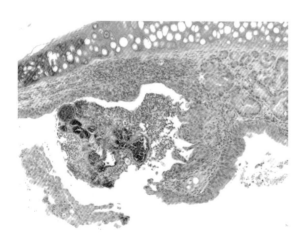

图4.19　2岁龄雄性CD-1小鼠，喉腹囊异物反应。喉腹囊腔内、喉上皮和黏膜下层可见异物引起的严重炎症反应，喉上皮增生也很明显（×100）

气管与年龄相关的自发性变化不常见，但吸入刺激性物质后可发生变化（Herbert & Leininger, 1999）。气管、支气管、细支气管上皮可见胞质内透明包涵体，与呼吸道其他区域所见包涵体具有相似外观（Dungworth et al, 2001; Ward et al, 2001; Yang & Campbell, 1964），该病变的发生率和严重程度随年龄增长而增加。该病变可伴气管腺腔内聚集的嗜酸性晶体（图4.20）。

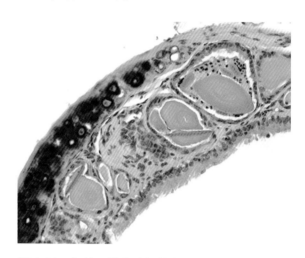

图4.20　气管：扩张的气管腺体含有嗜酸性无定形物质和嗜酸性晶体（×200）

给药方式为尾静脉注射的小鼠的肺内偶见毛发栓子。进入循环的毛发片段被捕获于肺血管床并被吞噬，可以见到由异物巨细胞将其包围（Ernst et al, 1996; Faccini et al, 1990; Innes et al, 1958; Kast, 1985）。

小鼠的肺偶见骨化生，但比大鼠发病率低。这些小病灶通常由类骨质或骨组成，可显示早期矿化或钙化，周围实质通常没有反应（Braun et al, 2004; Dixon et al, 1999; Ernst et al, 1996; Faccini et al, 1990）（图4.21）。

50

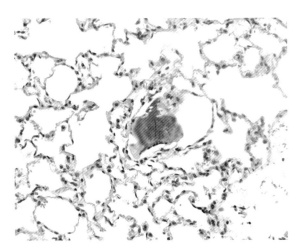

图 4.21　肺：肺泡骨化生。2 岁龄雄性 CD-1 小鼠，肺小灶矿化骨（×200）

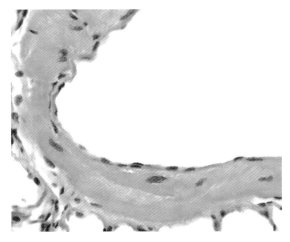

图 4.23　2 岁龄雌性 CD-1 小鼠，肺的肺静脉壁含有横纹（心）肌细胞（×400）

小鼠肺内偶见动脉斑块，是肺特异性变化，在中到大的肺动脉的中膜发生，呈局灶性突起突入血管腔，病变不阻塞管腔，被覆内皮细胞，不伴炎症反应，陈旧性病变斑块内发生矿化（Ernst et al, 1996; Rehm et al, 1985b）（图 4.22）。小鼠的肺静脉主干壁含有心肌细胞（Best & Heath, 1961; Dixon et al, 1999; Krinke, 2004; Percy & Barthold, 2007）（图 4.23）。

常规毒性试验中偶见肺泡腔内嗜酸性晶体蓄积伴炎症细胞浸润（Dixon et al, 1999; Ernst et al, 1996; Frith et al, 2007），而肺泡巨噬细胞内嗜酸性物质蓄积常常与致癌性试验中细支气管肺泡肿瘤有关（Dungworth et al, 2001; Frith & Ward, 1988; Green, 1942）。嗜酸性物质被认为来源于粒细胞或血红蛋白的分解产物（Dixon et al, 1999; Ernst et al, 1996; Marshall et al, 1988; Murray & Luz, 1990）（图 4.24）。

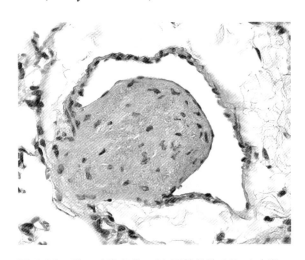

图 4.22　肺：动脉斑块。20 周龄雌性 CD-1 小鼠，局灶性突起突入肺血管腔，被覆内皮细胞（×400）

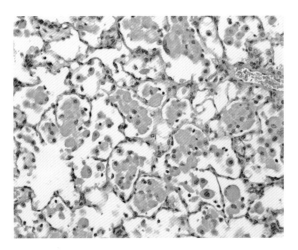

图 4.24　2 岁龄雄性 CD-1 小鼠，肺含有嗜酸性物质的巨噬细胞在肺泡蓄积。这种蓄积经常与细支气管肺泡肿瘤有关（×200）

嗜酸性晶体肺炎是某些品系和种群小鼠的一种特发性疾病，其特征是巨噬细胞内针状嗜酸性晶体的蓄积和肺泡及细支气管腔内多核巨细胞的蓄积，伴混合炎症细胞浸润。这种疾病可以从轻度、亚临床状态到重度、暴发性变化，导致呼吸窘迫和死亡（Braun et al, 2004; Hoenerhoff et al, 2006; Ward et al, 2001）。结晶物质已被确定为主要由 Ym1 蛋白质组成，它是一种与中性粒细胞颗粒产物有关的几丁质酶样蛋白，由活化的巨噬细胞分泌（Braun et al, 2004; Guo et al, 2000; Hoenerhoff et al, 2006; Renne et al, 2009）。这种疾病在某些品系的小鼠，如 C57BL/6 和 129Sv 品系中高发（Guo et al, 2000; Hoenerhoff et al, 2006; Ward et al, 2001）。

巨噬细胞局灶性蓄积（肺泡组织细胞增多症）是肺常见的偶发性病变（Braun et al, 2004; Dixon et al, 1999; Faccini et al, 1990; Frith & Ward，1988; Frith et al, 2007; Renne et al, 2009），常见于老龄小鼠肺胸膜下区域。

老龄小鼠偶见局灶性肺泡上皮增生，特别是那些细支气管肺泡肿瘤背景发病率高的小鼠，其发病率随着年龄增大而增加（Braun et al, 2004; Dixon et al, 1999, Dungworth et al, 2001; Faccini et al, 1990; Frith et al, 2007）。肺泡巨噬细胞蓄积可伴随细胞增生。受累及的肺泡被覆一致性的肥大上皮，出现明显的胞质嗜碱性变化和细胞核增大，细胞形成单层，整个增生区域呈连续性，病变的边缘不清（Renne et al, 2009）（图 4.25）。

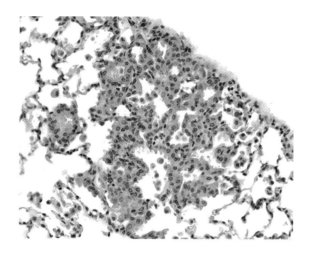

图 4.25　2 岁龄雄性 CD-1 小鼠，肺局灶性肺泡上皮增生（×200）

消化道

口腔、胃肠道、牙齿和唾液腺的胚胎学、解剖学、组织学和生理学见多篇综述（Berdanier, 2004; Botts et al, 1999; Leininger et al, 1999; Long & Leininger, 1999a; Shackelford & Elwell, 1999; Tucker, 2007）。

除了牙齿的异常外，小鼠的口腔通常很少有自发性病变（Leininger et al, 1999）。偶见与毛发、食物或垫料对臼齿和门齿相邻牙龈影响有关的牙周病，导致牙周组织的炎症细胞浸润（图 4.26）。

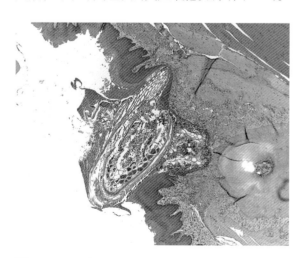

图 4.26　口腔，2 岁龄雄性 CD-1 小鼠，牙周齿龈炎，包括嵌入牙周牙龈的植物性物质（×40）

51

受影响的区域可发展成溃疡、脓肿和形成牙周囊肿，影响相关的牙组织和骨的正常生长（Long & Leininger, 1999a; Losco, 1995; Percy & Barthold, 2007; Sakura, 1997）。牙周脓肿可累及头部的邻近组织并可以浸润鼻甲（Leininger et al, 1996; Percy & Barthold, 2007）。

啮齿类动物的门齿终生持续性生长，因此牙齿的损伤，无论是由于牙齿的反复断裂、外伤性损伤，还是由于炎症所造成的损伤（Long & Leininger, 1999a; Losco, 1995; Sakura, 1997），均会导致牙齿异常发育和畸形。这会导致牙齿发育不良，影响成牙本质细胞及成釉细胞的正常生长模式，以及矿化的牙组织异常沉积（Berdanier, 2004; Leininger et al, 1996; Long & Leininger, 1999a; Losco, 1995; Maekawa et al, 1996a; Sakura, 1997; Weber, 2007）。

在临床前试验中，不常规进行牙组织病理学检查，其最常与鼻甲切片一起被检查到。因此，人为地降低了所报道的小鼠牙齿更细微变化的发生率，如果常规进行牙切片检查将会提高其发生率。Long 和 Herbert 于 2002 年报道了牙髓内发生钙化小体（小牙齿）的相关信息，他们认为这种钙化小体可能会影响牙齿的正常生长模式，并导致小鼠门齿的畸形和咬合不正（Long & Herbert, 2002）。

三对唾液腺，即颌下腺、腮腺和舌下腺，相互联系很密切，位于腹侧颈部的皮下组织内。唾液腺也可位于舌的底部，并可见于舌的纵向切片（Ruehl-Fehlert et al, 2003）。

颌下腺的结构存在显著的雌雄异型，雄鼠一旦性成熟颌下腺就会很明显（图 4.27a & b）。雄性的腺体较大，颗粒曲管也较大，并且嗜酸性颗粒更为明显（Berdanier, 2004; Botts et al, 1999; Brayton, 2007; Faccini et al, 1990; Frith et al, 2007; Frith & Townsend, 1985; Frith

& Ward, 1988; Hummel et al, 1996; Krinke, 2004; Maekawa et al, 1996a; Ogawa, 2003; Percy & Barthold, 2007; Seely, 1996b; Tucker, 2007）。这似乎受睾酮调控，因为这种形态学差异在幼龄雄鼠中并不明显，而且雄性小鼠切除性腺会导致颗粒曲管减少（Smith & Frommer, 1975）。

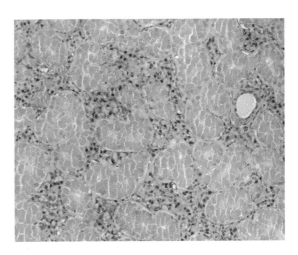

图 4.27a　颌下腺的雌雄异型。雄性的颗粒曲管较大并含有明显的嗜酸性颗粒。18 月龄雄性 CD-1 小鼠（×200）

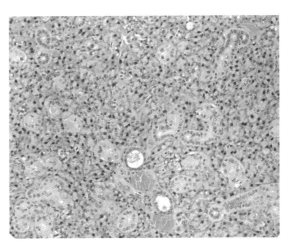

图 4.27b　18 月龄雌性 CD-1 小鼠，嗜酸性颗粒较不明显（×200）

唾液腺淋巴细胞浸润是一种常见的变化，并且发病率随年龄增加而增多（Berdanier, 2004; Botts et al, 1999; Faccini et al, 1990; Maekawa et al, 1996a; Seely, 1996b）。颌下腺和腮腺偶尔出

现萎缩，但是舌下腺萎缩不常见（Botts et al, 1999; Frith et al, 2007; Frith & Ward, 1988; Seely, 1996b）。萎缩通常会累及单个小叶，腺泡体积和直径减小，颗粒曲管的嗜酸性颗粒含量减少。导管数量明显增加，可能是由于腺泡成分体积缩小以及导管成分明显拥挤所致（图4.28）。

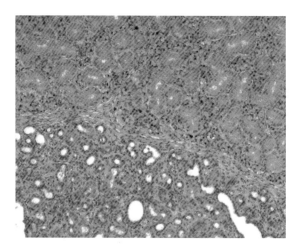

图4.28 20周龄雄性CD-1小鼠，颌下腺局灶性萎缩（×100）

腮腺偶见嗜碱性肥大细胞灶（Berdanier, 2004; Botts et al, 1999; Chiu & Chen, 1986; Frith et al, 2007; Krinke, 2004; Seely, 1996b），可单发或多发，边界清楚，细胞增大，嗜碱性增强。不伴包膜形成，不压迫相邻组织或炎症浸润。这种变化的病因未明（图4.29）。

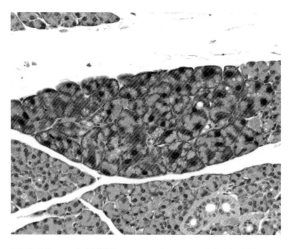

图4.29 2岁龄雌性CD-1小鼠，腮腺的嗜碱性肥大细胞灶，边界清楚的细胞增大灶，嗜碱性增强（×200）

舌的自发性病变在小鼠相对罕见，某些近交系小鼠品系在非常年幼时可见舌肌层自发性钙化（Imaoka et al, 1986; Maekawa et al, 1996a; Yamate et al, 1987），但在CD-1小鼠不明显。出血和肌肉变性偶见，是舌下静脉取血所致。

食管较少发生自发性病变。灌胃偶尔会发生意外，可造成食管破裂，如果动物存活，随后将伴发肌层和浆膜层的炎症反应（Frith & Ward, 1988; Leininger et al, 1999）。老龄B6C3F1小鼠食管最常见病变为角化过度（Leininger et al, 1999; Maekawa et al, 1996a），但在CD-1小鼠罕见。老龄小鼠偶见巨食管。

偶见前胃轻度炎症病变，常伴局灶性糜烂或溃疡、鳞状上皮增生和角化过度（Betton et al, 2001; Faccini et al, 1990; Frith et al, 2007; Leininger et al, 1999; Maekawa et al, 1996a）（图4.30）。

52

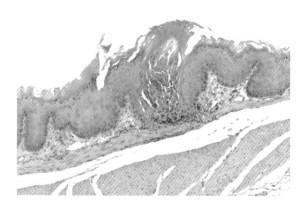

图4.30 20周龄雄性CD-1小鼠，前胃局灶性糜烂。病变伴极轻度炎症细胞浸润（×100）

前胃的增生性病变性质上通常为局灶性，但弥漫性增生和角化过度与小鼠的摄食量减少有关（Faccini et al, 1990; Leininger et al, 1999）。病理学家必须仔细地将增生与在非腺胃和腺胃交界处界限嵴所见的增厚区分开来。

胃发育异常罕见，但已经有关于胃异位组织的报道，如在界限嵴附近的黏膜下层或固有层出现肝细胞，以及在黏膜下层的异位胰腺组织（Leininger et al, 1990, 1999; Maekawa et al,

1996a）。炎症病变较少在腺胃发生。

　　腺胃的腺瘤样增生通常发生于老龄 CD-1 小鼠，雌鼠比雄鼠发病率高。这一变化曾有多种不同的表述，如胃增生、腺体增生、肥厚性胃炎、增生性胃炎、胃上皮发育不良及胃底黏膜增生（Betton et al, 2001; Faccini et al, 1990; Frith & Ward, 1988; Greaves & Boiziau, 1984; Leininger et al, 1999; Maekawa et al, 1996a; Rehm et al, 1987）。这种病变的发生率和严重程度具有品系和年龄依赖性，据报道多只群养小鼠比单独饲养的小鼠更常发生（Greaves & Boiziau, 1984）。这种病变没有临床表现，并且与寄生虫感染无关，但有人提出与激素紊乱和肾疾病有关（Rehm et al, 1987）。

　　腺胃的腺瘤样增生的早期特点是胃黏膜局灶性增生伴上皮嗜碱性增加，隐窝变深和偶发囊性腺体。随着病变进展，黏膜变得越来越厚并伴弥漫性上皮增生，正常腺体结构紊乱，细长隐窝出现明显分支和囊肿形成，伴黏膜下层炎症浸润。在严重的情况下，排列紊乱的黏膜穿过肌层向浆膜延伸，但不被认为是恶性表现。囊性腺体内可见肥大的细胞并含有嗜酸性包涵体（图 4.31～4.33）。胃黏膜胞质内嗜酸性包涵体发生的原因未明。

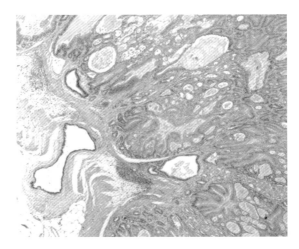

图 4.32　图 4.31 的高倍镜下照片，显示黏膜腺体囊性扩张，排列紊乱的黏膜延伸穿过肌层（×40）

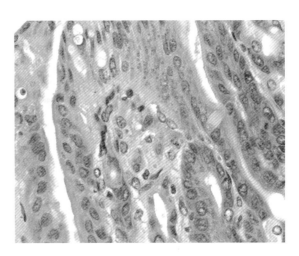

图 4.33　排列紊乱的胃黏膜的高倍镜下照片，肥大细胞胞质内含有嗜酸性包涵体（×400）

　　小鼠肠的先天性病变相对罕见，但十二指肠黏膜下层偶见异位胰腺组织（Shackelford & Elwell, 1999）（图 4.34）。表皮包涵囊肿偶见于大肠（Frith et al, 2007），这些囊肿发生在结肠和直肠的肌层，衬覆鳞状上皮，并含有脱落的角蛋白（图 4.35）。

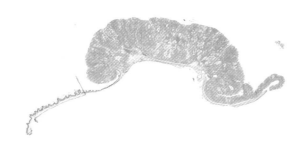

图 4.31　18 月龄雄性 CD-1 小鼠，胃的低倍镜下照片，显示腺胃重度腺瘤样增生。有黏膜重度增厚，伴正常腺体结构的紊乱和黏膜下层淋巴细胞浸润（×10）

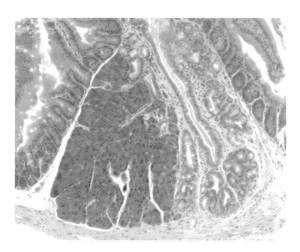

图4.34　18月龄雌性CD-1小鼠，邻近胰管开口十二指肠的黏膜下层异位胰腺组织（×100）

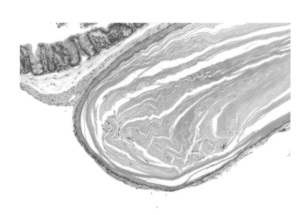

图4.35　18月龄雄性CD-1小鼠，结肠浆膜表面的表皮包涵囊肿，该囊肿衬覆角化鳞状上皮，囊腔充满角蛋白（×100）

小肠和大肠偶见憩室（Frith et al, 2007），应仔细检查以确保它们不是切片折叠造成的人工假象。根据被覆黏膜的非增生性质可将憩室和腺癌进行鉴别（图4.36）。

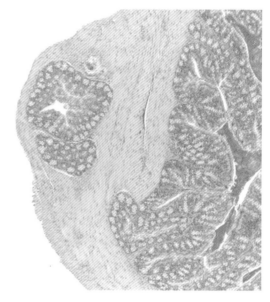

图4.36　18月龄雄性CD-1小鼠，结肠憩室，黏膜延伸到肌层（×40）

小鼠小肠的潘氏细胞含有明显的酶原颗粒（Krinke, 2004; Percy & Barthold, 2007; Shackelford & Elwell, 1999）（图4.37）。自发性退行性和炎症病变在小鼠小肠相对少见，胃比肠道更常发生（Frith et al, 2007; Maekawa et al, 1996b; Shackelford & Elwell, 1999）。

53

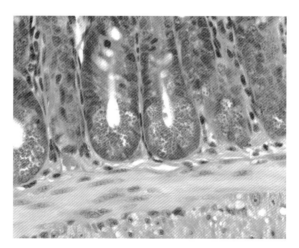

图4.37　20周龄雄性CD-1小鼠，回肠潘氏细胞含有明显的酶原颗粒（×400）

小肠和大肠自发性增生性病变也罕见，但CD-1小鼠可见十二指肠无绒毛增生（Faccini et al, 1990），该病变的特征是十二指肠黏膜增厚，没有绒毛形成，发生在十二指肠的第一段、邻近幽门括约肌（Betton et al, 2001; Faccini et al, 1990; Rowlatt et al, 1969），这些变化有时被称为上皮斑块。增生通常涉及上皮的所有细胞，包括底层的布鲁纳腺体。在更严重的病例中，扩张的黏膜腺体可向黏膜下层延伸并分布于扩张的布鲁纳腺体之间。被覆的上皮缺乏绒毛突起，常表现出糜烂或溃疡伴炎性浸润，可出现黏膜下层炎症和水肿（图4.38，4.39）。由于出现炎症和超过一种类型的细胞增生，这些变化本质上被认为是反应性的（Betton et al, 2001; Rowlatt et al, 1969）。

大肠和小肠偶见肠套叠，偶尔会发生直肠脱垂。这些变化往往与肠肿瘤、寄生虫或其他病变伴肠道刺激有关（Betton et al, 2001; Frith & Ward, 1988; Frith et al, 2007; Mahesh Kumar et al, 2004; Rowlatt et al, 1969; Shackelford & Elwell, 1999）。这些病变可导致肠梗阻、炎症、坏死和死亡。直肠脱垂的特征是直肠黏膜面经过肛门外翻（图4.40）。

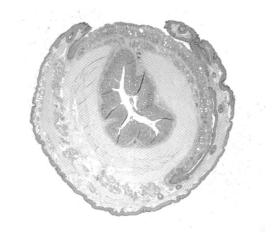

图4.40　18月龄雌性 CD-1 小鼠，直肠脱垂（×10）

蛲虫偶见于结肠肠腔（图4.41），肠腔可见线虫〔通常为管状线虫（syphacia obvelata）或四翼无刺线虫（aspiculuris tetraptera）〕的横断面。相邻上皮细胞的炎症反应通常与寄生虫的存在无关（Faccini et al, 1990; Frith et al, 2007）。管状线虫感染与小鼠结肠的杯状细胞增生无关（Marillier et al, 2008）。

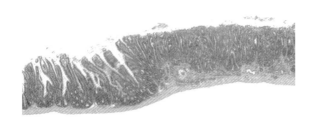

图4.38　18月龄雌性 CD-1 小鼠，十二指肠无绒毛增生。邻近幽门括约肌十二指肠的切片（图片右侧）显示增厚，无绒毛形成。黏膜下层炎症细胞浸润明显（×20）

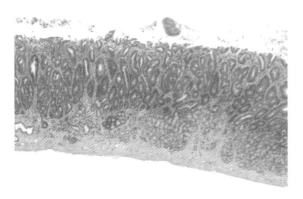

图4.39　图4.38 的高倍镜下照片，显示增生的上皮伴表面糜烂和炎症细胞浸润（×40）

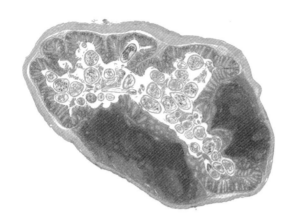

图 4.41 18 月龄雄性 CD-1 小鼠，结肠腔内成年蛲虫（管状线虫）（×20）

肠系膜局灶性脂肪组织坏死在小鼠和大鼠比较常见。这些病变大体所见为黄色结节，组织学检查可见脂肪组织坏死区域由肉芽肿炎症反应、纤维组织和出血区域、急性炎症浸润和色素沉着所围绕。慢性病变可出现矿化。这些病变的病因可能与局灶性缺血有关（Maekawa et al, 1996b; Shackelford & Elwell, 1999）。

肝胆系统

Harada 等人于 1999 年及 Thoolen 等人于 2010 年分别综述了肝和胆囊的胚胎学、解剖学、组织学和生理学（Harada et al, 1999; Thoolen et al, 2010），Malarkey 等人于 2005 年对肝结构的功能方面进行了综述。

小鼠肝的先天性病变相对少见。肝膈肌结节是肝中叶穿过膈肌突出而形成，发病率小鼠比大鼠低。肝内异位组织也罕见，小鼠肝内偶见异位肾组织（Harada et al, 1999）（图 4.42）。

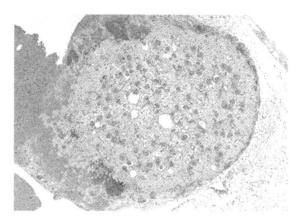

图 4.42 18 月龄雄性 CD-1 小鼠，肝异位肾组织（×20）

髓外造血是胚胎小鼠肝的正常功能，但在成年小鼠骨髓承担造血功能后肝不再具备造血功能。但是，髓外造血可以发生在成年小鼠肝中，是功能性需要，如对贫血、感染性疾病或肿瘤的反应（Faccini et al, 1990; Frith & Ward, 1979, 1988; Frith et al, 2007; Harada et al, 1996, 1999; Jones, 1967; Thoolen et al, 2010）。髓外造血细胞成分的性质因起始因子的性质而有所不同，但髓外造血灶可见于血窦中、中央静脉周围或门管区（图 4.43）。

54

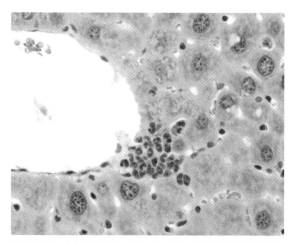

图 4.43 1 岁龄雄性 CD-1 小鼠，肝中央静脉旁小的髓外造血灶（×400）

老龄小鼠肝更引人注目的特点是存在巨细胞、巨核、核内和胞质内包涵体（Berdanier, 2004; Faccini et al, 1990; Frith & Ward, 1979,

1988; Frith et al, 2007; Harada et al, 1996, 1999; Jones, 1967; Percy & Barthold, 2007; Thoolen et al, 2010; Toth & Sugar, 1985; Tucker & Baker, 1967; van Zweiten & Hollander, 1985）。这些病变的发生率和严重程度随着年龄的增长而增加，通常发生在正常老龄小鼠肝中。其中的一些改变在肿瘤性肝细胞中也很明显。

肝中双核和多核肝细胞的相对数量随年龄增长而增加，或者是肝细胞有丝分裂过程中分裂的细胞分离失败所致，或者是通过肝细胞融合而形成（Wilson & Leduc, 1948）。存在非常大细胞核的大肝细胞也随着年龄的增加而增多，说明有染色体数目的增加，是有丝分裂过程中核分裂失败的结果。多倍体细胞核 DNA 含量可以是正常细胞核的 2 倍、4 倍或 8 倍（Harada et al, 1999; Jones, 1967）（图 4.44）。

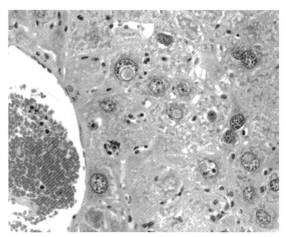

图 4.45 18 月龄雄性 CD-1 小鼠，肝细胞核内嗜酸性包涵体。受累肝细胞核内含有明显的嗜酸性物质球状包涵体（×400）

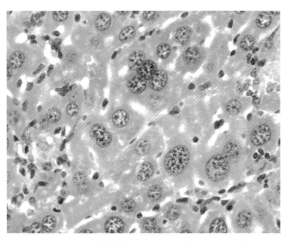

图 4.44 10 月龄雌性 CD-1 小鼠，肝内巨核和多核肝细胞。肝细胞核的大小差异明显，一个肝细胞含有多个细胞核（×400）

老龄小鼠肝内经常可观察到细胞核内和胞质内包涵体，细胞核内常为嗜酸性包涵体（图 4.45），嗜酸性均质物质形成细胞核中独特的球状包涵体，被认为是胞质成分的内陷（Frith & Ward, 1988; Frith et al, 2007; Harada et al, 1999; Jones, 1967; Thoolen et al, 2010; Toth & Sugar, 1985）。

嗜酸性包涵体偶见于肝细胞的胞质，其意义未明，但可能代表了粗面内质网蛋白质生成紊乱（Frith & Ward, 1988; Jones, 1967; Toth & Sugar, 1985）。它们常见于良性肝细胞肿瘤，但也可发生在正常肝细胞（图 4.46）。

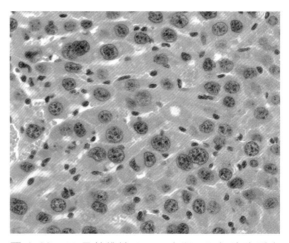

图 4.46 18 月龄雄性 CD-1 小鼠，肝细胞胞质内嗜酸性包涵体（×400）

老龄小鼠肝细胞胞质内偶见红细胞蓄积，是自发性变化（Harada et al, 1999; Thoolen et al, 2010; Tucker & Baker, 1967）。增大的肝细胞胞质中可包含完整的红细胞，通常是局灶性变化，代表了肝细胞的噬红细胞作用（图 4.47）。

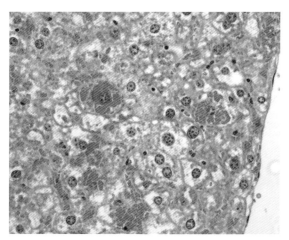

图4.47 18月龄雌性CD-1小鼠，肝细胞胞质内红细胞蓄积。增大肝细胞的胞质中明显含有多个红细胞（×400）

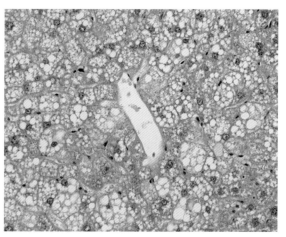

图4.48 18月龄雄性CD-1小鼠，肝脂质空泡变。小泡性空泡变，特征是胞质中存在许多小圆形空泡（×200）

55

老龄小鼠的肝内可见各种退行性病变。肝细胞空泡变是老龄小鼠肝常见的偶发性病变，可局灶性、带状或弥漫性发生，空泡变在雄鼠更常见。空泡是肝细胞胞质内脂质蓄积的结果，并在HE染色肝切片中显示为胞质内透明、清楚、明显的圆形空泡（Faccini et al, 1990; Frith & Ward, 1988; Frith et al, 2007; Harada et al, 1996, 1999; Percy & Barthold, 2007; Thoolen et al, 2010; Tucker & Baker, 1967）。大泡性空泡变的特征是在胞质中存在单个大空泡，伴细胞核移位。小泡性空泡变特征是胞质中有许多小圆形空泡蓄积，无细胞核移位。空泡中的脂质在福尔马林固定组织的常规处理过程中丢失，但冰冻切片油红O染色可明确脂质的存在（图4.48, 4.49）。

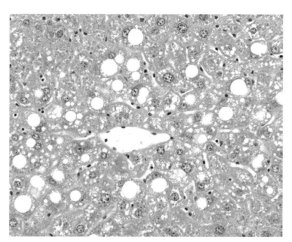

图4.49 18月龄雄性CD-1小鼠，肝脂质空泡变。本图中肝细胞大泡性和小泡性空泡变均明显。肝细胞胞质中存在的大空泡，偶可引起核移位。大部分肝细胞也可见明显的色素沉着，特征是胞质中存在细小、金黄色、颗粒状物质（×200）

局灶性坏死是老龄小鼠肝中一种常见病变，也可散发于幼龄小鼠，往往没有明确的病原体。肝细胞坏死有多种模式，从单个肝细胞坏死到广泛区域性坏死，有时可累及整个肝叶。典型形态学特征是凝固性坏死（Faccini et al, 1990; Frith & Ward, 1988; Frith et al, 2007; Harada et al, 1996, 1999; Jones, 1967; Percy & Barthold, 2007; Thoolen et al, 2010; Tucker & Baker, 1967）（图4.50, 4.51）。

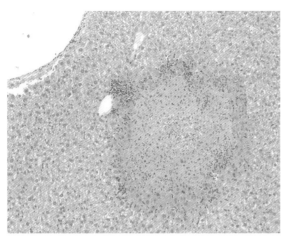

图4.50 18月龄雌性CD-1小鼠，肝的局灶性坏死。坏死区的特征是嗜酸性增强、正常细胞结构缺失和炎症细胞浸润（×100）

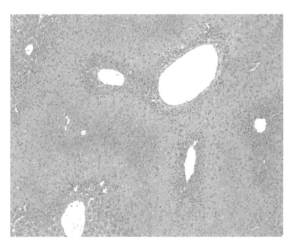

图4.51 1岁龄雌性CD-1小鼠，肝广泛凝固性坏死。坏死呈明显的区带状分布（×100）

枯否细胞和肝细胞色素沉着可偶见于老龄小鼠肝中，内源性色素，如含铁血黄素、脂褐素（蜡样质）和胆汁可在肝细胞和巨噬细胞的胞质中沉着，为棕黄色沉积（Berdanier, 2004; Faccini et al, 1990; Frith & Ward, 1988; Frith et al, 2007; Harada et al, 1996, 1999; Thoolen et al, 2010）（图4.49）。含铁血黄素显示为金黄色-褐色色素，可以通过特殊染色如普鲁士蓝染色来识别。脂褐素比含铁血黄素褐色稍深，并且可以使用Schmorl染色来识别。

炎症病变通常见于所有年龄段小鼠肝，并在门管区或肝窦内常见轻微背景性淋巴细胞浸润（Faccini et al, 1990; Harada et al, 1999; Thoolen et al, 2010）。小局灶性肉芽肿（小肉芽肿）由巨噬细胞和淋巴细胞聚集而成，是老龄小鼠常见病变，可为单个病变，或多发散在病灶（图4.52）。这种病变与肝细胞坏死有关，因为炎症区域通常含有肝细胞碎片，或围绕单个坏死的肝细胞（Frith et al, 2007; Harada et al, 1999）。雌性小鼠炎症病变更常见（Harada et al, 1996），其原因可能是肠道细菌通过血流进入肝（Frith et al, 2007）。

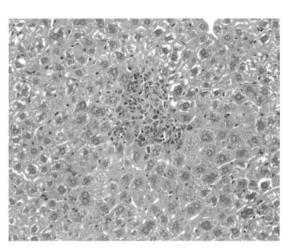

图4.52 20周龄雄性CD-1小鼠，肝内小肉芽肿。巨噬细胞和淋巴细胞的局灶性聚集（×200）

老龄小鼠肝内偶见局灶性血管扩张（肝紫癜、毛细血管扩张）（Bannasch et al, 1985; Faccini et al, 1990; Frith & Ward, 1979; Frith et al, 2007; Harada et al, 1996, 1999; Thoolen et al, 2010），病变的特征是肝窦间隙广泛扩张肝窦间隙，含有红细胞并衬覆正常的内皮细胞。病变呈局灶性，存在衬覆的内皮细胞可与肝窦扩张进行鉴别，通过衬覆内皮细胞的形态可与血管瘤进行鉴别（Bannasch et al, 1985; Harada et al, 1996）（图4.6）。

小鼠肝细胞异变灶的发生率比大鼠低的多，但形态特征相似，基于肝细胞的大小以及胞质的着色和结构性质，大鼠和小鼠使用相同的术语。与大鼠异变灶相同，受累的小鼠肝细胞与相邻肝细胞融合无压迫。小鼠中不同类型异变灶包括嗜碱性、嗜酸性、空泡性、透明细胞性、双嗜性和混合性（Deschl et al, 2001; Faccini et al, 1990; Frith & Ward, 1979, 1988; Frith et al, 2007; Harada et al, 1996, 1999; Thoolen et al, 2010）。

偶发性病变可见于肝内胆管系统。在门管区炎症浸润比较普遍，常伴门管区胆管增生或纤维化（Deschl et al, 2001; Faccini et al, 1990; Frith & Ward, 1988; Harada et al, 1999）。

单纯性或多腔性胆管囊肿偶见于老龄小鼠肝中（Harada et al, 1999）（图 4.53）。这些囊肿衬覆单纯立方或扁平上皮，无增殖表现。

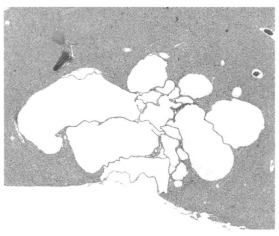

图 4.53 18 月龄雄性 CD-1 小鼠，肝的多腔性胆管囊肿。囊肿衬覆单纯立方和扁平上皮（×40）

偶见肝内胆管的肥大和增生性病变，伴细胞内嗜酸性物质的蓄积和管腔内出现嗜酸性晶体（图 4.54）。这些变化被描述为腺化生（Lewis, 1984）或腺瘤样病变（Harada et al, 1999），类似于胆囊中见到的病变（Seely, 1996a）。

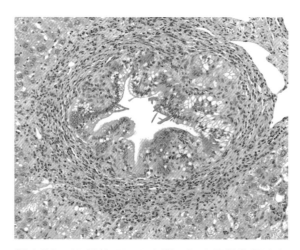

56

图 4.54 18 月龄 CD-1 小鼠，肝内胆管的肥大和增生性病变。胆管上皮可见空泡变和细胞内嗜酸性物质的蓄积，管腔内嗜酸性晶体很明显，伴显著的炎症细胞浸润（×200）

小鼠胆囊最常见的病变之一是上皮细胞胞质内出现嗜酸性物质（图 4.55），常伴胆囊上皮和腔内嗜酸性晶体（Berdanier, 2004; Deschl et al, 2001; Frith & Ward, 1988; Frith et al, 2007; Harada et al, 1996; Lewis, 1984; Percy & Barthold, 2007; Seely, 1996a; Thoolen et al, 2010; Yang & Campbell, 1964）。这些变化被称为上皮透明变性、嗜酸性胞质改变、腺化生或腺瘤样改变（Lewis, 1984; Percy & Barthold, 2007; Seely, 1996a; Thoolen et al, 2010; Ward et al, 2001）。该晶体物质的病因未明，但被认为与肺部描述的病因类似，并且是上皮的产物。该晶体物质对各种染色的反应与上皮内嗜酸性物质类似（Yang & Campbell, 1964）。已有报道表明上皮内透明物质与 Ym1/ Ym2 有免疫反应（Thoolen et al, 2010）。

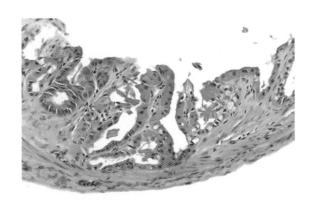

图 4.55 2 岁龄雄性 CD-1 小鼠，胆囊上皮内嗜酸性包涵体，伴胆囊上皮和胆囊腔内嗜酸性晶体（×200）

胆囊的其他病变包括黏膜下层炎症浸润，这可能与黏膜糜烂或存在胆结石有关，在小鼠中极为罕见（Faccini et al, 1990; Harada et al, 1999; Seely, 1996a; Thoolen et al, 2010）。也可偶见上皮增生（Deschl et al, 2001; Harada et al, 1996; Lewis, 1984）（图 4.56）。

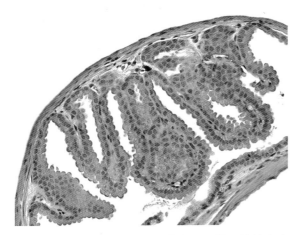

图 4.56 2 岁龄雌性 CD-1 小鼠，胆囊局灶性上皮增生。上皮肥大出现皱褶（×200）

胰腺

Eustis 和 Boorman 于 1985 年，Boorman 和 Sills 于 1999 年分别综述了胰腺外分泌部的胚胎学、解剖学、组织学和生理学（Eustis & Boorman, 1985; Boorman & Sills, 1999），Slack 于 1995 年综述了胰腺外分泌部和胰腺内分泌部的发育生物学（Slack, 1995）。Jorgensen 于 2007 年使用 3D 成像技术，图文并茂地综述了小鼠早期胰腺发育（Jorgensen, 2007）。

胃肠道或腹腔偶见异位胰腺组织（Boorman & Sills, 1999; Faccini et al, 1990），这些异位胰腺组织灶由正常胰腺外分泌部组织构成（图 4.34）。

萎缩性变化是老龄小鼠胰腺最常发生的退行性病变（Berdanier, 2004; Boorman & Sills, 1999; Enomoto et al, 1996; Faccini et al, 1990; Frith & Ward, 1988; Frith et al, 2007）。萎缩可呈局灶性、小叶性或弥漫性。腺泡体积和数量减少，偶尔伴有炎症细胞浸润（图 4.57）。早期胰腺外分泌部萎缩，腺泡细胞胞质减少、嗜碱性增强，给人以导管增生的印象。萎缩变得更广泛时，腺泡被脂肪组织代替，弥漫性萎缩，正常残留的胰岛陷在脂肪组织基质中（图 4.58）。胰腺外分泌部萎缩的病因未明。胰腺偶见局灶性、嗜碱性、着色性细胞变化（Boorman & Sills, 1999; Enomoto et al, 1996; Frith et al, 2007）。长期试验偶见上述不同的病灶。

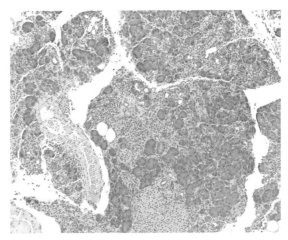

图 4.57 18 月龄雄性 CD-1 小鼠，胰腺腺泡萎缩。腺泡体积变小，数量减少，伴炎症细胞浸润（×100）

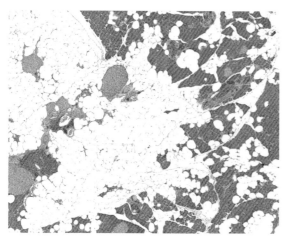

图 4.58　18 月龄雄性 CD-1 小鼠，重度胰腺萎缩。广泛的脂肪组织代替腺泡很明显，正常胰岛陷在脂肪组织基质中（×40）

胰腺血管偶见动脉炎，但是其他组织没有这一变化（Faccini et al, 1990）。胰腺动脉炎与全身各处血管观察到的典型变化一致，伴血管壁纤维素样坏死和明显的炎症反应（图 4.59）。

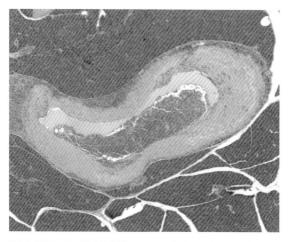

图 4.59　18 月龄雄性 CD-1 小鼠，胰腺血管动脉炎。动脉外膜和中膜明显的炎症细胞浸润，伴中膜透明变性和内膜增生（×40）

年综述了下泌尿道的胚胎学、解剖学、组织学和生理学（Gaillard, 1999）。Kurata 和 Shibata于 1996 年综述了膀胱的正常发育、生长和老化（Kurata & Shibata, 1996）。

小鼠肾结构存在雌雄异型，雄性小鼠肾通常比雌性小鼠肾大而且重，皮质较厚，近曲小管上皮细胞较大，鲍曼囊立方壁层上皮的百分比较大，雌性小鼠壁层更常由扁平鳞状上皮组成（Brayton, 2007; Dunn, 1967a; Faccini et al, 1990; Frith & Ward, 1988; Frith et al, 2007; Hummel et al, 1966; Krinke, 2004; Liebelt, 1986; Percy & Barthold, 2007; Yabuki et al, 1999）。这些差别具有品系特异性并被认为受性激素影响。立方上皮的发生受切除性腺的影响，小鼠成熟时，含有立方上皮肾小球的数量增加（Yabuki et al, 1999; 2003）。超过 2 岁龄小鼠发生率降低（Okada et al, 2005）（图 4.60a、b）。

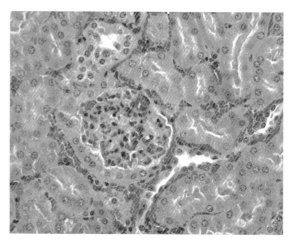

图 4.60a　小鼠肾鲍曼囊结构的雌雄异型，18 月龄雄性 CD-1 小鼠显示立方壁层上皮（×400）

57　泌尿系统

Liebelt 于 1986 年，Seely 于 1999 年分别综述了肾的胚胎学、解剖学、组织学和生理学（Liebelt, 1986; Seely, 1999），Gaillard 于 1999

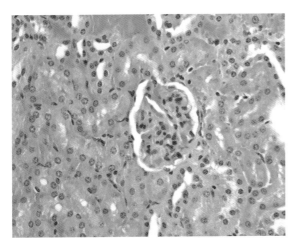

图 4.60b 小鼠肾鲍曼囊结构的雌雄异型，18 月龄雌性 CD-1 小鼠的壁层上皮由扁平鳞状上皮组成（×400）

先天性病变在小鼠中比较罕见，但自发性肾盂积水和多囊肾在某些品系小鼠中常见（Dunn, 1967a; Frith & Ward, 1988; Frith et al, 2007; Goto et al, 1984, 1985; Hsu, 1986; Percy & Barthold, 2007; Seely, 1999; Taylor & Fraser, 1973; Wright & Lacy, 1988），肾盂积水也可继发于尿路梗阻或炎症改变（Ninomiya et al, 1999; Seely, 1999），肾盂积水的特征是肾盂扩张伴肾乳头扁平，在严重的情况下压迫肾皮质，可单侧或双侧发生。

发生于皮质、髓质或肾乳头的囊肿是偶见的单灶性病变，常伴间质的炎症改变（Faccini et al, 1990）（图 4.61）。

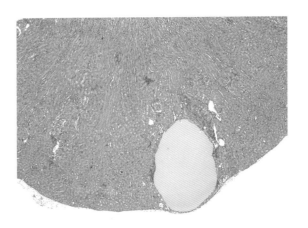

图 4.61 2 岁龄雄性 CD-1 小鼠，肾皮质囊肿，该囊肿衬覆扁平上皮，含有苍白色蛋白样物质，伴炎症细胞浸润（×20）

肾小管上皮偶见色素沉着。色素通常来源于血红蛋白分解生成的含铁血黄素的蓄积，或细胞成分分解生成的脂褐素的蓄积（Brown, 1986）。脂褐素常被称为"消耗性色素"，随着年龄增加在许多组织中集聚。使用适当的组织化学技术（含铁血黄素使用普鲁士蓝染色，脂褐素使用 Schmorl 染色）能鉴别这些色素（图 4.62a、b）。

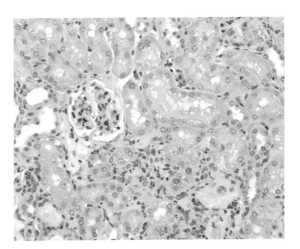

图 4.62a 2 岁龄雄性 CD-1 小鼠，肾皮质肾小管色素沉着（HE 染色，×200）

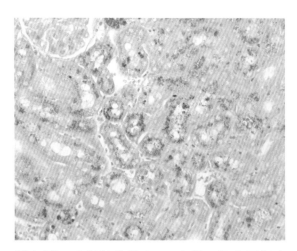

图4.62b　2岁龄雄性CD-1小鼠，肾皮质肾小管色素沉着，Schmorl阳性染色提示存在脂褐素（×200）

　　肾矿化（钙化）偶见于皮质、髓质或乳头区，或作为偶发性病变单独发生，或伴其他炎症或退行性病变（Frith et al, 2007; Morrisey, 1986; Seely, 1999）。矿化的发生有品系和性别差异，雄鼠比雌鼠更常见。病变在HE染色切片上显示为嗜碱性、颗粒状沉积，并且可存在于上皮内、肾小管管腔中或间质区。

　　老龄小鼠肾常见淋巴细胞和浆细胞在血管周围聚集，肾盂上皮下常见淋巴细胞聚集（Dunn, 1967a; Faccini et al, 1990），这些细胞聚集通常与周围实质的损伤无关（图4.63）。

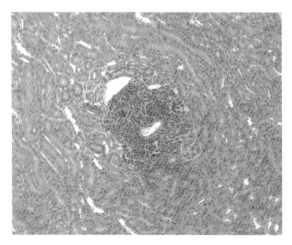

图4.63　20周龄雌性CD-1小鼠，肾血管周围淋巴细胞聚集（×100）

　　更广泛的间质炎症病变通常与梗阻性肾病有关，并可能代表了逆行性肾盂肾炎。间质炎症病变也可与肾小球、肾小管和间质性病变有关。有时难以确定炎症是否由肾小管损伤引起（Montgomery, 1986b）。炎症浸润可能影响肾的所有部位，炎症浸润的性质可提示病变的急性或慢性性质（Faccini et al, 1990; Montgomery, 1986c）。逆行性肾盂肾炎通常与下泌尿道炎症和增生性病变有关（Seely, 1999）。肾乳头坏死通常与逆行性肾盂肾炎有关，该病变进展至慢性炎症和纤维化可导致皮质瘢痕，梗死也可导致皮质瘢痕（Frith et al, 2007; Montgomery, 1986a, b & c）。

　　肾退行性疾病在CD-1小鼠发生率相对较低，其一系列病变与慢性进行性肾病（chronic progressive nephropathy, CPN）在老龄大鼠中的特征相似（Frith & Ward, 1988; Frith et al, 2007; Montgomery, 1986b; Percy & Barthold, 2007; Seely, 1999; Tucker & Baker, 1967; Wolf & Hard, 1996）。但这些病变比大鼠病变的发生率低、严重程度轻。不同试验报道的这些病变的发生率有所不同，这取决于专题病理学家的经验和将诸多病变合在一起作为综合征进行诊断的倾向。病理学家用于记录CPN的阈值取决于该综合征的各个病变（肾小管嗜碱性变、肾小管管型、基底膜增厚等）的背景性水平，以及处理因素是否加重或减轻该常见的与年龄相关的病变。

　　肾小球肾炎（肾小球病、肾小球硬化症、透明肾小球病、透明肾小球肾病、肾小球透明变性、膜性增生性肾小球肾炎）是一种特定的退行性改变，与肾小球有关，老龄小鼠的发生率较低。肾小球肾炎的发生率和严重程度具有品系、性别和年龄依赖性，雌鼠比雄鼠中更常发生（Dunn, 1967a; Eaton et al, 1980; Faccini et al, 1990; Frith & Ward, 1988; Frith et al, 2007; Hoedemaeker et al, 1986; Percy & Barthold, 2007; Russell & Meier, 1966; Sass, 1986; Seely, 1999; Tucker & Baker, 1967; Maita et al, 1988; Wojcinski et al, 1991; Wolf & Hard, 1996）。肾小球肾炎的特征是在初始阶段轻度的内皮和系膜细胞增生，无定形嗜酸性物质在肾小球沉积。这种物质在 HE 染色切片上具有淀粉样物质的外观，但过碘酸 - 希夫（PAS）染色阳性，刚果红染色阴性，最初沉积在系膜和基底膜，随后进展到影响整个肾小球结构。随着疾病进展，可伴肾小管和间质的变化，肾小管嗜碱性变和扩张，管型形成和间质性炎症细胞浸润，可发生肾小球硬化和鲍曼囊扩张。肾小球肾炎病因复杂，有学者提出了一种免疫介导的机制（Hoedemaeker et al, 1986; Wojcinski et al, 1991）（图 4.64a）。

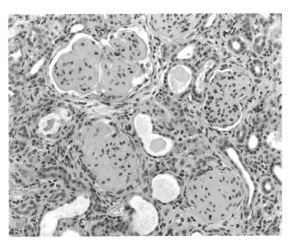

图 4.64a 10 月龄雌性 CD-1 小鼠，肾小球硬化症。肾小球内显著的嗜酸性物质蓄积伴肾小管退行性改变、间质炎症细胞浸润和色素出现。肾小球内物质 PAS 染色阳性，但刚果红染色阴性（×200）

虽然这些病变发生率低，但是与肾有关的疾病被认为是长期试验中与小鼠早期死亡相关的主要非肿瘤性病变之一（Ettlin et al, 1994; Maita et al, 1988; Son, 2003a, b）。肾自发性增生性病变罕见，但是它们与泌尿道的炎症病变

有关（Hard et al, 2001）。严重联合免疫缺陷（severe combined immunodeficiency, SCID）小鼠偶见肾皮质上皮核内嗜酸性包涵体（Baze et al, 2006）。肾小管上皮细胞含有大的巨大核，细胞核含有核内包涵体和边集的染色质。这些细胞随机分布在皮质和髓质，但在皮髓质交界附近更明显（Baze et al, 2006）（图 4.64b）。

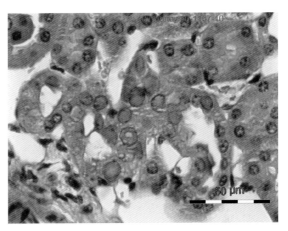

图 4.64b 严重联合免疫缺陷（SCID）小鼠，肾皮质肾小管上皮含有大的巨大核，细胞核含有核内包涵体和边集的染色质（×200）

输尿管是衬覆移行上皮的简单管状器官（Frith et al, 1986, Gaillard, 1999）。小鼠的输尿管自发性病变非常少，输尿管积水可能与先天性肾盂积水有关（Seely, 1999）。也可观察到输尿管移行细胞增生和炎症细胞浸润，与肾或膀胱的类似病变有关。

小鼠膀胱固有层的淋巴滤泡是常见的背景性变化（Frith & Ward, 1988; Frith et al, 2007; Gaillard, 1999; Krinke, 2004），其发生率和严重程度随年龄增加而增加（图 4.65）。泌尿道上皮增生是一种不常见的自发性变化，但是它与梗阻性肾病或逆行性感染导致结石、或炎症细胞浸润有关（Faccini et al, 1990; Frith & Ward, 1988; Frith et al, 2007; Gaillard, 1999）（图 4.66）。小鼠膀胱结石是不常见的自发性病变（Frith et al, 2007; Gaillard, 1999）。

59

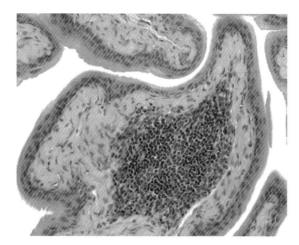

图 4.65　20 周龄雄性 CD-1 小鼠，膀胱黏膜下层淋巴细胞浸润（×200）

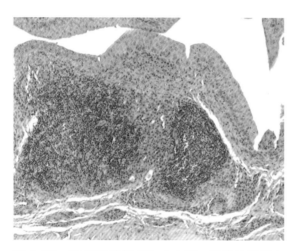

图 4.66　10 周龄雌性 CD-1 小鼠，膀胱泌尿道上皮增生，伴黏膜下层淋巴细胞和浆细胞浸润（×100）

小鼠偶见膀胱反流精液胶体栓和尿道栓（交配栓），被认为是一种濒死变化（Bendele & Carlton, 1986; Gaillard, 1999; Percy & Barthold, 2007）。一直以来人们认为在性成熟的雄性小鼠胶体栓会影响尿流（Taylor, 1985），与梗阻性肾病的发病机制有关（Bendele & Carlton, 1986; Gaillard, 1999; Maita et al, 1988; Ninomiya et al, 1999; Tucker & Baker, 1967）。栓子由嗜酸性蛋白样物质组成，其中可见精子（图 4.67）。

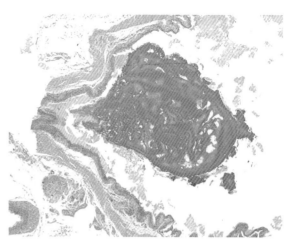

图 4.67　20 周龄雄性 CD-1 小鼠，膀胱中的反流精液胶体栓。膀胱腔中可见无定形嗜酸性物质（×40）

梗阻性肾病（泌尿道综合征）被认为是长期试验中雄性小鼠早期死亡的一个重要因素（Bendele & Carlton, 1986; Maita et al, 1988; Son, 2003a, b）。这种病变与长期试验的雄性小鼠多只群养有关，与打斗和生殖器创伤有关（Faccini et al, 1990; Gaillard, 1999; Seely, 1999; Tucker & Baker, 1967），但这种改变也见于单独饲养的小鼠（Bendele & Carlton, 1986）。也有报道称长期试验中小鼠梗阻性肾病的发生率因动物来源不同而有所不同（Engelhardt, 1996）。

梗阻性肾病的特征包括膀胱显著扩张，通常在膀胱颈部存在阻塞尿流的胶体栓（Gaillard, 1999），泌尿道的炎症、退行性和增生性病变与肾盂积水一样，均与梗阻性肾病有关。

内分泌系统

Capen 于 1983 年、Mahler 和 Elwell 于 1999 年分别综述了垂体的胚胎学、解剖学、组织学和生理学（Capen, 1983a; Mahler & Elwell, 1999）。据报道，雌性小鼠的垂体一般比雄性小鼠的垂体略重（Chai & Dickie, 1966; Hummel et al, 1966）。

囊肿通常发生在远侧部或分隔远侧部和中间部的裂隙处，是经常发生的偶发性病变，发生于颅咽囊或拉特克裂残留（Rathke's left），通常被覆有纤毛的上皮并含有嗜酸性物质（Capen, 1983a; Carlton & Gries, 1983; Faccini et al, 1990; Frith & Ward, 1988; Frith et al, 2007; Hummel et al, 1966; Mahler & Elwell, 1999; Morton & Tekeli, 1997; Percy & Barthold, 2007; Russfield, 1967）（图 4.68a、b）。

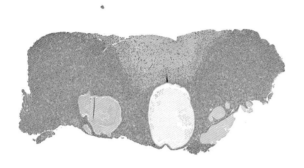

图 4.68a　18 月龄雄性 CD-1 小鼠，垂体远侧部多发性发育囊肿（×40）

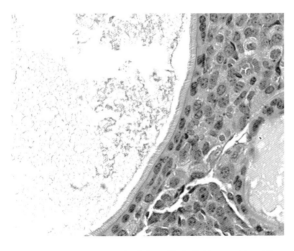

图 4.68b　图 4.68a 囊肿之一的高倍镜下照片，显示衬覆有纤毛的上皮和囊腔内无定形嗜酸性物质（×400）

局灶性增生是偶发性病变，特别是在远侧部，但比大鼠报道的发病率低很多。该病变为局灶性，但周围界限不清（Berdanier, 2004; Capen et al, 2001; Faccini et al, 1990; Frith & Ward, 1988; Frith et al, 2007; Mahler & Elwell, 1999）。

多位学者综述了肾上腺的胚胎学、解剖学、组织学和生理学（Dunn, 1970; Frith, 1983a; Nyska & Maronpot, 1999; Rosol et al, 2001; Sass, 1983a; Tischler & Sheldon, 1996; Waring, 1935; Yarrington, 1996）。

小鼠肾上腺的结构存在雌雄异型，雄性小鼠肾上腺含有少量脂肪细胞，比雌鼠肾上腺略小，过渡 X 带外观和退化也有性别差异。小鼠肾上腺没有明显的网状带，但幼龄小鼠有 X 带。X 带由明显嗜碱性胞质小细胞组成，小鼠出生后 X 带在肾上腺的内皮质开始发育，断乳时完全形成。雄鼠断乳后 X 带迅速退化，到青春期消失。在怀孕雌性小鼠中，X 带在首次怀孕期间发生空泡变。未交配的雌性小鼠的 X 带能够保持更长时间，体积不断增大。雌性小鼠 X 带经历了缓慢的退化和变性，在此过程中出现明显空泡变。X 带的退化率有品系差异（Brayton, 2007; Chai & Dickie, 1966; Dunn, 1970; Faccini et al, 1990; Frith, 1983a; Frith & Ward, 1988; Frith et al, 2007; Jones, 1950; Krinke, 2004; Nyska & Maronpot, 1999; Percy & Barthold, 2007; Rosol et al, 2001; Sass, 1983a; Tanaka & Matsuzawa, 1995; Waring, 1935）（图 4.69a、b）。

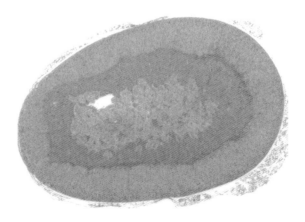

图 4.69a　8 周龄雌性 CD-1 小鼠，肾上腺 X 带。在束状带和髓质之间明显可见一层特征性较小嗜碱性细胞（×40）

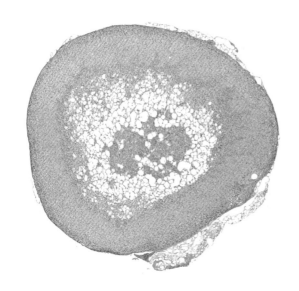

图 4.69b　20 周龄雌性 CD-1 小鼠，肾上腺 X 带显著空泡变（×40）

副皮质组织经常与肾上腺被膜密切相关，雌鼠比雄鼠更常见。它由正常的皮质组织组成，其中球状带和束状带通常可以区分。副肾上腺组织通常不含髓质组织，副肾上腺皮质组织可经历与肾上腺相同的老龄化变化（Dunn, 1970; Faccini et al, 1990; Frith & Ward, 1988; Frith et al, 2007; Krinke, 2004; Nyska & Maronpot, 1999; Percy & Barthold, 2007; Sass, 1983b; Waring & Scott, 1937）（图 4.70）。

60

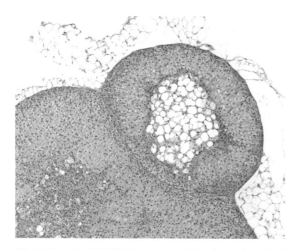

图 4.70　20 周龄雌性 CD-1 小鼠，肾上腺副皮质组织。副皮质组织与肾上腺界限明确，X 带显示空泡变。副皮质组织明显没有髓质（×100）

脂源性色素沉着（褐色变性、蜡样质色素、脂褐素）是几个种群和品系小鼠（包括 CD-1 小鼠）的自发性与年龄相关的变化，并表现为在皮髓质交界处肾上腺皮质细胞和巨噬细胞色素沉着。该改变雌鼠较雄鼠更常见。受累及细胞胞质扩张，呈褐色和泡沫状，类似巨噬细胞，细胞中的色素 PAS 染色阳性（Chai & Dickie, 1966; Dunn, 1970; Faccini et al, 1990; Frith, 1983c; Frith & Ward, 1988; Frith et al, 2007; Hummel et al, 1966; Jones, 1950; Nyska & Maronpot, 1999; Rosol et al, 2001; Yarrington, 1996）。脂源性色素沉着的表现与性激素有关（Bernichtein et al, 2009）（图 4.71a & b）。

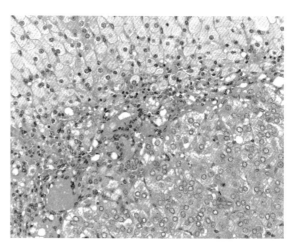

图 4.71a　18 月龄雌性 CD-1 小鼠，肾上腺脂源性色素沉着。含有褐色泡沫状胞质、膨大的细胞在皮髓质交界处聚集（HE 染色，×200）

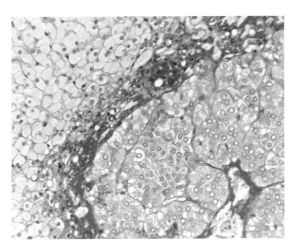

图 4.71b 图 4.71a 中肾上腺的过 PAS 染色，显示细胞中 PAS 染色阳性物质（×200）

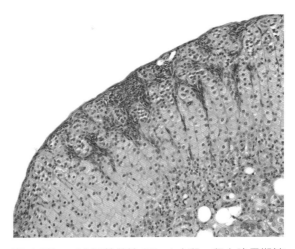

图 4.72a 20 周龄雌性 CD-1 小鼠，肾上腺早期被膜下细胞增生。嗜碱性、梭形（A 型）细胞从被膜下区域向髓质延伸（×200）

被膜下细胞增生（梭形细胞增生）是许多种群和品系小鼠（包括 CD-1 小鼠）肾上腺皮质常见的与年龄相关的变化，罕见于小于 3 月龄的小鼠。被膜下细胞的数量随着年龄增加而增多，并且雌性的发生率与严重程度更高。被膜下细胞增生可以是局灶性或弥漫性，可以最终取代皮质的大部分，并且可最终发展成被膜下细胞肿瘤。被膜下细胞有 2 种：含有少量嗜碱性胞质的形状从椭圆形到梭形的细胞（A 型细胞）和有丰富嗜酸性或空泡变胞质的大圆形细胞（B 型细胞）。A 型细胞在早期病变占优势，但随着病变逐渐增大，B 型细胞逐渐增多。梭形细胞的功能未明，但其似乎代表了被膜下区域上皮细胞的形态差异（Berdanier, 2004; Brayton, 2007; Capen et al, 2001; Chai & Dickie, 1966; Dunn, 1970; Faccini et al, 1990; Frith et al, 2007; Goodman, 1983; Hummel et al, 1966; Kim et al, 1997a, 2000; Krinke, 2004; Nyska & Maronpot, 1999; Percy & Barthold, 2007; Rosol et al, 2001; Yarrington, 1996）（图 4.72a & b）。

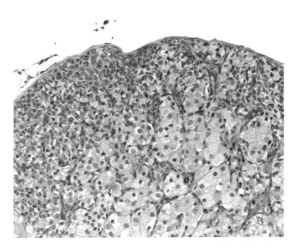

图 4.72b 18 月龄雄性 CD-1 小鼠，肾上腺被膜下细胞增生。该病变含有丰富空泡状胞质的大圆形细胞（B 型）为主（×200）

被膜下细胞增生的发生和严重程度有品系差异，并且伴肥大细胞浸润，一些学者认为肥大细胞在被膜下细胞增生的发生中起作用（Kim et al, 1997a, b, 2000）。性激素在该病变的发生中起作用，因为雄鼠切除性腺会导致被膜下细胞增生的发生率增加（Bernichtein et al, 2009）。偶见束状带局灶性细胞肥大 / 增生，受累细胞增大，含嗜酸性胞质（Capen et al, 2001; Faccini et al, 1990; Frith et al, 2007; Nyska & Maronpot, 1999）（图 4.73）。

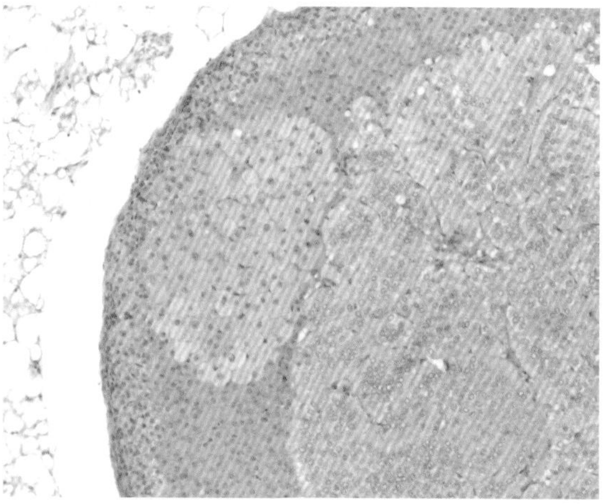

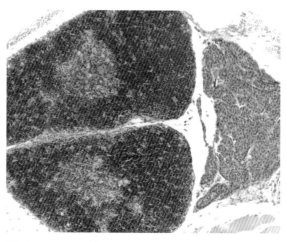

有年龄 CD-1 小鼠的常见病变（图 4.74）。

图 4.74　20 周龄雌性 CD-1 小鼠，与甲状旁腺有关的异位胸腺组织（×100）

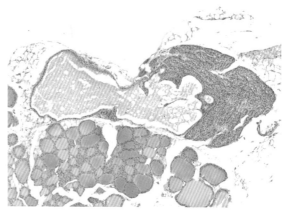

图 4.75　8 周龄雄性 CD-1 小鼠，甲状旁腺的后腮体囊肿。囊肿含有嗜酸性絮状物质，衬覆单纯鳞上皮或有纤毛的立方上皮（×100）

图 4.73　2 岁龄雄性 CD-1 小鼠，局灶性肾上腺皮质肥大。束状带内可见单个含嗜酸性胞质的增大细胞灶（×100）

小鼠肾上腺髓质增生性病变比大鼠的发生率低很多，但会引起一系列连续性病变，从增生到恶性嗜铬细胞瘤。髓质细胞增生可为局灶性或弥漫性病变，局灶性增生可通过受累细胞胞质嗜碱性增强和体积增大而被识别。弥漫性增生包括所有髓质细胞的数目增多和体积增大（Capen et al, 2001; Faccini et al, 1990; Frith, 1983b; Frith & Ward, 1988; Frith et al, 2007; Nyska & Maronpot, 1999; Tischler & Sheldon, 1996）。

多位学者综述了甲状腺和甲状旁腺的胚胎学、解剖学、组织学和生理学（Capen, 1983b; Capen et al, 1996; Hardisty & Boorman, 1999; Pour et al, 1983a; Thomas & Williams, 1996）。

异位甲状腺组织偶见于心脏底部的脂肪组织中（Frith, 1983d; Frith & Ward, 1988）。异位甲状旁腺组织偶见于胸腺的隔膜或表面的结缔组织中（Capen et al, 1996; Frith & Fetters, 1983, Frith & Ward, 1988）。胚胎胸腺残留可导致甲状腺或甲状旁腺中的异位胸腺组织（Capen et al, 1996; Faccini et al, 1990; Frith & Ward, 1988; Frith et al, 1985, 2007; Krinke, 2004; Hardisty & Boorman, 1999; Pearse, 2006a; Percy & Barthold, 2007; Pour et al, 1983b; Ward et al, 1999），是所

小鼠甲状腺最常见的与年龄有关的非肿瘤性病变是后腮体囊性扩张（Frith & Ward, 1988; Frith et al, 2007），某些品系小鼠 90% 的动物可发生此类病变（Rehm et al, 1985a）。囊肿偶发于甲状腺和甲状旁腺内或周围，可衬覆有纤毛的立方上皮或鳞状上皮细胞，被认为分别是颅咽管或后腮管的残留（Capen, 1983b; Capen et al, 1996; Faccini et al, 1990; Frith & Ward, 1988; Hardisty & Boorman, 1999; Percy & Barthold, 2007; Pour et al, 1983b）（图 4.75）。

61

偶见甲状腺滤泡囊性扩张，个别滤泡含有胶质而增大扩张（Frith et al, 2007）（图 4.76）。甲状腺滤泡腔中偶见晶体，在人类已被确定为草酸钙（Frith & Ward, 1988）（图 4.77a & b）。与大鼠不同，小鼠 C 细胞不明显，增生不是常见的老龄化改变（DeLellis et al, 1996; Hardisty & Boorman, 1999）。

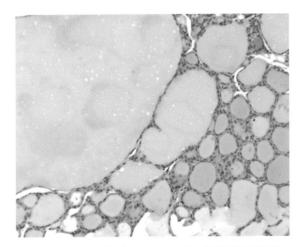

图 4.76　2 岁龄雄性 CD-1 小鼠，滤泡囊性扩张。个别扩张的滤泡含有胶质（×100）

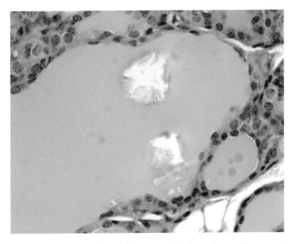

图 4.77a　18 月龄雄性 CD-1 小鼠，甲状腺滤泡腔内晶体（×400）

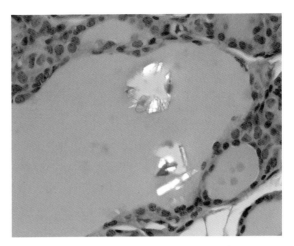

图 4.77b　图 4.77a 中滤泡的偏振光图像，显示晶体的双折射性（×400）

小鼠甲状腺和甲状旁腺增生性病变不常见（Hardisty & Boorman, 1999），甲状旁腺增生可继发于慢性肾疾病，但小鼠比大鼠少见（Capen, 1983b; Capen et al, 1996; Frith & Ward, 1988; Hardisty & Boor man, 1999; Capen et al, 2001）。

Boorman 和 Sills 于 1999 年综述了胰腺外分泌和胰腺内分泌部的胚胎学、解剖学、组织学和生理学（Boorman & Sills, 1999）。Slack 于 1995 年综述了胰腺外分泌部和内分泌部的发育生物学（Slack, 1995）。Jorgensen 于 2007 年使用 3D 成像技术，图文并茂地综述了小鼠早期胰腺的发育特征（Jorgensen, 2007）。

胰岛细胞增生是小鼠胰岛最常见、自发性、非肿瘤性变化。胰岛细胞增生有性别和品系差异，在许多品系被视为与年龄相关的变化，且雄鼠多于雌鼠。胰岛细胞增生可涉及单个或多个胰岛，胰岛通常呈圆形，与相邻胰岛融合可导致不规则的轮廓。受累胰岛比正常胰岛大很多，其原因是细胞数目增多，但是细胞形态类似正常胰岛。受累的胰岛经常见到中央囊腔（Berdanier, 2004; Boorman & Sills, 1999; Capen et al, 2001; Faccini et al, 1990; Frith & Sheldon, 1983; Frith & Ward, 1988; Frith et al, 2007; Leiter & Herberg, 1996; Percy & Barthold,

2007）（图 4.78a & b）。

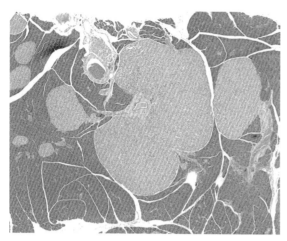

图 4.78a　18 月龄雄性 CD-1 小鼠，胰腺胰岛细胞增生。多个增大合并的胰岛，形态与正常胰岛类似（×40）

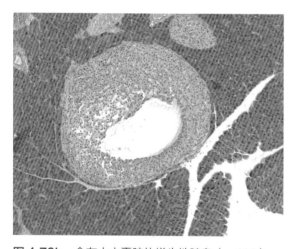

图 4.78b　含有中央囊腔的增生性胰岛（×100）

皮肤及其附属器

多个学者综述了皮肤、皮脂腺和乳腺的胚胎学、解剖学、组织学和生理学（Peckham & Heider, 1999; Seely & Boorman, 1999; Sundberg, 2004; Sundberg et al, 1996; Thody & Shuster, 1989）。

小鼠皮肤厚度随体表面积以及毛发生长周期的阶段不同而变化（Peckham & Heider, 1999; Sundberg, 2004）。随着小鼠第一层毛发

的出现，其毛发生长开始呈周期性，且毛发生长与毛囊活动的周期在动物身体不同部位呈现独特的模式（Hummel et al, 1966; Stenn & Paus, 2001; Sundberg, 2004; Sundberg et al, 1996）。有几篇关于毛发结构和生长模式的综述，病理学家可以用来轻松地识别和区分毛发生长周期的不同阶段（Hardy, 1952; Müller-Röver et al, 2001; Paus et al, 1999; Stenn & Paus, 2001）。

偶见与过度梳理活动有关的脱毛，这种现象存在性别和品系差异，通常与多只动物群养有关（Faccini et al, 1990; Militzer & Wecker, 1986）。一些品系小鼠也可发生触须修整和剃毛，是群落优势的表现（Strozik & Festing, 1981）。

小鼠皮肤自发性退行性病变不常见，最常观察到的病变常与群养雄性小鼠打斗所致损伤有关（Faccini et al, 1990; Frith et al, 2007; Peckham & Heider, 1999; Tucker & Baker, 1967）。类似的病变也与应激有关，不同品系的小鼠表现出不同的敏感性（Koopman et al, 1984）。

某些小鼠打斗损伤严重到足以导致群养雄性小鼠组别的死亡率增加（Son, 2003a, b; Tucker & Baker, 1967），已经有多项试验表明适当的群养条件和必要的环境改善是减轻雄性小鼠组别的应激和打斗所必需的，并证明了雄性小鼠的攻击性水平存在品系差异（Kaliste et al, 2006; Van Loo et al, 2003, 2004）。与打斗相关的病变通常具有典型特征，即累及头部、耳、四肢和生殖器周围区域（Peckham & Heider, 1999; Son, 2003a, b; Tucker & Baker, 1967）。

组织学观察到的变化可反映皮肤损伤的严重程度和持续时间，包括表皮的糜烂或溃疡伴邻近皮肤的炎症细胞浸润和鳞状细胞增生（Bruner et al, 2001; Frith et al, 2007）（图 4.79）。皮肤炎症改变也可继发于螨虫或免疫复合物介导的血管炎（Andrews et al, 1994;

Frith & Ward, 1988）。耳类似退行性和炎症病变与过度梳理或金属耳标有关（Bell et al, 1970; Kitagaki & Hirota, 2007）。

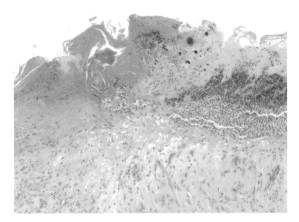

图 4.79　20 周龄雄性 CD-1 小鼠，局灶性皮肤溃疡。可见邻近皮肤的表皮增生、过度角化和角化不全，以及溃疡区显著的炎症细胞浸润（×100）

虽然不如大鼠常见，小鼠偶见表皮包涵囊肿（Faccini et al, 1990; Peckham & Heider, 1999），这些囊肿衬覆鳞状上皮，囊腔内含有脱落的角蛋白（图 4.80），被认为是毛囊皮脂腺损伤的结果。位于腹侧颈部浅表组织的鳃状囊肿也被认为是一些品系小鼠的偶发性病变，鳃状囊肿衬覆立方到柱状无纤毛上皮，被认为发生于胚胎残留（France et al, 2000）。

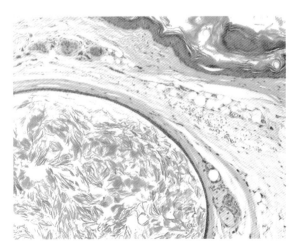

图 4.80　20 周龄雌性 CD-1 小鼠，皮肤表皮包涵囊肿。囊肿衬覆薄鳞状上皮，囊腔充满脱落的角蛋白（×100）

在长期试验中小鼠偶然发生颌下区域肿胀，体积较大甚至会引起动物早期安乐死，经组织病理学检查确认，这些肿胀为皮下脓肿（Clarke et al, 1978; Son, 2003a, b）。这些皮下脓肿是通过皮肤上切口或口腔黏膜的金黄色葡萄球菌机会性感染的结果，通常是包含 Splendore-Hoeppli 物质的多发脓肿，形成围绕脓肿中微生物的嗜酸性物质（图 4.81）。

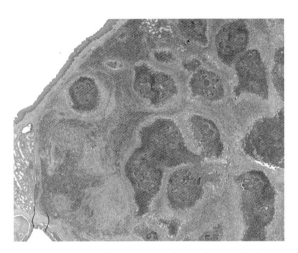

图 4.81　15 月龄雄性 CD-1 小鼠，颌下区域的皮下脓肿。显示 Splendore‐Hoeppli 物质的多发性脓肿很明显（×20）

小鼠乳腺组织的先天性病变不常见，最常见的与年龄有关的病变是乳腺肿瘤（Rehm & Leibelt, 1996; Seely & Boorman, 1999）。除了肿瘤，老龄小鼠经常见到导管扩张和乳腺组织增生（Bruner et al, 2001; Faccini et al, 1990），但较老龄大鼠发生率低。乳腺增生可为局灶性或弥漫性，并且可为小叶或腺泡，病变特征是正常形态腺泡和导管数目增多，几乎没有多形性、压迫性或包膜（图 4.82）。

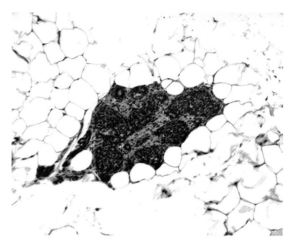

图4.82 18月龄雌性CD-1小鼠，乳腺局灶性增生（×100）

Zymbal腺是与耳道有关的特殊皮脂腺，该腺体在常规大体病理学观察中很少进行检查，也不常进行组织病理学检查。这些腺体最好在头部通过外耳水平的横截面进行检查（Ruehl-Fehlert et al, 2003; Seely & Boorman, 1999）。除了导管扩张和囊肿形成，退行性病变不常见（Seely & Boorman, 1999）。

肌肉、骨和关节

骨和关节的胚胎学、解剖学、组织学和生理学的综合性讨论见Long和Leininger的论著（Long & Leininger, 1999b）。

股骨（含关节）和胸骨是常规毒性试验中两个最常用的取材部位。长骨的切片采取常规纵向切片，以便包括股骨、膝关节和胫骨。切片能用来评价骨、骨髓、生长板和关节面。胸骨常规也采用纵向切片，能用来检查2个或3个胸骨节及相关骨髓（Morawietz et al, 2004）。

一种较常见的软骨退行性病变是胸骨软骨的软骨黏液变性（图4.83），该病变在某些品系大鼠中常见（Long et al, 1996），但老龄小鼠的发病率相对较高（Long & Leininger, 1999b）。该病变的特征是嗜酸性增加、软骨

细胞缺失及最终软骨坏死和胸骨关节内形成囊腔。该病变的发生率和严重程度随年龄增加而增加，雌雄小鼠均常见。

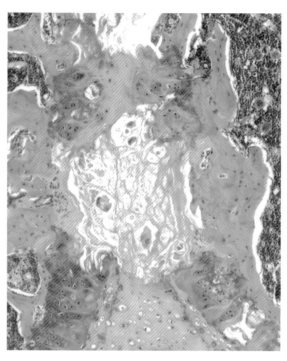

图4.83 20月龄雄性CD-1小鼠，胸骨软骨黏液变性，胸骨关节正常软骨细胞缺失伴中央区坏死（×100）

退行性关节疾病，也被描述为骨关节病和骨关节炎，是一种影响关节的非炎症、进行性、退行性疾病，其发生率和严重程度随年龄增加而增加（Faccini et al, 1990; Long & Leininger, 1999b; Russell & Meier, 1966; Sokoloff, 1967; Wancket et al, 2008; Yamamoto & Iwase, 1998; Yamamoto et al, 1999）。这种疾病的发生有品系和性别差异，雄鼠比雌鼠更易感（Long & Leininger, 1999b; Sokoloff, 1967; Walton, 1978; Wancket et al, 2008; Yamamoto & Iwase, 1998; Yamamoto et al, 1999）。膝关节最常受累，提示机械损伤可为病因之一（Russell & Meier, 1966），但与年龄有关的关节神经支配缺失也在这种疾病的发生中发挥作用（Salo et al, 2002），病变特征包括关节软骨的破坏伴软骨

再生和增生，更严重的病例可形成软骨下囊肿及关节囊的骨化（图 4.84）。

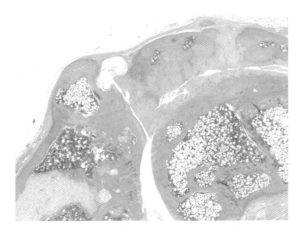

图 4.84 股骨、膝关节和胫骨。2 岁龄雌性 CD-1 小鼠退行性关节疾病。正常关节结构被破坏，包括软骨增生、关节面重建、关节骨之间形成骨桥以及关节表面形成囊肿样结构。纤维骨性病变也可见于胫骨的骨髓腔，其特征是骨髓腔被嗜酸性物质和梭形细胞所代替（×20）

纤维骨性病变（骨髓纤维化、骨纤维变性、骨硬化）是胸骨和长骨骨髓腔的自发性和诱发性改变（Albassam & Courtney, 1996; Berdanier, 2004; Faccini, 1990; Frith & Ward, 1988; Frith et al, 2007; Percy & Barthold, 2007; Travlos, 2006b）。纤维骨性病变的发生有品系和性别差异，雌鼠的发生率较高和严重程度较重（Albassam et al, 1991; Long & Leininger, 1999b; Rittinghausen et al, 1997; Wancket et al, 2008），提示性激素可为病因之一。在某些品系，这种病变伴生殖系统病变，包括卵巢萎缩和子宫颈发育不良（Wancket et al, 2008）。这种病变特征是骨髓被嗜酸性基质，包括成纤维细胞样细胞和破骨细胞所代替（Frith & Ward, 1988; Long & Leininger, 1999b）（图 4.84）。

纤维骨性病变应与纤维性骨营养不良进行鉴别，后者是与钙稳态紊乱有关的代谢性骨病。纤维性骨营养不良包括甲状旁腺激素过度分泌造成的广泛骨骼重建，这种病变常见于晚期肾疾病，通常伴随甲状旁腺肥大和全身软组织和脉管系统的转移性矿化。这种病变大鼠比小鼠更常见（Long et al, 1996; Long & Leininger, 1999b; Travlos, 2006b）。

骨肥大（骨肥厚）偶见于小鼠的骨骼和关节，特征是骨质增加影响了骨膜、骨内膜或骨小梁（Long & Leininger, 1999b）（图 4.85）。

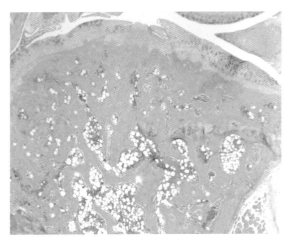

图 4.85 2 岁龄雌性 CD-1 小鼠，骨骺区骨肥厚（×40）

关节滑膜增生也偶发，通常伴炎症或退行性关节病变（Long & Leininger, 1999b）（图 4.86a）。

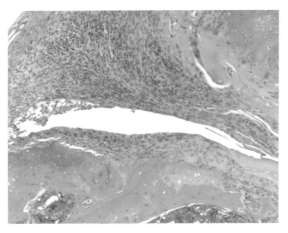

图 4.86a 2 岁龄雌性 CD-1 小鼠，膝关节滑膜增生。滑膜增生与关节和骨膜炎症细胞浸润有关（×100）

关于骨骼肌的胚胎学、解剖学、组织学和生理学特征的综述见 Leininger1999 年的报道

（Leininger, 1999）。

小鼠罕见骨骼肌自发性病变。某些近交系小鼠可在幼龄期出现自发性退行性病变或钙化（Leininger, 1999; Sokoloff, 1967），但这些小鼠在毒性试验中不常规使用。CD-1小鼠罕见肌肉先天性病变，但在慢性试验中可偶见小灶性炎症、变性、坏死和再生等自发性病变（Novilla & Smith, 1996），也可偶见营养不良性或转移性矿化（Leininger, 1999）。

皮肤或其他组织的炎症过程有时可累及相邻肌肉（Faccini et al, 1990），退行性和炎症病变是受试物肌内注射给药试验注射盐水或溶媒的常见反应（Leininger, 1999; Thuilliez et al, 2009），萎缩性变化也可继发于去神经，是外伤损伤相关神经纤维的结果（Leininger, 1999; Van Vleet & Ferrans, 1991b）。肌梭是骨骼肌的一个正常结构，负责本体感受（图4.86b）。

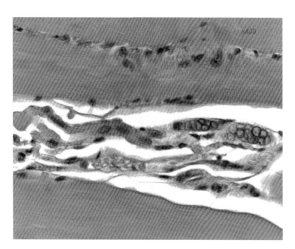

图4.86b 小鼠肌梭的核袋纤维（×200）

脑和神经系统

关于中枢和周围神经系统的胚胎学、解剖学、组织学和生理学的综述见Radovsky和Mahler 1999年的报道（Radovsky & Mahler, 1999）。

由于小鼠脑体积小，常规毒性试验检查的切片相对较少，脑修块和切片的标准化非常重要，可确保某一特定试验中检查所有动物切片的一致性。小鼠脑非常容易出现人工假象，处理时应小心（Morawietz et al, 2004; Radovsky & Mahler, 1999）。脑是一个高度复杂的结构，制备3个或4个冠状切片用于临床前试验常规组织病理学检查，只检查了相对小比例脑组织。如果读者需要调查中枢神经系统中特定结构的潜在变化，建议使用脑图谱来识别小鼠脑的不同区域的位置和范围。现在网上有这类图谱，使病理学家能够将某一动物组织切片与小鼠脑顺序连续切片的高分辨率图像进行比较。

一个信息来源是高分辨率小鼠脑图谱（Sidman et al，网址是 http://www.hms.harvard.edu/research/brain/index.html），提供了小鼠脑顺序连续冠状切片，或者是髓鞘，或者是尼氏物质染色，并标记了所有主要的灰质和白质结构。

另一个图像来源由BrainMaps.org提供（网址是http://brainmaps.org/index.php?p=speciesdata&species=mus-musculus）。该网站介绍了不同种属包括小鼠的脑图像，提供了小鼠脑组织的组织化学和免疫组化染色的冠状、矢状和水平切片。

发育囊肿是相对常见的先天性病变，也可称为表皮样囊肿、上皮囊肿、鳞状上皮囊肿或上皮包涵体囊肿（Faccini et al, 1990; Frith et al, 2007; Frith & Ward, 1988; Garner et al, 1967; Krinke et al, 2000; Kulwich, 1994; Percy & Barthold, 2007; Radovsky & Mahler, 1999; Satoh & Furuhama, 2001）。这些发生在脑和脊髓的发育囊肿，通常位于脑中线和脊髓软脑膜下的边缘。它们通常是由衬覆复层鳞状上皮的囊性结构组成，含有脱落的角蛋白（图4.87）。脑偶见囊肿衬覆立方、纤毛上皮，含有絮状物，类似于垂体中的发育囊肿（图 4.88）。发育囊肿被认为是胚胎残留，常见于幼龄小鼠，体积可能随着年龄的增加而增大，并且通常不伴临床症状。

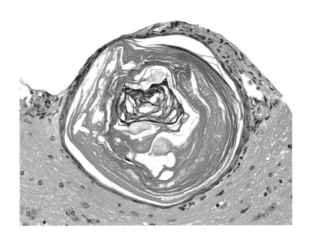

图 4.87 18 周龄雄性 CD−1 小鼠，颈段脊髓表皮样囊肿。该囊肿衬覆复层鳞状上皮并含有脱落的角蛋白（×200）

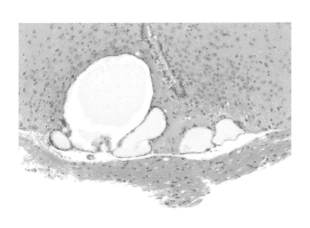

图 4.88 18 月龄雄性 CD−1 小鼠，脑的发育囊肿。一个多腔囊肿，衬覆鳞状上皮，偶见立方和纤毛上皮，囊肿含有弱嗜碱性絮状物，位于下丘脑，邻近第三脑室（×100）

脂肪瘤样错构瘤是正常脂肪细胞的蓄积，主要位于脑中线或脑室（图 4.89），脂肪瘤样错构瘤曾被报道为脂肪瘤，但被认为是脑膜或脉络丛异常发育所致。其生长缓慢，也不发展为恶性肿瘤，并且通常不伴临床症状（Frith & Ward, 1988; Frith et al, 2007; Krinke et al, 2000, 2001a; Morgan & Sheldon, 1988; Percy & Barthold, 2007）。Adkison 和 Sundberg 于 1991 年报道了近交系小鼠脑的脂肪瘤样错构瘤，伴头盖骨背中线上方皮下组织中正常脂肪组织的生长（Adkison & Sundberg, 1991）。上述病变不同于这里所报道的脂肪瘤样错构瘤，它们代表了颅外生长延伸，通过头骨的颅缝进入受累的小鼠脑，但并不代表脑胚胎发育的紊乱。

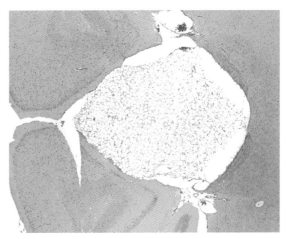

图 4.89 18 月龄雄性 CD−1 小鼠，脑的脂肪瘤样错构瘤。界限清楚的成熟脂肪细胞簇存在于脑中线，占据第三脑室，扭曲海马的正常结构（×40）

脑矿化由小的嗜碱性结石沉积组成，常呈同心层状，发生在老龄小鼠脑的丘脑区域，通常与血管有关（图 4.90）。矿化物质双侧发生，CD−1 和 B6C3F1 小鼠常见。发生率取决于脑切片的水平（Faccini et al, 1990; Elwell & Mahler, 1999; Frith & Ward, 1988; Frith et al, 2007; Percy & Barthold, 2007; Radovsky & Mahler, 1999）。

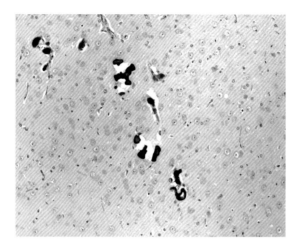

图 4.90 18 月龄雄性 CD-1 小鼠，脑矿化。嗜碱性、圆形、不规则状矿化灶，与丘脑的血管有关（×200）

老龄小鼠偶见脊髓和周围神经退行性改变，特征是轴突肿胀和相关髓鞘空泡变伴细胞碎片并出现巨噬细胞（图 4.91），这些改变可见于坐骨神经和各级脊髓，通常老龄小鼠这些变化的发生率比老龄大鼠低很多（Berdanier, 2004; Engelhardt, 1996; Faccini et al, 1990; Krinke, 1996）。

65

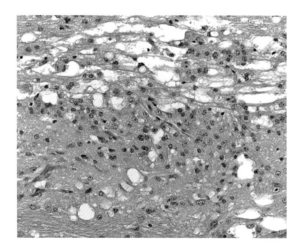

图 4.91 18 周龄雌性 CD-1 小鼠，胸段脊髓的局灶性变性。变性纤维的局灶性区域伴空泡变和巨噬细胞聚集（×200）

眼和耳

关于小鼠眼和相关腺体的胚胎学、解剖学、组织学和生理学的综述分别见 Geiss 和 Yoshitomi 1999 年的报道及 Botts 等人 1999 年的报道（Geiss & Yoshitomi, 1999; Botts et al, 1999）。Payne 于 1994 年详细综述了哈氏腺的结构和功能（Payne, 1994）。

视网膜萎缩（视网膜变性、视网膜营养不良）有多种原因。几个品系小鼠普遍存在视网膜变性的遗传易感性，导致出生后第 1 个月内视网膜变性和外核层的缺失（Frame & Slone, 1996; Frith et al, 2007; Fuller & Wimer, 1966; Percy & Barthold, 2007; Saunders, 1967; Serfilippi et al, 2004; Stirling et al, 1983）。没有视网膜变性遗传易感性的小鼠，出生后几周视网膜萎缩的发病率因种群、品系、年龄和饲养条件而异。光诱导的视网膜萎缩在白化小鼠较有色素小鼠更常见（Faccini et al, 1990; Frame & Slone, 1996; Frith & Ward, 1988; Frith et al, 2007; Geiss & Yoshitomi, 1999; Serfilippi et al, 2004）。视网膜萎缩可为单侧或双侧，并可为部分性，其特征是外脉络丛和外核层视杆细胞缺失（图 4.92）。

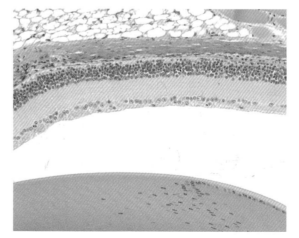

图 4.92 18 周龄雄性 CD-1 小鼠，眼视网膜萎缩。CD-1 小鼠视网膜外核层缺失（×200）

　　角膜退行性改变（角膜变性）包括矿化、炎症、溃疡、上皮增生和角化，通常由角膜外伤引起（Frame & Slone, 1996; Geiss & Yoshitomi, 1999; Percy & Barthold, 2007）（图4.93）。自发性角膜变性和营养不良性矿化不伴炎症反应，可发生于某些种群和品系小鼠，包括 CD-1 小鼠（Faccini et al, 1990; Frame & Slone, 1996; Percy & Barthold, 2007; Yamate et al, 1987），雌鼠比雄鼠更易感（图 4.94）。

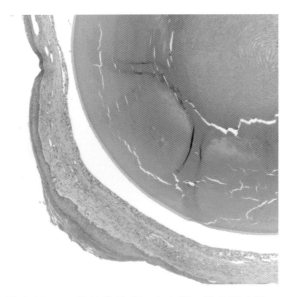

图 4.93　18 月龄雄性 CD-1 小鼠，眼角膜变性。角膜明显急性炎症浸润（角膜炎），伴上皮增生和表面上皮的角化。前粘连（虹膜粘连于角膜后弹力层）也很明显（×40）

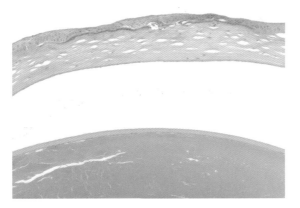

图 4.94　18 月龄雄性 CD-1 小鼠，角膜矿化。角膜上皮和基质交界处明显的嗜碱性物质蓄积（×100）

　　CD-1 小鼠虹膜矿化的发生率低（Faccini et al, 1990）。该病变的病因未明，但在老龄 CD-1 小鼠单侧或双侧偶发，通常无明显的炎症反应（图 4.95）。

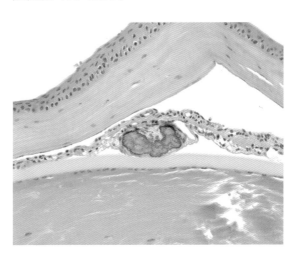

图 4.95　18 月龄雌性 CD-1 小鼠，虹膜矿化。虹膜内可见灶性嗜碱性物质，这些沉积可为圆形或不规则形，通常不引起炎症反应（×200）

　　组织学上，晶状体、包膜、晶状体上皮或纤维所有退行性病变，导致晶状体对光的通透性降低被称为白内障（Frith et al, 2007; Geiss & Yoshitomi, 1999）。早期病变由肿胀或变性的晶状体纤维灶组成，小鼠相对常见（Faccini et al, 1990; Saunders, 1967）。疾病晚期可见多个、球状、局限性小体并在晶状体内出现空泡（Frith & Ward, 1988; Saunders, 1967）。晚期晶状体变性的特征是纤维化和矿化（Saunders 1967）。这些病变的发生率和严重程度存在品系差异（Berdanier, 2004; Frame & Slone, 1996; Geiss & Yoshitomi, 1999）。白内障可单侧或双侧发生，但早期退行性改变较常见，但是重度变化在小鼠中不常见（图 4.96）。

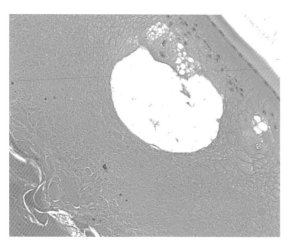

图 4.96 2 岁龄雄性 CD-1 小鼠，晶状体变性。晶状体纤维的肿胀和变性，球状小体很明显，晶状体内出现一个大空泡（×200）

小鼠哈氏腺的功能存在雌雄异型，雌鼠比雄鼠产生更多卟啉（Krinke, 2004; Krinke et al, 1996; Payne, 1994）。哈氏腺的自发性病变有限，最常见的是老龄小鼠腺体内淋巴细胞聚集。偶见导管扩张和灶性增生，萎缩的发病率也随着年龄的增加而增加（Botts et al, 1999; Faccini et al, 1990; Frith & Ward, 1988; Frith et al, 2007; Krinke et al, 1996, 2001b）。

66

偶见哈氏腺局灶性或广泛性坏死，是眶后采血程序损伤腺体的结果。基于其单侧发生并与采血程序有关，通常不会将这些发现误诊为与受试物相关的病变（图 4.97）。

小鼠泪腺最常见淋巴细胞浸润灶（Botts et al, 1999; Krinke et al, 1996）。随着小鼠变老，泪腺内异位哈氏腺的发病率（哈氏腺化）增加，雌鼠更常见（Frith & Ward, 1988; Krinke et al, 1996）（图 4.98）。老龄小鼠腺体萎缩的发病率也会增加（Botts et al, 1999）。老龄 CD-1 小鼠偶尔发生普通小鼠泪腺不常见的明显增生病变，变性腺泡细胞由梭形细胞（通常类似于胆固醇结晶）代替，出现钙化区域，1 岁龄以上雄性小鼠发病率较低，该病变通常被命名为间叶细胞增生，对照动物的发病率为 0 ~ 8%（图 4.99）。该病变病因未明，但可能涉及激素影响，因为雌性动物未见该病变。

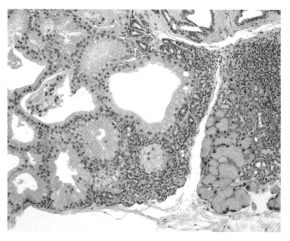

图 4.98 2 岁龄雄性 CD-1 小鼠，泪腺哈氏腺化。萎缩的泪腺腺泡内出现哈氏腺腺泡，正常泪腺腺泡在图的右下角，淋巴细胞浸润灶在图的右上角（×100）

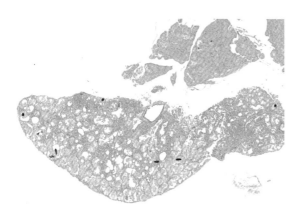

图 4.97 20 周龄雄性 CD-1 小鼠，局灶性哈氏腺坏死。腺泡失去正常上皮结构伴炎症细胞浸润（×40）

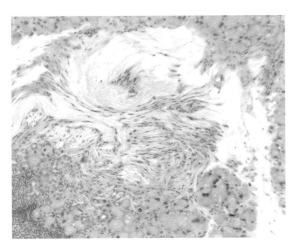

图 4.99 18 月龄雄性 CD-1 小鼠，泪腺的间叶细胞增生。腺体内梭形细胞增生，伴腺泡萎缩和炎症细胞浸润（×100）

全身性疾病

科学文献中经常认为淀粉样变性是 CD-1 小鼠的一种重要疾病（Brayton, 2007; Elmore, 2006; Engelhardt, 1996; Frith & Chandra, 1991; Frith et al, 2007; Glaister, 1986; Gruys et al, 1996; Maita et al, 1988; Percy & Barthold, 2007; Suttie, 2006; Thoolen et al, 2010）。但是，英国 Charles River 公司有关 CD-1 小鼠的目前经验发现：淀粉样物质在长期试验中对照动物的发生率非常低，通常仅表现为某一动物单个组织中偶发性病变。研究人员的经验表明：值得注意的是，全身性淀粉样变性的发生率已经在逐年减少，尤其是因全身性淀粉样变性而引发的动物死亡率已经减少到零。这个观点也见于其他文献报道中。有报道称，美国 3 个不同来源的 Charles River 公司 CD-1 小鼠淀粉样变性发病率有显著差异（Engelhardt, 1996; Engelhardt et al, 1993）。雄性小鼠淀粉样变性发病率范围是 2%～45%，雌性小鼠粉样变性发病率范围是 0.7%～30.7%。使用日本 Charles River 公司 CD-1 小鼠的长期试验的一份类似的死因报告报道了 Charles River 公司 1980 年以后出生的 CD-1 小鼠全身性淀粉样变性的发生率急剧下降（Maita et al, 1988）。Son 于 2003 年对 1990 年至 2002 年间进行的 20 个长期试验对照组 CD-1 小鼠促进死亡的因素进行了综述（Son, 2003a, b），这些试验的所有动物均由英国 Charles River 公司提供，全身性淀粉样变性不是这些试验中任何死亡动物的促进死亡的因素。

尽管 CD-1 小鼠淀粉样变性的发生率有上述这些变化，淀粉样变性仍被认为是许多小鼠种群和品系的一个显著病变（Brayton, 2007; Percy & Barthold, 2007; Frith et al, 2007），毒理病理学家应了解这一重要的全身性疾病的特征。

HogenEsch 等人于 1996 年综述了老年小鼠淀粉样变性的结构、分布、发生率和发病机制（HogenEsch et al, 1996）。淀粉样变性的特征是细胞外纤维状蛋白质沉积，它在 HE 染色切片中具有特征性嗜酸性外观。淀粉样物质刚果红染色阳性，并在偏振光下表现苹果绿的双折射性（HogenEsch et al, 1996; Jakob, 1971; Percy & Barthold, 2007; Sass, 1983c）。

原发性淀粉样变性被认为是由遗传决定，继发性淀粉样变性这一术语用于与慢性炎症相关的淀粉样物质（Dunn, 1967b）。淀粉样变性也与雄性小鼠打斗所致的皮肤病变有关（Brayton, 2007; Frith et al, 2007; HogenEsch et al, 1996; Page & Glenner, 1972; Tucker & Baker, 1967）。

肾是淀粉样物质沉积的好发部位，淀粉样物质在肾小球蓄积（Chandra & Frith, 1994; Dunn, 1967b）。在易感小鼠品系中，淀粉样物质在肾沉积与退行性肾疾病和肾乳头坏死相关（Cornelius, 1970; Dunn, 1967b; Russell & Meier,

1966），肾淀粉样变性也经常被认为是易感小鼠品系促进死亡的主要因素（Chai, 1978; Frith et al, 2007）。

全身性淀粉样变性，淀粉样物质沉积可发生在多个器官，而且模式因品系有所差别，但沉积的特定部位包括胃肠道（在小肠固有层明显沉积）、肾上腺皮质、唾液腺、肺的肺泡隔、脾（在极端情况下可累及整个红髓）、淋巴结和肝（汇管区沉积）（Dunn, 1967b; Elmore, 2006; Jakob, 1971; Percy & Barthold, 2007; Sass, 1983c; Suttie, 2006）（图 4.100, 4.101a & b）。

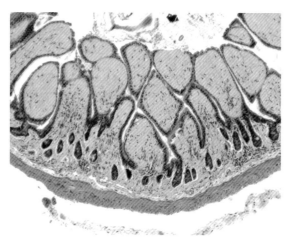

图 4.100　2 岁龄雄性 CD-1 小鼠，空肠固有层淀粉样物质蓄积（×100）

67

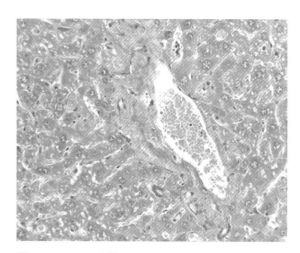

图 4.101a　2 岁龄雄性 CD-1 小鼠，肝内血管周围淀粉样物质蓄积，刚果红染色（×200）

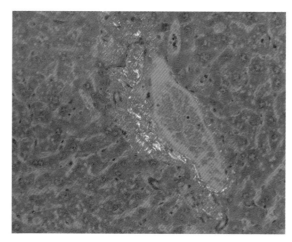

图 4.101b　图 a 在偏振光下的图像，淀粉样物质表现苹果绿的双折射性（×200）

（吕建军　屈　哲　译，王和枚　校）

参考文献

Adkison, D.L., Sundberg, J.P., 1991. 'Lipomatous' hamartomas and choristomas in inbred laboratory mice. Vet. Pathol. 28, 305–312.

Albassam, M.A., Wojcinski, Z.W., Barsoum, N.J., et al., 1991. Spontaneous fibro-osseous proliferative lesions in the sternums and femurs of B6C3F1 mice. Vet. Pathol. 28, 381–388.

Albassam, M.A., Courtney, C.L., 1996. Nonneoplastic and neoplastic lesions of the bone. In: Mohr, U., Dungworth, D.L., Capen, C.C., Carlton, W.W., Sundberg, J.P., Ward, J.M. (Eds.), Pathobiology of the aging mouse, vol. 2. ILSI Press, Washington, pp. 425–437.

Andrews, A.G., Dysko, R.C., Spilman, S.C., et al., 1994. Immune complex vasculitis with secondary ulcerative dermatitis in aged C57BL/6NNia mice. Vet. Pathol. 31, 293–300.

Anagnostopoulos, A.V., Mobraaten, L.E., Sharp, J.J., et al., 2001. Transgenic and knockout databases: behavioral profiles of mouse mutants. Physiol. Behav. 73, 675–689.

Bannasch, P., Wayss, K., Zerban, H., 1985. Peliosis hepatis, rodents. In: Jones, T.C., Mohr, U., Hunt,

R.D. (Eds.), Digestive system, ILSI monographs on pathology of laboratory animals. Springer-Verlag, Berlin, pp. 110–115.

Baze, W.B., Steinbach, T.J., Fleetwood, M.L., Blanchard, T.W., Barnhart, K.F., McArthur, M.J., 2006. Karyomegaly and intranuclear inclusions in the renal tubules of sentinel ICR mice (Mus musculus). Comp. Med. 56, 435–438.

Bell, J.F., Moore, G.J., Clifford, C.M., et al., 1970. Dry gangrene of the ear in white mice. Lab. Anim. 4, 245–254.

Bendele, A.M., Carlton, W.W., 1986. Urologic syndrome, mouse. In: Jones, T.C., Mohr, U., Hunt, R.D. (Eds.), Urinary system, ILSI monographs on pathology of laboratory animals. Springer-Verlag, Berlin, pp. 369–375.

Berdanier, C.D., 2004. Gastrointestinal system and metabolism. In: Hedrich, H.J., Bullock, G. (Eds.), The handbook of experimental animals: the laboratory mouse. Elsevier, San Diego, pp. 245–259.

Bernichtein, S., Peltoketo, H., Huhtaniemi, I., 2009. Adrenal hyperplasia and tumors in mice in connection with aberrant pituitary-gonadal function. Mol. Cell. Endocrinol. 300, 164–168.

Best, P.V., Heath, D., 1961. Interpretation of the appearances of the small pulmonary blood vessels in animals. Circ. Res. 9, 288–294.

Betton, G.R., Whiteley, L.O., Anver, M.R., et al., 2001. Gastrointestial tract. In: Mohr, U. (Ed.), International classification of rodent tumors, the mouse. Springer, Berlin, pp. 23–58.

Bolon, B., 2006. Internet resources for phenotyping engineered rodents. ILAR. J. 47, 163–171.

Bolon, B., 2007. Genetically engineered animals. In: Kubinyi, H. (Ed.), Comprehensive medicinal chemistry, second ed. Drug discovery technologies,vol. 3. Elsevier, Oxford, pp. 151–170.

Boorman, G.A., Sills, R.C., 1999. Exocrine and endocrine pancreas. In: Maronpot, R.R., Boorman, G.A., Gaul, B.W. (Eds.), Pathology of the mouse, reference and atlas. Cache River Press, Vienna, ch 8, pp. 185–205.

Botts, S., Jokinen, M.M., Gaillard, E.T., et al., 1999. Salivary, harderian and lacrimal glands. In: Maronpot, R.R., Boorman, G.A., Gaul, B.W. (Eds.), Pathology of the mouse, reference and atlas. Cache River Press, Vienna, ch 5, pp. 49–79.

BrainMaps.org – digital atlases of mouse brain available at: http://brainmaps.org/index.php?p=speciesdata&species=mus-musculus, 08 July 2011.

Braun, A., Ernst, H., Hoymann, H.G., et al., 2004. Respiratory tract. In: Hedrich, H.J.,

Bullock, G. (Eds.), The handbook of experimental animals: the laboratory mouse. Elsevier, San Diego, pp. 225–243.

Brayton, C., 2007. Spontaneous diseases in commonly used inbred mouse strains. In: Fox, J.G., Barthold, S.W., Davisson, M.T., et al (Eds.), The mouse in biomedical research, second ed, vol. 3. Academic Press, Burlington, ch 25, pp. 623–717.

Brayton, C., Justice, M., Montgomery, C.A., 2001. Evaluating mutant mice: anatomic pathology. Vet. Pathol. 38, 1–19.

Brown, R., 1986. Pigment deposition, kidney, mouse. In: Jones, T.C., Mohr, U., Hunt, R.D. (Eds.), Urinary system, ILSI monographs on pathology of laboratory animals. Springer-Verlag, Berlin, pp. 244–245.

Bruner, R., Kuttler, K., Bader, R., et al., 2001. Integumentary system. In: Mohr, U. (Ed.), International classification of rodent tumors, the mouse. Springer, Berlin, pp. 1–22.

Capen, C.C., 1983a. Functional and pathologic interrelationships of the pituitary gland and the hypothalamus. In: Jones, T.C., Mohr, U., Hunt, R.D. (Eds.), Endocrine system, monographs on pathology of laboratory animals. Springer-Verlag, Berlin, pp. 101–120.

Capen, C.C., 1983b. Structural and biochemical aspects of parathyroid gland function in animals. In:

Jones, T.C., Mohr, U., Hunt, R.D. (Eds.), Endocrine system, monographs on pathology of laboratory animals. Springer-Verlag, Berlin, pp. 217–247.

Capen, C.C., Gröne, A., Bucci, T.J., et al., 1996. Changes in structure and function of the parathyroid gland. In: Mohr, U., Dungworth, D.L., Capen, C.C., Carlton, W.W., Sundberg, J.P., Ward, J.M. (Eds.), Pathobiology of the aging mouse, vol. 1. ILSI Press, Washington, pp. 109–123.

Capen, C.C., Karbe, E., Deschl, U., et al., 2001. Endocrine system. In: Mohr, U. (Ed.), International classification of rodent tumors, the mouse. Springer, Berlin, pp. 269–322.

Carlton, W.W., Engelhardt, J.A., 1991. Atrial thrombosis, rat, mouse, and hamster. In: Jones, T.C., Mohr, U., Hunt, R.D. (Eds.), Cardiovascular and musculoskeletal system, ILSI monographs on pathology of laboratory animals. Springer-Verlag, Berlin, pp. 37–41.

Carlton, W.W., Gries, C.L., 1983 Cysts, pituitary: rat, mouse, and hamster. In: Jones, T.C., Mohr, U., Hunt, R.D. (Eds.), Endocrine system, monographs on pathology of laboratory animals. Springer-Verlag, Berlin, pp. 161–163.

Cesta, M.F., 2006a. Normal structure, function, and histology of the spleen. Toxicol. Pathol. 34, 455–465.

Cesta, M.F., 2006b. Normal structure, function, and histology of mucosa-associated lymphoid tissue. Toxicol. Pathol. 34, 599–608.

Chai, C.K., 1978. Spontaneous amyloidosis in LLC mice. Am. J. Pathol. 90, 381–398.

Chai, C.K., Dickie, M.M., 1966. Endocrine variations. In: Green, E.L. (Ed.), Biology of the laboratory mouse. McGraw-Hill, New York, ch 20, pp. 387–403.

Chandra, M., Frith, C.H., 1994. Spontaneous renal lesions in CD-1 and B6C3F1 mice. Exp. Toxicol. Pathol. 46, 189–198.

Charles River website: http://www.criver.com/, 08 July 2011.

Chiu, T., Chen, H.C., 1986. Spontaneous basophilic hypertrophic foci of the parotid glands in rats and mice. Vet. Pathol. 23, 606–609.

Clarke, M.C., Taylor, R.J., Hall, G.A., et al., 1978. The occurrence in mice of facial and mandibular abscesses associated with Staphylococcus aureus. Lab. Anim. 12, 121–123.

Cook, M.J., 1965. The anatomy of the laboratory mouse. Academic Press, London, available electronically at http://www.informatics.jax.org/cookbook/.

Cornelius, E.A., 1970. Amyloidosis and renal papillary necrosis in male hybrid mice. Am. J. Pathol. 59, 317–326.

Cotchin, E., Roe, F.J.C. (Eds.), 1967. Pathology of laboratory rats and mice. Blackwell, Oxford.

DeLellis, R.A., Sheldon, W.G., Bucci, T.J., 1996. Changes in thyroid c cells. In: Mohr, U., Dungworth, D.L., Capen, C.C., Carlton, W.W., Sundberg, J.P., Ward, J.M. (Eds.), Pathobiology of the aging mouse, vol. 1. ILSI Press, Washington, pp. 103–107.

Deschl, U., Cattley, R.C., Harada, T., et al., 2001. Liver, gall bladder, and exocrine pancreas. In: Mohr, U., (Ed.), International classification of rodent tumors, the mouse. Springer, Berlin, pp. 59–86.

Dixon, D., Herbert, R.A., Sills, R.C., et al., 1999. Lungs, pleura, and mediastinum. In: Maronpot, R.R., Boorman, G.A., Gaul, B.W. (Eds.), Pathology of the mouse, reference and atlas. Cache River Press, Vienna, ch 12, pp. 293–332.

Doi, T., Kotani, Y., Kokoshima, H., et al., 2007. Eosinophilic substance is 'not amyloid' in the mouse nasal septum. Vet. Pathol. 44, 796–802.

Doi, T., Kotani, Y., Kokoshima, H., et al., 2009. Deposition process of eosinophilic substance in mouse nasal septum. J. Vet. Med. Sci. 71, 931–935.

Doi, T., Kokoshima, H., Kanno, T., et al., 2010. New findings concerning eosinophilic substance deposition in mouse nasal septum: sex difference and noincrease in seniles. Toxicol. Pathol. 38, 631–636.

Donnelly, K.B., 2008. Cardiac valvular pathology: comparative pathology and animal models of acquired cardiac valvular diseases. Toxicol. Pathol. 36, 204–217.

Dumont, F., Robert, F., 1980. Age- and sex-dependent thymic abnormalities in NZB X SJL F1 hybrid mice. Clin. Exp. Immunol. 41, 63–72.

Dungworth, D.L., Rittinghausen, S., Schwartz, L., et al., 2001. Respiratory system and mesothelium. In: Mohr, U. (Ed.), International classification of rodent tumors, the mouse. Springer, Berlin, pp. 87–137.

Dunn, T.B., 1967a. Renal disease of the mouse. In: Cotchin, E., Roe, F.J.C. (Eds.), Pathology of laboratory rats and mice. Blackwell, Oxford, ch 6, pp. 149–179.

Dunn, T.B., 1967b. Amyloidosis in mice. In: Cotchin, E., Roe, F.J.C. (Eds.), Pathology of laboratory rats and mice. Blackwell, Oxford, ch 7, pp. 181–212.

Dunn, T.B., 1970. Normal and pathologic anatomy of the adrenal gland of the mouse, including neoplasms. Natl. Cancer. Inst. 44, 1323–1389.

Eaton, G.J., Custer, R.P., Johnson, F.N., et al., 1978. Dystrophic cardiac calcinosis in mice: genetic, hormonal, and dietary influences. Am. J. Pathol. 90, 173–186.

Eaton, G.J., Johnson, F.N., Custer, R.P., et al., 1980. The Icr:Ha(ICR) mouse: a current account of breeding, mutations, diseases and mortality. Lab. Anim. 14, 17–24.

Elangbam, C.S., Colman, K.A., Lightfoot, R.M., et al., 2002. Endocardial myxomatous change in Harlan Sprague-Dawley rats (Hsd:S-D) and CD-1 mice: its microscopic resemblance to drug-induced valvulopathy in humans. Toxicol. Pathol. 30, 483–491.

Elmore, S.A., 2006. Histopathology of the lymph nodes. Toxicol. Pathol. 34, 425–454.

Elwell, M.R., Mahler, J.F., 1999. Heart, blood and lymphatic vessels. In: Maronpot, R.R., Boorman G.A., Gaul, B.W. (Eds.), Pathology of the mouse, reference and atlas. Cache River Press, Vienna, ch 14, pp. 361–380.

Engelhardt, J.A., 1996. Variability in the occurrence of spontaneous lesions in Crl:CD-1(r)(ICR) mice related to source. In: Mohr, U., Dungworth, D.L., Capen, C.C., Carlton, W.W., Sundberg, J.P., Ward, J.M. (Eds.), Pathobiology of the aging mouse. 1, vol. 1. ILSI Press, Washington, pp. 45–49.

Engelhardt, J.A., Gries, C.L., Long, G.G., 1993. Incidence of spontaneous neoplastic and nonneoplastic lesions in Charles River CD-1 mice varies with breeding origin. Toxicol. Pathol. 21, 538–541.

Enomoto, M., Hirouchi, Y., Tsutumi, M., 1996. Pancreas. In: Mohr, U., Dungworth, D.L., Capen, C.C., Carlton, W.W., Sundberg, J.P., Ward, J.M. (Eds.), Pathobiology of the aging mouse, vol. 2. ILSI Press, Washington, pp. 251–260.

Ernst, H., Dungworth, D.L., Kamino, K., et al., 1996. Nonneoplastic lesions in the lungs. In: Mohr, U., Dungworth, D.L., Capen, C.C., Carlton, W.W., Sundberg, J.P., Ward, J.M. (Eds.), Pathobiology of the aging mouse, vol. 1. ILSI Press, Washington, pp. 281–300.

Ettlin, R.A., Stirnimann, P., Prentice, D.E., 1994. Causes of death in rodent toxicity and carcinogenicity studies. Toxicol. Pathol. 22, 165–178.

Eustis, S.L., Boorman, G.A., 1985. Embryology, histology, and ultrastructure of the exocrine pancreas. In: Jones, T.C., Mohr, U., Hunt, R.D. (Eds.), Digestive system. ILSI monographs on pathology of laboratory animals. Springer-Verlag, Berlin, pp. 209–218.

Faccini, J.M., Abbott, D.P., Paulus, G.J.J. (Eds.), 1990. Mouse histopathology. Elsevier, Amsterdam.

Frame, S.R., Slone, T.W., 1996. Nonneoplastic and neoplastic changes in the eye. In: Mohr, U.,

Dungworth, D.L., Capen, C.C., Carlton, W.W., Sundberg, J.P., Ward, J.M. (Eds.), Pathobiology of the aging mouse, vol. 2. ILSI Press, Washington, pp. 97–103.

France, M.P., Sundberg, J.P., Martinic, G., 2000. Branchial cysts in laboratory mice. J. Comp. Pathol. 123, 55–58.

Frith, C.H., 1983a. Histology, adrenal gland, mouse. In: Jones, T.C., Mohr, U., Hunt, R.D. (Eds.), Endocrine system, monographs on pathology of laboratory animals. Springer-Verlag, Berlin, pp. 8–12.

Frith, C.H., 1983b. Pheochromocytoma, adrenal medulla, mouse. In: Jones, T.C., Mohr, U., Hunt, R.D. (Eds.), Endocrine system, monographs on pathology of laboratory animals. Springer-Verlag, Berlin, pp. 27–30.

Frith, C.H., 1983c. Lipogenic pigmentation, adrenal cortex, mouse. In: Jones, T.C., Mohr, U., Hunt, R.D. (Eds.), Endocrine system, monographs on pathology of laboratory animals. Springer-Verlag, Berlin, pp. 60–64.

Frith, C.H., 1983d. Ectopic thyroid, mouse. In: Jones, T.C., Mohr, U., Hunt, R.D. (Eds.), Endocrine system, monographs on pathology of laboratory animals. Springer-Verlag, Berlin, pp. 171–172.

Frith, C.H., Chandra, M., 1991. Incidence, distribution, and morphology of amyloidosis in Charles Rivers CD-1 mice. Toxicol. Pathol. 19, 123–127.

Frith, C.H., Fetters, J., 1983. Ectopic parathyroid, mouse. In: Jones, T.C., Mohr, U., Hunt, R.D. (Eds.), Endocrine system, monographs on pathology of laboratory animals. Springer-Verlag, Berlin, pp. 263–264.

Frith, C.H., Sheldon, W.D., 1983. Hyperplasia, adenoma and carcinoma of pancreatic islets, mouse. In: Jones, T.C., Mohr, U., Hunt, R.D. (Eds.), Endocrine system, monographs on pathology of laboratory animals. Springer-Verlag, Berlin, pp. 297–303.

Frith, C.H., Townsend, J.W., 1985. Histology and ultratructure, salivary glands, mouse. In: Jones, T.C., Mohr U., Hunt, R.D. (Eds.), Digestive system. ILSImonographs on pathology of laboratory animals. Springer-Verlag, Berlin, pp. 177–184.

Frith, C.H., Ward, J.M., 1979. A morphologic classification of proliferative and neoplastic hepatic lesions in mice. J. Environ. Pathol. Toxicol. 3, 329–351.

Frith, C.H., Ward, J.M., 1988. Color atlas of neoplastic and non-neoplastic lesions in aging mice. Elsevier, Amsterdam.

Frith, C.H., Pattengale, P.K., Ward, J.M., 1985. A color atlas of hematopoietic pathology of mice. Toxicology Pathology Associates, Little Rock.

Frith, C.H., Townsend, J.W., Ayres, P.H., 1986. Histology, ultrastructure, urinary tract, mouse. In: Jones, T.C., Mohr, U., Hunt, R.D. (Eds.), Urinary system. ILSI monographs on pathology of laboratory animals. Springer-Verlag, Berlin, pp. 281–284.

Frith, C.H., Ward, J.M., Harleman, J.H., et al., 2001. Hematopoietic system. In: Mohr, U. (Ed.), International classification of rodent tumors, the mouse. Springer, Berlin, pp. 417–451.

Frith, C.H., Goodman, D.G., Boysen, B.G., 2007. The mouse, pathology. In: Gad, S.C. (Ed.), Animal models in toxicology, second ed. Taylor & Francis, Boca Raton, pp. 72–122.

Fuller, J.L., Wimer, R.E., 1966. Neural, sensory, and motor functions. In: Green, E.L. (Ed.), Biology of the laboratory mouse. McGraw-Hill, New York, ch32, pp. 609–628.

Gaillard, E.T., 1999. Ureter, urinary bladder, and urethra. In: Maronpot, R.R., Boorman, G.A., Gaul, B.W. (Eds.), Pathology of the mouse, reference andatlas. Cache River Press, Vienna, ch 10, pp. 235–258.

Gad, S.C. (Ed.), 2007. Animal models in toxicology, second ed. Taylor & Francis, Boca Raton, pp. 72–122.

Garner, F.M., Innes, J.R.M., Nelson, D.H., 1967.

Murine neuropathology. In: Cotchin, E, Roe, F.J.C. (Eds.), Pathology of laboratory rats and mice. Blackwell, Oxford, ch 11, pp. 295–348.

Geiss, V., Yoshitomi, K., 1999. The eyes. In: Maronpot, R.R., Boorman, G.A., Gaul, B.W. (Eds.), Pathology of the mouse, reference and atlas. Cache River Press, Vienna, ch 18, pp. 471–489.

Glaister, J.R., 1986. The ageing mouse. In: Principles of toxicological pathology. Taylor & Francis, London, pp. 182–203.

Goodman, D.G., 1983. Subcapsular-cell hyperplasia, adrenal, mouse. In: Jones, T.C., Mohr, U., Hunt, R.D. (Eds.), Endocrine system, monographs on pathology of laboratory animals. Springer-Verlag, Berlin, pp. 66–68.

Goto, N., Nakajima, Y., Onodera, T., et al., 1984. Inheritance of hydronephrosis in the inbred mouse strain DDD. Lab. Anim. 18, 22–25.

Goto, N., Nakajima, Y., Imamura, K., et al., 1985. Influence of testosterone on hydronephrosis in the inbred mouse strain DDD. Lab. Anim. 19, 85–88.

Greaves, P., Boiziau, J.L., 1984. Altered patterns of mucin secretion in gastric hyperplasia in mice. Vet. Pathol. 21, 224–228.

Green, E.L. (Ed.), 1966. Biology of the laboratory mouse. McGraw-Hill, New York.

Green, E.U., 1942. On the occurrence of crystalline material in the lungs of normal and cancerous Swiss mice. Cancer Res. 2, 210–217.

Gruys, E., Tooten, P.C., Kuijpers, M.H., 1996. Lung, ileum and heart are predilection sites for AApoAII amyloid deposition in CD-1 Swiss mice used for toxicity studies. Pulmonary amyloid indicates AApoAII. Lab. Anim. 30, 28–34.

Guo, L., Johnson, R.S., Schuh, J.C., 2000. Biochemical characterization of endogenously formed eosinophilic crystals in the lungs of mice. J. Biol. Chem. 275 (17), 8032–8037.

Hagiwara, A., Tamano, S., Hirose, M., 1996. Changes in the heart. In: Mohr, U., Dungworth, D.L., Capen, C.C., Carlton, W.W., Sundberg, J.P., Ward, J.M.(Eds.), Pathobiology of the aging mouse, vol. 1. ILSI Press, Washington, pp. 361–371.

Haines, D.C., Chattopadhyay, S., Ward, J.M., 2001. Pathology of aging B6;129 mice. Toxicol. Pathol. 29, 653–661.

Harada, T., Maronpot, R.R., Enomoto, A., et al., 1996. Changes in the liver and gallbladder. In: Mohr, U., Dungworth, D.L., Capen, C.C., Carlton, W.W., Sundberg J.P., Ward, J.M. (Eds.), Pathobiology of the aging mouse, vol. 2. ILSI Press, Washington, pp. 207–241.

Harada, T., Enomoto, A., Boorman, G.A., et al., 1999. Liver and gallbladder. In: Maronpot, R.R., Boorman, G.A., Gaul, B.W. (Eds.), Pathology of the mouse, reference and atlas. Cache River Press, Vienna, ch 7, pp. 119–183.

Hard, G.C., Durchfeld-Meyer, B., Short, B., et al., 2001. Urinary system. In: Mohr, U. (Ed.), International classification of rodent tumors, the mouse. Springer, Berlin, pp. 139–162.

Hardisty, J.F., Boorman, G.A., 1999. The thyroid and parathyroid glands. In: Maronpot, R.R., Boorman, G.A., Gaul, B.W. (Eds.), Pathology of the mouse, reference and atlas. Cache River Press, Vienna, ch 21, pp. 537–554.

Hardy, M.H., 1952. The histochemistry of hair follicles in the mouse. Am. J. Anat. 90, 285–337.

Hardy, J., 1967. Haematology of rats and mice. In: Cotchin, E., Roe, F.J.C. (Eds.), Pathology of laboratory rats and mice. Blackwell, Oxford, ch 16, pp. 501–536.

Harkema, J.R., Carey, S.A., Wagner, J.G., 2006. The nose revisited: a brief review of the comparative structure, function, and toxicologic pathology of the nasal epithelium. Toxicol. Pathol. 34, 252–269.

Harlan Laboratories web site: http://www.harlan.com/,08 July 2011.

Hedrich, H.J., Bullock, G. (Eds.), 2004. The handbook of experimental animals: the laboratory mouse.

Elsevier, San Diego.

Herbert, R.A., Leininger, J.R., 1999. Nose, larynx, and trachea. In: Maronpot, R.R., Boorman, G.A., Gaul, B.W. (Eds.), Pathology of the mouse, reference and atlas. Cache River Press, Vienna, ch 11, pp. 259–292.

Hoedemaeker, P.J., Fleuren, G.J., Weening, J.J., 1986. Immune mechanisms in injury to glomeruli and tubulo-interstitial tissue. In: Jones, T.C., Mohr, U., Hunt, R.D. (Eds.), Urinary system, ILSI monographs on pathology of laboratory animals. Springer-Verlag, Berlin, pp. 153–174.

Hoenerhoff, M.J., Starost, M.F., Ward, J.M., 2006. Eosinophilic crystalline pneumonia as a major cause of death in 129S4/SvJae mice. Vet. Pathol. 43, 682–688.

HogenEsch, H., Gruys, E., Higuchi, K., 1996. Senile amyloidosis. In: Mohr, U., Dungworth, D.L., Capen, C.C., Carlton, W.W., Sundberg, J.P., Ward, J.M. (Eds.), Pathobiology of the aging mouse, vol. 1. ILSI Press, Washington, pp. 237–244.

Hsu, H.H., 1986. Hereditary hydronephrosis, mouse. In: Jones, T.C., Mohr, U., Hunt, R.D. (Eds.), Urinary system, ILSI monographs on pathology of laboratory animals. Springer-Verlag, Berlin, pp. 273–275.

Hummel, K.P., Richardson, F.L., Fekete, E., 1966. Anatomy. In: Green, E.L. (Ed.), Biology of the laboratory mouse. McGraw-Hill, New York, ch 13, pp. 247–307.

Imaoka, K., Honjo, K., Doi, K., et al., 1986. Development of spontaneous tongue calcification and polypoid lesions in DBA/2NCrj mice. Lab. Anim. 20, 1–4.

Innes, J.R.M., Donati, E.J., Yevich, P.P., 1958. Pulmonary lesions in mice due to fragments of hair, epidermis and extraneous matter accidentally injected in toxicity experiments. Am. J. Pathol. 34, 161–167.

Jakob, W., 1971. Spontaneous amyloidosis of mammals. Vet. Pathol. 8, 292–306.

Jones, I.C., 1950. The effect of hypophysectomy on the adrenal cortex of the immature mouse. Am. J. Anat. 86, 371–403.

Jones, T.C., 1967. Pathology of the liver of rats and mice. In: Cotchin, E., Roe, F.J.C. (Eds.), Pathology of laboratory rats and Mice. Blackwell, Oxford, ch 1, pp. 1–23.

Jones, T.C., Mohr, U., Hunt, R.D. (Eds.), 1983. Endocrine system, monographs on pathology of laboratory animals. Springer-Verlag, Berlin.

Jones, T.C., Mohr, U., Hunt, R.D. (Eds.), 1985a. Respiratory system. ILSI monographs on pathology of laboratory animals. Springer-Verlag, Berlin.

Jones, T.C., Mohr, U., Hunt, R.D. (Eds.), 1985b. Digestive system. ILSI monographs on pathology of laboratory animals. Springer-Verlag, Berlin.

Jones, T.C., Mohr, U., Hunt, R.D. (Eds.), 1986. Urinary system. ILSI monographs on pathology of laboratory animals. Springer-Verlag, Berlin.

Jones, T.C., Mohr, U., Hunt, R.D. (Eds.), 1988. Nervous system. ILSI monographs on pathology of laboratory animals. Springer-Verlag, Berlin.

Jones, T.C., Mohr U., Hunt R.D. (Eds.), 1991 Cardiovascular and musculoskeletal system. ILSI monographs on pathology of laboratory animals. Springer-Verlag, Berlin.

Jørgensen, M.C., Ahnfelt-Rønne, J., Hald, J., et al., 2007. An illustrated review of early pancreas development in the mouse. Endocr. Rev. 28, 685–705.

Kaliste, E.K., Mering, S.M., Huuskonen, H.K., 2006. Environmental modification and agonistic behavior in NIH/S male mice: nesting material enhances fighting but shelters prevent it. Comp. Med. 56, 202–208.

Kast, A., 1985. Pulmonary hair embolism rat. In: Jones, T.C., Mohr, U., Hunt, R.D. (Eds.), Respiratory system. ILSI monographs on pathology of laboratory animals. Springer-Verlag, Berlin, pp. 186–194.

Kim, J.S., Kubota, H., Doi, K., et al., 1997a.

Correlation of mast cells with spindle cell hyperplasia in the adrenal cortex of IQI/Jic mice. Exp. Anim. 46, 103–109.

Kim, J.S., Kubota, H., Kiuchi, Y., et al., 1997b. Subcapsular cell hyperplasia and mast cell infiltration in the adrenal cortex of mice: comparative study in 7 inbred strains. Exp. Anim. 46, 303–306.

Kim, J.S., Kubota, H., Nam, S.Y., et al., 2000. Expression of cytokines and proteases in mast cells in the lesion of subcapsular cell hyperplasia in mouse adrenal glands. Toxicol. Pathol. 28, 297–303.

Kitagaki, M., Hirota, M., 2007. Auricular chondritis caused by metal ear tagging in C57BL/6 mice. Vet. Pathol. 44, 458–466.

Kittel, B., Ruehl-Fehlert, C., Morawietz, G., et al., 2004. Revised guides for organ sampling and trimming in rats and mice-Part 2. A joint publication of the RITA and NACAD groups. Exp. Toxicol. Pathol. 55, 413–431.

Komárek, V., 2004. Gross anatomy. In: Hedrich, H.J., Bullock, G. (Eds.), The handbook of experimental animals: the laboratory mouse. Elsevier, San Diego, pp. 117–132.

Koopman, J.P., Van der Logt, J.T., Mullink, J.W., et al., 1984. Tail lesions in C3H/He mice. Lab. Anim. 18, 106–109.

Krinke, G.J., 1996. Nonneoplastic and neoplastic changes in the peripheral nervous system. In: Mohr, U., Dungworth, D.L., Capen, C.C., Carlton, W.W., Sundberg, J.P., Ward, J.M. (Eds.), Pathobiology of the aging mouse, vol. 2. ILSI Press, Washington, pp. 83–93.

Krinke, G.J., 2004. Normative histology of organs. In: Hedrich, H.J., Bullock, G. (Eds.), The handbook of experimental animals: the laboratory mouse. Elsevier, San Diego, pp. 133–166.

Krinke, G.J., Schaetti, P.R., Krinke, A.-L., 1996. Nonneoplastic and neoplastic changes in the harderian and lacrimal glands. In: Mohr, U., Dungworth, D.L., Capen, C.C., Carlton, W.W.,

Sundberg, J.P., Ward, J.M. (Eds.), Pathobiology of the aging mouse, vol. 2. ILSI Press, Washington, pp. 139–152.

Krinke, G.J., Kaufmann, W., Mahrous, A.T., et al., 2000. Morphologic characterization of spontaneous nervous system tumors in mice and rats. Toxicol. Pathol. 28, 178–192.

Krinke, G., Fix, A., Kaufmann, W., et al., 2001a. Central nervous system. In: Mohr, U. (Ed.), International classification of rodent tumors, the mouse. Springer, Berlin, pp. 323–345.

Krinke, G., Fix, A., Jacobs, M., et al., 2001b. Eye and harderian gland. In: Mohr U (Ed.), International classification of rodent tumors, the mouse. Springer, Berlin, pp. 347–359.

Kuhn, III, C., 1985. Structure and function of the lung. In: Jones, T.C., Mohr, U., Hunt, R.D. (Eds.), Respiratory system. ILSI monographs on pathology of laboratory animals. Springer-Verlag, Berlin, pp. 89–98.

Kulwich, B.A., 1994. Epidermoid cysts in the central nervous system of rats and mice: an incidental finding in toxicity/oncogenicity studies. Vet Pathol 31, 475–478.

Kurata, Y., Shibata, M.-A., 1996. Aging changes in the urinary bladder. In: Mohr, U., Dungworth, D.L., Capen, C.C., Carlton, W.W., Sundberg, J.P., Ward, J.M. (Eds.), Pathobiology of the aging mouse, vol. 1. ILSI Press, Washington, pp. 345–357.

Leininger, J.R., 1999. Skeletal muscle. In: Maronpot, R.R., Boorman, G.A., Gaul, B.W. (Eds.), Pathology of the mouse, reference and atlas. Cache River Press, Vienna, ch 24, pp. 637–643.

Leininger, J.R., McDonald, M.M., Abbott, D.P., 1990. Hepatocytes in the mouse stomach. Toxicol. Pathol. 18, 678–686.

Leininger, J.R., Herbert, R.A., Morgan, K.T., 1996. Aging changes in the upper respiratory tract. In: Mohr, U., Dungworth, D.L., Capen, C.C., Carlton, W.W., Sundberg, J.P., Ward, J.M. (Eds.),

Pathobiology of the Aging Mouse, vol. 1. ILSI Press, Washington, pp. 247–260.

Leininger, J.R., Jokinen, M.P., Dangler, C.A., et al., 1999. Oral cavity, esophagus and stomach. In: Maronpot, R.R., Boorman, G.A., Gaul, B.W. (Eds.), Pathology of the mouse, reference and atlas. Cache River Press, Vienna, ch 4, pp. 29–48.

Leiter, E.H., Herberg, L., 1996. Aging, pancreatic islets, and glucose homeostasis in inbred mice. In: Mohr, U., Dungworth, D.L., Capen, C.C., Carlton, W.W., Sundberg, J.P., Ward, J.M. (eds), Pathobiology of the aging mouse, vol. 1. ILSI Press, ashington, pp. 153–170.

Lewis, D.J., 1984. Spontaneous lesions of the mouse biliary tract. J. Comp. Pathol. 94, 263–271.

Liebelt, A.G., 1986. Unique features of anatomy, histology, and ultrastructure, kidney, mouse. In: Jones. T.C., Mohr, U., Hunt, R.D. (Eds.), Urinary system. ILSI monographs on pathology of laboratory animals. Springer-Verlag, Berlin, pp. 24–44.

Linder, C.C., 2003. Mouse nomenclature and maintenance of genetically engineered mice. Comp. Med. 53, 119–125.

Linder, C.C., 2006. Genetic variables that influence phenotype. ILAR. J. 47, 132–140.

Linder, C.C., Davisson, M.T., 2004. Strains, stocks, and mutant mice. In: Hedrich, H.J., Bullock, G. (Eds.), The handbook of experimental animals: the laboratory mouse. Elsevier, San Diego, pp. 25–46.

Long, P.H., Herbert, R.A., 2002. Epithelial-induced intrapulpal denticles in B6C3F1 mice. Toxicol. Pathol. 30, 744–748.

Long, P.H., Leininger, J.R., 1999a. The teeth. In: Maronpot, R.R., Boorman, G.A., Gaul, B.W. (Eds.), Pathology of the mouse, reference and atlas. Cache River Press, Vienna, ch 3, pp. 13–28.

Long, P.H., Leininger, J.R., 1999b. Bones, joints, and synovia. In: Maronpot, R.R., Boorman, G.A., Gaul, B.W. (Eds.), Pathology of the mouse, reference and atlas. Cache River Press, Vienna, ch 25, pp. 645–678.

Long, P.H., Leininger, J.R., Ernst, H., 1996. Proliferative lesions of bone, cartilage, tooth and synovium in rats, MST-2. In: Guides for toxicologic pathology. STP/ARP/AFIP, Washington.

Losco, P.E., 1995. Dental dysplasia in rats and mice. Toxicol. Pathol. 23, 677–688.

Maeda, N., Doi, K., Mitsuoka, T., 1986. Development of heart and aortic lesions in DBA/2NCrj mice. Lab. Anim. 20, 5–8.

Maekawa, A., Enomoto, M., Hirouchi, Y., et al., 1996a. Changes in the upper digestive tract and stomach. In: Mohr, U., Dungworth, D.L., Capen, C.C., Carlton, W.W., Sundberg, J.P., Ward, J.M. (Eds.), Pathobiology of the aging mouse, vol. 2. ILSI Press, Washington, pp. 267–286.

Maekawa, A., Enomoto, M., Iwata, H., 1996b. Changes in the intestine and peritoneum. In: Mohr, U., Dungworth, D.L., Capen, C.C., Carlton, W.W., Sundberg, J.P., Ward, J.M. (Eds.), Pathobiology of the aging mouse, vol. 2. ILSI Press, Washington, pp. 287–294.

Mahesh Kumar, M.J., Nagarajan, P., Venkatesan, R., et al., 2004. Case report and short communication: Rectal prolapse associated with an unusual combination of pinworms and citrobacter species infection in FVB mice colony. Scand. J. Lab. Anim. Sci. 31, 221–223.

Mahler, J.F., Elwell, M.R., 1999. The pituitary gland. In: Maronpot, R.R., Boorman G.A., Gaul, B.W., (Eds.), Pathology of the mouse, reference and atlas. Cache River Press, Vienna, ch 19, pp. 491–507.

Mahler, J.F., Stokes, W., Mann, P.C., et al., 1996. Spontaneous lesions in aging FVB/N mice. Toxicol. Pathol. 24, 710–716.

Maita, K., Hirano, M., Harada, T., et al., 1988. Mortality, major cause of moribundity, and spontaneous tumors in CD-1 mice. Toxicol. Pathol. 16, 340–349.

Malarkey, D.E., Johnson, K., Ryan, L., et al., 2005.

New insights into functional aspects of liver morphology. Toxicol. Pathol. 33, 27–34.

Marillier, R.G., Michels, C., Smith, E.M., et al., 2008. IL-4/IL-13 independent goblet cell hyperplasia in experimental helminth infections. BMC. Immunol. 9, 11 (http://www.biomedcentral.com/1471-2172/9/11).

Maronpot, R.R., 2006. A monograph on histomorphologic evaluation of lymphoid organs. Toxicol. Pathol. 34, 407–408.

Maronpot, R.R., Boorman, G.A., Gaul, B.W. (Eds.), 1999. Pathology of the mouse, reference and atlas. Cache River Press, Vienna.

Marshall, G.E., Shortland, J.R., Hudson, G., 1988. Crystalloid material in cells of the murine mononuclear phagocyte system. J. Anat. 157, 217–228.

Meier, H., Hoag, W.G., 1966. Blood coagulation. In: Green, E.L. (Ed.), Biology of the laboratory mouse. McGraw-Hill, New York, ch 18, pp. 373–376.

Mery, S., Gross, E.A., Joyner, D.R., et al., 1994. Nasal diagrams: a tool for recording the distribution of nasal lesions in rats and mice. Toxicol. Pathol. 22, 353–372.

Michael, L.H., Taffet, G.E., Frangogiannis, N.G., et al., 2004. The cardiovascular system. In: Hedrich, H.J., Bullock, G. (Eds.), The handbook of experimentalanimals: the laboratory mouse. Elsevier, San Diego, pp 207–224.

Militzer, K., Wecker, E., 1986. Behaviour-associated alopecia areata in mice. Lab. Anim. 20, 9–13.

Mohr, U. (Ed.), 2001. International classification of rodent tumors, the mouse. Springer, Berlin. Mohr, U., Dungworth, D.L., Capen, C.C., et al (Eds.), 1996a. Pathobiology of the aging mouse, vol. 1. ILSI Press, Washington.

Mohr, U., Dungworth, D.L., Capen, C.C., et al (Eds.), 1996b. Pathobiology of the aging mouse, vol. 2. ILSI Press, Washington.

Montgomery, Jr., C.A., 1986a. Infarction, kidney, rat, mouse. In: Jones, T.C., Mohr, U., Hunt, R.D. (Eds.), Urinary system. ILSI monographs on pathology of laboratory animals. Springer-Verlag, Berlin, pp 179–184.

Montgomery, Jr., C.A., 1986b. Interstitial nephritis, mouse. In: Jones, T.C., Mohr, U., Hunt, R.D. (Eds.), Urinary system. ILSI monographs on pathology of laboratory animals. Springer-Verlag, Berlin, pp. 210–215.

Montgomery, Jr., C.A., 1986c. Suppurative nephritis, pyelonephritis, mouse. In: Jones, T.C., Mohr, U., Hunt, R.D. (Eds.), Urinary system. ILSI monographs on pathology of laboratory animals. Springer-Verlag, Berlin, pp. 215–219.

Monticello, T.M., Morgan, K.T., Uraih, L., 1990. Nonneoplastic nasal lesions in rats and mice. Environ. Health. Perspect. 85, 249–274.

Morawietz, G., Ruehl-Fehlert, C., Kittel, B., et al., 2004. Revised guides for organ sampling and trimming in rats and mice.Part 3. A joint publication of the RITA and NACAD groups. Exp. Toxicol. Pathol. 55, 433–449.

Morgan, K.T., Sheldon, W.G., 1988. Lipoma, brain, mouse. In: Jones, T.C., Mohr, U., Hunt, R.D. (Eds.), Nervous system. ILSI monographs on pathology of laboratory animals. Springer-Verlag, Berlin, pp 130–134.

Morrisey, R., 1986. Renal calcifications, mouse. In: Jones, T.C., Mohr, U., Hunt, R.D. (Eds.), Urinary system. ILSI monographs on pathology of laboratory animals. Springer-Verlag, Berlin, pp. 361–364.

Morton, D., Tekeli, S., 1997. 'Have you seen this?' Pituitary cysts in a mouse. Toxicol. Pathol. 25, 333.

Mouse Genome Informatics website: http://www.informatics.jax.org/, 08 July 2011.

Müller-Röver, S., Handjiski, B., van der Veen, C., et al., 2001. A comprehensive guide for the accurate classification of murine hair follicles in distinct haircycle stages. J. Invest. Dermatol. 117, 3–15.

Mullink, J.W., Haneveld, G.T., 1979. Polyarteritis in mice due to spontaneous hypertension. J. Comp.

Pathol. 89, 99–106.

Murray, A.B., Luz, A., 1990. Acidophilic macrophage pneumonia in laboratory mice. Vet. Pathol. 27, 274–281.

National Toxicology Program, Histrocial Controls Database: http://ntp.niehs.nih.gov/, 08 July 2011.

Ninomiya, H., Inomata, T., Ogihara, K., 1999. Obstructive uropathy and hydronephrosis in male KK-Ay mice: a report of cases. J. Vet. Med. Sci. 61, 53–57.

Novilla, M.N., Smith, C.K., 1996. Changes in skeletal muscle. In: Mohr, U., Dungworth, D.L., Capen, C.C., Carlton, W.W., Sundberg, J.P., Ward, J.M.(Eds.), Pathobiology of the aging mouse, vol. 2. ILSI Press, Washington, pp. 401–413.

Nyska, A., Maronpot, R.R., 1999. The adrenal gland. In: Maronpot, R.R., Boorman, G.A., Gaul, B.W., (Eds.), Pathology of the mouse, reference and atlas. Cache River Press, Vienna, ch 20, pp. 509–536.

Ogawa, Y., 2003. Immunocytochemistry of myoepithelial cells in the salivary glands. Prog. Histochem. Cytochem. 38, 343–426.

Okada, A., Yabuki, A., Matsumoto, M., et al., 2005. Development of gender differences in DBA/2Cr mouse kidney morphology during maturation. J. Vet. Med. Sci. 67, 877–882.

Pack, R.J., Al-Ugaily, L.H., Morris, G., 1981. The cells of the tracheobronchial epithelium of the mouse: a quantitative light and electron microscope study. J. Anat. 132, 71–84.

Page, D.L., Glenner, G.G., 1972. Social interaction and wounding in the genesis of 'spontaneous' murine amyloidosis. Am. J. Pathol. 67, 555–567.

Paus, R., Müller-Röver, S., Van Der Veen, C., et al., 1999. A comprehensive guide for the recognition and classification of distinct stages of hair follicle morphogenesis. J. Invest. Dermatol. 113, 523–532.

Payne, A.P., 1994. The harderian gland: a tercentennial review. J. Anat. 185, 1–49.

Pearse, G., 2006a. Normal structure, function and histology of the thymus. Toxicol. Pathol. 34, 504–514.

Pearse, G., 2006b. Histopathology of the thymus. Toxicol. Pathol. 34, 515–547.

Peckham, J.C., Heider, K., 1999. Skin and subcutis. In: Maronpot, R.R., Boorman, G.A., Gaul, B.W. (Eds.), Pathology of the mouse, reference and atlas. Cache River Press, Vienna, ch 22, pp. 555–612.

Percy, D.H., Barthold, S.W., 2007. Pathology of laboratory rodents and rabbits, third ed. Blackwell Publishing, Ames, ch 1, pp. 3–124.

Pinkerton, K.E., Cowin, L.L., Witschi, H., 1996. Development, growth, and aging of the lungs. In: Mohr, U., Dungworth, D.L., Capen, C.C., Carlton, W.W., Sundberg, J.P., Ward, J.M. (Eds.), Pathobiology of the aging mouse, vol. 1. ILSI Press, Washington, pp. 261–272.

Plendi, J., Kölle, S., Sinowatz, F., et al., 1996. Nonneoplastic lesions of blood vessels. In: Mohr, U., Dungworth, D.L., Capen, C.C., Carlton, W.W., Sundberg, J.P., Ward, J.M. (Eds.), Pathobiology of the aging mouse, vol. 1. ILSI Press, Washington, pp. 385–391.

Pour, P.M., Qureshi, S.R., Salmasi, S., 1983a. Anatomy, histology, ultrastructure, parathyroid, mouse. In: Jones, T.C., Mohr, U., Hunt, R.D. (Eds.), Endocrinesystem, monographs on pathology of laboratory animals. Springer-Verlag, Berlin, pp. 252–257.

Pour, P.M., Wilson, J.T., Qureshi, S.R., et al., 1983b. Cysts, parathyroid, hamster, rat, mouse. In: Jones, T.C., Mohr, U., Hunt, R.D. (Eds.), Endocrine system, monographs on pathology of laboratory animals. Springer-Verlag, Berlin, pp. 288–294.

Radovsky, A., Mahler, J.F., 1999. The nervous system. In: Maronpot, R.R., Boorman, G.A., Gaul, B.W. (Eds.), Pathology of the mouse, reference and atlas. Cache River Press, Vienna, ch 17, pp. 445–470.

Ramot, Y., Manno, R.A., Okazaki, Y., et al., 2009. Spontaneous aortitis in the Balb/c mouse. Toxicol.

Pathol. 37, 667–671.

Rao, G.N., Boorman, G.A., 1999. History of the B6C3F1 mouse. In: Maronpot, R.R., Boorman, G.A., Gaul, B.W. (Eds.), Pathology of the mouse, reference and atlas. Cache River Press, Vienna, ch 1, pp. 1–6.

Rehm, S., Liebelt, A.G., 1996. Nonneoplastic and neoplastic lesions of the mammary gland. In: Mohr, U., Dungworth, D.L., Capen, C.C., Carlton, W.W., Sundberg, J.P., Ward, J.M. (Eds.), Pathobiology of the aging mouse, vol. 2. ILSI Press, Washington, pp. 381–398.

Rehm, S., Nitsche, B., Deerberg, F., 1985a. Nonneoplastic lesions of female virgin Han:NMRI mice, incidence and influence of food restriction throughout life span. I: Thyroid. Lab. Anim. 19, 214–223.

Rehm, S., Wcislo, A., Deerberg, F., 1985b. Nonneoplastic lesions of female virgin Han:NMRI mice, incidence and influence of food restriction throughout life span. II: Respiratory tract. Lab. Anim. 19, 224–235.

Rehm, S., Sommer, R., Deerberg, F., 1987. Spontaneous nonneoplastic gastric lesions in female Han:NMRI mice, and influence of food restriction throughout life. Vet. Pathol. 24, 216–225.

Renne, R.A., Gideon, K.M., Miller, R.A., et al., 1992. Histologic methods and interspecies variations in the laryngeal histology of F344/N rats and B6C3F1 mice. Toxicol. Pathol. 20, 44–51.

Renne, R., Brix, A., Harkema, J., et al., 2009. Proliferative and nonproliferative lesions of the rat and mouse respiratory tract. Toxicol. Pathol. 37, 5S–73S.

Reznik, G.K., 1990. Comparative anatomy, physiology, and function of the upper respiratory tract. Environ. Health. Perspect. 85, 171–176.

Rittinghausen, S., Kohler, M., Kamino, K., et al., 1997. Spontaneous myelofibrosis in castrated and ovariectomized NMRI mice. Exp. Toxicol. Pathol. 49, 351–353.

Rosol, T.J., Yarrington, J.T., Latendresse, J., et al., 2001. Adrenal gland: structure, function, and mechanisms of toxicity. Toxicol. Pathol. 29, 41–48.

Rowlatt, C., Franks, L.M., Sheriff, M.U., et al., 1969. Naturally occurring tumors and other lesions of the digestive tract in untreated C57BL mice. J. Natl. Cancer. Inst. 43, 1353–1364.

Ruehl-Fehlert, C., Kittel, B., Morawietz, G., et al., 2003. Revised guides for organ sampling and trimming in rats and mice–part 1. Exp. Toxicol. Pathol. 55, 91–106.

Russell, E.S., 1966. Lifespan and aging patterns. In: Green, E.L. (Ed.), Biology of the laboratory mouse. McGraw-Hill, New York, ch 26, pp. 511–519.

Russell, E.S., Meier, H., 1966. Constitutional diseases. In: Green, E.L. (Ed.), Biology of the laboratory mouse. McGraw-Hill, New York, ch 29, pp. 571–587.

Russfield, A.B., 1967. Pathology of the endocrine glands, ovary and testis of rats and mice. In: Cotchin, E., Roe, F.J.C. (Eds.), Pathology of laboratory rats and mice. Blackwell, Oxford, ch 14, pp. 391–467.

Sakura, Y., 1997. Periodontal inflammatory and cystlike lesions in BDF1 and B6C3F1 mice. Vet. Pathol. 34, 460–463.

Salo, P.T., Seeratten, R.A., Erwin, W.M., et al., 2002. Evidence for a neuropathic contribution to the development of spontaneous knee osteoarthrosis in a mouse model. Acta. Orthop. Scand. 73, 77–84.

Sass, B., 1983a. Embryology, adrenal gland, mouse. In: Jones, T.C., Mohr, U., Hunt, R.D. (Eds.), Endocrine system, monographs on pathology of laboratory animals. Springer-Verlag, Berlin, pp. 3–7.

Sass, B., 1983b. Accessory adrenocortical tissue, mouse. In: Jones, T.C., Mohr, U., Hunt, R.D. (Eds.), Endocrine system, monographs on pathology of laboratory animals. Springer-Verlag, Berlin, pp. 12–15.

Sass, B., 1983c. Amyloidosis, adrenal, mouse. In:

Jones, T.C., Mohr, U., Hunt, R.D. (Eds.), Endocrine system, monographs on pathology of laboratory animals. Springer-Verlag, Berlin, pp. 57–59.

Sass, B., 1986. Glomerulonephritis, mouse. In: Jones, T.C., Mohr, U., Hunt, R.D. (Eds.), Urinary system. ILSI monographs on pathology of laboratory animals. Springer-Verlag, Berlin, pp. 192–210.

Satoh, H., Furuhama, K., 2001. 'Have you seen this? An epidermoid cyst with rosette-like structures of the cerebrum in a male BALB/c Mouse. Toxicol. Pathol. 29, 498–500.

Saunders, L.Z., 1967. Ophthalmic pathology in rats and mice. In: Cotchin, E., Roe, F.J.C. (Eds.), Pathology of laboratory rats and mice. Blackwell, Oxford, ch 12, pp. 349–371.

Seely, J.C., 1996a. Gallbladder. In: Mohr, U., Dungworth, D.L., Capen, C.C., Carlton, W.W., Sundberg, J.P., Ward, J.M. (Eds.), Pathobiology of the aging mouse, vol. 2. ILSI Press, Washington, pp. 243–249.

Seely, J.C., 1996b. Salivary glands. In: Mohr, U., Dungworth, D.L., Capen, C.C., Carlton, W.W., Sundberg, J.P., Ward, J.M. (Eds.), Pathobiology of the aging mouse, vol. 2. ILSI Press, Washington, pp. 261–265.

Seely, J.C., 1999. Kidney. In: Maronpot, R.R., Boorman, G.A., Gaul, B.W. (Eds.), Pathology of the mouse, reference and atlas. Cache River Press, Vienna, ch 9, pp. 207–234.

Seely, J.C., Boorman, G.A., 1999. Mammary gland and specialized sebaceous glands (zymbal, preputial, clitoral, anal). In: Maronpot, R.R., Boorman, G.A., Gaul, B.W. (Eds.), Pathology of the mouse, reference and atlas. Cache River Press, Vienna, ch 23, pp. 613–635.

Serfilippi, L.M., Pallman, D.R., Gruebbel, M.M., et al., 2004. Assessment of retinal degeneration in outbred albino mice. Comp. Med. 54, 69–76.

Shackelford, C.C., Elwell, M.R., 1999. Small and large intestine, and mesentery. In: Maronpot, R.R.,

Boorman, G.A., Gaul, B.W. (Eds.), Pathology of the mouse, reference and atlas. Cache River Press, Vienna, ch 6, pp. 81–118.

Sidman, R.L., et al., High-resolution mouse brain atlas, available electronically at: http://www.hms.harvard.edu/research/brain/index.html, 08 July 2011.

Slack, J.M., 1995. Developmental biology of the pancreas. Development. 121, 1569–1580.

Smith, R.J., Frommer, J., 1975. Quantitative morphology and carbohydrate histochemistry of the mouse submandibular gland following prepubertal castration. Am. J. Anat. 144, 137–147.

Sokoloff, L., 1967. Articular and musculoskeletal lesions of rats and mice. In: Cotchin, E., Roe, F.J.C. (Eds.), Pathology of laboratory rats and mice. Blackwell, Oxford, ch 13, pp. 373–390.

Son, W.C., 2003a. Factors contributory to early death of young CD-1 mice in carcinogenicity studies. Toxicol. Lett. 145, 88–98.

Son, W.C., 2003b. Analysis of fighting-associated wounds causing death of young male CD-1 mice in carcinogenicity studies. Scand. J. Lab. Anim. Sci. 30, 101–111.

Staats, J., 1966. The laboratory mouse. In: Green, E.L. (Ed.), Biology of the laboratory mouse. McGraw-Hill, New York, pp. 1–9.

Stenn, K.S., Paus, R., 2001. Controls of hair follicle cycling. Physiol. Rev. 81, 449–494.

Stirling, P., Tullo, A.B., Blyth, W.A., et al., 1983. Retinal degeneration in NIH (inbred) mice. Exp. Eye. Res. 36, 761–763.

Strozik, E., Festing, M.F., 1981. Whisker trimming in mice. Lab. Anim. 15, 309–312.

Sundberg, J.P., 2004. Skin and adnexa of the laboratory mouse. In: Hedrich, H.J., Bullock, G. (eds.), The handbook of experimental animals: the laboratory mouse. Elsevier, San Diego, pp. 195–206.

Sundberg, J.P., Hogan, M.E., King, Jr., L.E., 1996. Normal biology and aging changes of skin and hair. In: Mohr, U., Dungworth, D.L., Capen, C.C.,

Carlton, W.W., Sundberg, J.P., Ward, J.M. (Eds.), Pathobiology of the aging mouse, vol. 2. ILSI Press, Washington, pp. 303–323.

Suttie, A.W., 2006. Histopathology of the spleen. Toxicol. Pathol. 34, 466–503.

Tanaka, S., Matsuzawa, A., 1995. Comparison of adrenocortical zonation in C57BL/6J and DDD mice. Exp. Anim. 44, 285–291.

Taylor, D.M., Fraser, H., 1973. Hydronephrosis in inbred strains of mice with particular reference to the BRVR strain. Lab. Anim. 7, 229–236.

Taylor, D.M., 1985. Urethral plugs and urine retention in male mice. Lab. Anim. 19, 189–191.

Tew, J.G., Thorbecke, G.J., Steinman, R.M., 1982. Dendritic cells in the immune response: Characterisitics and recommended nomenclature (A report from the Reticuloendothelial Society Committee on Nomenclature). J. Reticuloendothel. Soc. 31, 371–380.

Thody, A.J., Shuster, S., 1989. Control and function of sebaceous glands. Physiol. Rev. 69, 383–416.

Thomas, G.A., WilliamsWilliams, E.D., 1996. Changes in the structure and function of the thyroid follicular cell. In: Mohr, U., Dungworth, D.L., Capen, C.C., Carlton, W.W., Sundberg, J.P., Ward, J.M. (Eds.), Pathobiology of the aging mouse, vol. 1.ILSI Press, Washington, pp. 87–101.

Thoolen, B., Maronpot, R.R., Harada, T., et al., 2010. Proliferative and nonproliferative lesions of the rat and mouse hepatobiliary system. Toxicol. Pathol. 38, 5S–81S.

Thuilliez, C., Dorso, L., Howroyd, P., et al., 2009. Histopathological lesions following intramuscular administration of saline in laboratory rodents and rabbits. Exp. Toxicol. Pathol. 61, 13–21.

Tischler, A.S., Sheldon, W., 1996. Adrenal medulla. In: Mohr, U., Dungworth, D.L., Capen, C.C., Carlton, W.W., Sundberg, J.P., Ward, J.M. (Eds.), Pathobiology of the aging mouse, vol. 1. ILSI Press, Washington, pp. 135–151.

Toth, K., Sugar, J., 1985. Intranuclear and intracytoplasmic inclusions in normal and neoplastic hepatocytes, mouse. In: Jones, T.C., Mohr, U., Hunt, R.D. (Eds.), Digestive system, ILSI monographs on pathology of laboratory animals. Springer-Verlag, Berlin, pp. 92–100.

Travlos, G.S., 2006a. Normal structure, function, and histology of the bone marrow. Toxicol. Pathol. 34, 548–565.

Travlos, G.S., 2006b. Histopathology of bone marrow. Toxicol. Pathol. 34, 566–598.

Tucker, A.S., 2007. Salivary gland development. Semin. Cell. Dev. Biol. 18, 237–244.

Tucker, M.J., Baker, S.B.D.e.C., 1967. Diseases if specific pathogen-free mice. In: Cotchin, E., Roe, F.J.C. (Eds.), Pathology of laboratory rats and mice. Blackwell, Oxford, ch 24, pp. 787–824.

Van den Broeck, W., Derore, A., Simoens, P., 2006. Anatomy and nomenclature of murine lymph nodes: Descriptive study and nomenclatory standardization in BALB/cAnNCrl mice. J. Immunol. Methods. 312, 12–19.

van der Heijden, A., van Dijk, J.E., Lemmens, A.G., et al., 1995. Spleen pigmentation in young C57BL mice is caused by accumulation of melanin. Lab. Anim. 29, 459–463.

Van Loo, P.L., Van Zutphen, L.F., Baumans, V., 2003. Male management: Coping with aggression problems in male laboratory mice. Lab. Anim. 37, 300–313.

Van Loo, P.L., Van der Meer, E., Kruitwagen, C.L., et al., 2004. Long-term effects of husbandry procedures on stress-related parameters in male mice of two strains. Lab. Anim. 38, 169–177.

van Rees, E.P., Sminia, T., Dukstra, C.D., 1996. Structure and development of the lymphoid organs. In: Mohr, U., Dungworth, D.L., Capen, C.C., Carlton, W.W., Sundberg, J.P., Ward, J.M. (Eds.), Pathobiology of the aging mouse, vol. 1. ILSI Press, Washington, pp. 173–187.

Van Vleet, J.F., Ferrans, V.J., 1986. Myocardial diseases of animals. Am. J. Pathol. 124, 98–178.

Van Vleet, J.F., Ferrans, V.J., 1991a. Inherited dystrophic cardiac calcinosis, mouse. In: Jones, T.C., Mohr, U., Hunt, R.D. (Eds.), Cardiovascular and musculoskeletal system. ILSI monographs on pathology of laboratory animals. Springer-Verlag, Berlin, pp. 9–14.

Van Vleet, J.F., Ferrans, V.J., 1991b. Pathologic reactions of skeletal muscle to injury. In: Jones, T.C., Mohr, U., Hunt, R.D. (Eds.), Cardiovascular and musculoskeletal system. ILSI monographs on pathology of laboratory animals. Springer-Verlag, Berlin, pp. 109–126.

van Zweiten, M.J., Hollander, C.F., 1985. Polyploidy, liver, rat. In: Jones, T.C., Mohr, U., Hunt, R.D. (Eds.), Digestive system. ILSI monographs on pathology of laboratory animals. Springer-Verlag, Berlin, pp. 83–86.

Walton, M., 1978. A spontaneous ankle deformity in an inbred strain of mouse. J. Pathol. 124, 189–194.

Wancket, L.M., Devor-Henneman, D., Ward, J.M., 2008. Fibro-osseous (FOL) and degenerative joint lesions in female outbred NIH black Swiss mice. Toxicol. Pathol. 36, 362–365.

Ward, J.M., Mann, P.C., Morishima, H., et al., 1999. Thymus, spleen, and lymph nodes. In: Maronpot, R.R., Boorman, G.A., Gaul, B.W. (Eds.), Pathologyof the mouse, reference and atlas. Cache River Press, Vienna, ch 13, pp. 333–360.

Ward, J.M., Anver, M.R., Mahler, J.F., et al., 2000. Pathology of mice commonly used in genetic engineering (C57BL/6, 129, B6,129, and FVB/N). In: Ward, J.M., Mahler, J.F., Maronpot, R.R., et al. (Eds.), Pathology of genetically engineered mice. Iowa State University Press, Ames, ch 13, pp. 161–179.

Ward, J.M., Yoon, M., Anver, M.R., et al., 2001. Hyalinosis and Ym1/Ym2 gene expression in the stomach and respiratory tract of 129S4/SvJae and wild-type and CYP1A2-null B6, 129 mice. Am. J. Pathol. 158, 323–332.

Waring, H., 1935. Memoirs: The development of the adrenal gland of the mouse. Q. J. Microscop. Sci. 78, 329–366.

Waring, H., Scott, E., 1937. Some abnormalities of the adrenal gland of the mouse with a discussion on cortical homology. J. Anat. 71, 299–314.

Weber, K., 2007. Induced and spontaneous lesions in teeth of laboratory animals. J. Toxicol. Pathol. 20, 203–213.

Wijnands, M.V.W., Kuper, C.F., Schuurman, H.-J., et al., 1996. Nonneoplastic lesions of the hematopoietic system. In: Mohr, U., Dungworth, D.L., Capen, C.C., Carlton, W.W., Sundberg, J.P., Ward, J.M. (Eds.), Pathobiology of the aging mouse,vol. 1. ILSI Press, Washington, pp. 205–217.

Willard-Mack, C.L., 2006. Normal structure, function, and histology of lymph nodes. Toxicol. Pathol. 34, 409–424.

Wilson, J.W., Leduc, E.H., 1948. The occurrence and formation of binucleate and multinucleate cells and polyploid nuclei in the mouse liver. Am. J. Anat. 82, 353–391.

Wojcinski, Z.W., Albassam, M.A., Smith, G.S., 1991. Hyaline glomerulopathy in B6C3F1 mice. Toxicol. Pathol. 19, 224–229.

Wolf, D.C., Hard, G.C., 1996. Pathology of the kidneys. In: Mohr, U., Dungworth, D.L., Capen, C.C., Carlton, W.W., Sundberg, J.P., Ward, J.M. (Eds.), Pathobiology of the aging mouse, vol. 1. ILSI Press, Washington, pp. 331–344.

Wright, J.R., Lacy, P.E., 1988. Spontaneous hydronephrosis in C57BL/KsJ mice. J. Comp. Pathol. 99, 449–454.

Yabuki, A., Suzuki, S., Matsumoto, M., et al., 1999. Morphometrical analysis of sex and strain differences in the mouse nephron. J. Vet. Med. Sci. 61, 891–896.

Yabuki, A., Matsumoto, M., Nishinakagawa, H., et al.,

2003. Age-related morphological changes in kidneys of SPF C57BL/6Cr mice maintained undercontrolled conditions. J. Vet. Med. Sci. 65, 845–851.

Yamamoto, H., Iwase, N., 1998. Spontaneous osteoarthritic lesions in a new mutant strain of the mouse. Exp. Anim. 47, 131–135.

Yamamoto, H., Iwase, N., Kohno, M., 1999. Histopathological characterization of spontaneously developing osteoarthropathy in the BCBC/Y mouse established newly from B6C3F1 mice. Exp. Toxicol. Pathol. 51, 15–20.

Yamate, J., Tajima, M., Maruyama, Y., et al., 1987. Observations on soft tissue calcification in DBA/2NCrj mice in comparison with CRJ:CD-1 mice. Lab. Anim. 21, 289–298.

Yang, Y.H., Campbell, J.S., 1964. Crystalline excrements in bronchitis and cholecystitis of mice. Am. J. Pathol. 45, 337–345.

Yarrington, J.T., 1996. Adrenal cortex. In: Mohr, U., Dungworth, D.L., Capen, C.C., et al. (Eds.), Pathobiology of the aging mouse, vol. 1. ILSI Press, Washington, pp. 125–133.

Yoshiki, A., Moriwaki, K., 2006. Mouse phenome research: implications of genetic background. ILAR. J. 47, 94–102.

第5章

Elizabeth F. McInnes

仓鼠与豚鼠

仓鼠

引言

生物医学研究中所使用的叙利亚仓鼠（Mesocricetus auratus）总数远低于所使用的大鼠、小鼠数量，然而，叙利亚仓鼠也是一种重要的研究用实验动物。仓鼠常用于颊囊肿瘤诱导和移植的特殊研究中，对致癌作用研究发挥了重要作用（Strandberg, 1987）。仓鼠也偶尔用于合同研究实验室和制药公司的试验中。在急性和慢性毒性试验中如使用叙利亚仓鼠，其自发性病变发生率的信息是必不可少的（Pour et al, 1976a）。仓鼠致癌性试验中肿瘤发生率的解释需要对所用种属的肿瘤和非肿瘤背景病变有很好的了解（Pour et al, 1976a）。

由于仓鼠在嗅黏膜毒性发展过程中敏感性较低（Toth et al, 1961），而且自发性肿瘤的发生率较低（Kamino et al, 2001a），因此仓鼠偶尔会被选为临床前研究中致癌性试验的候选种属。

心血管系统

心房血栓的形成继发于心力衰竭，常见于老龄仓鼠（Gad et al, 2007 a）。此病变通常发生于左心房和心耳，并可引起左心室扩张（图5.1）。雌性仓鼠比雄性仓鼠更常受累，此综合征可能与淀粉样变性有关（Percy & Barthold, 2007）。心房血栓的形成可能与心肌变性和纤维化，以及冠状动脉中膜变性和钙化有关（Percy & Barthold, 2007）。此外，营养性心内膜炎（vegetative endocarditis）或主动脉瓣血栓形成也见于老龄仓鼠（图5.2）。血管钙质沉着见于主动脉、冠状动脉和肾动脉。然而，这种病变被认为与饮食有关（Pour et al, 1976 d）。小动脉的纤维素样变性也可在老龄仓鼠中见到（Percy & Barthold, 2007）。

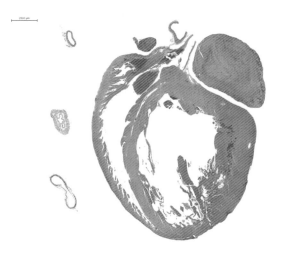

图5.1 仓鼠左心房血栓形成与左心室扩张（×40）

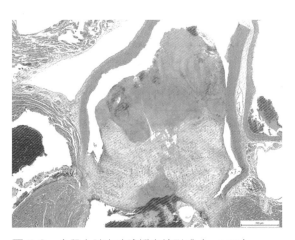

图5.2 仓鼠心脏主动脉瓣血栓形成（×100）

淋巴造血系统

与其他实验动物一样，当仓鼠成年时，其胸腺呈现萎缩与退化（图5.3）。

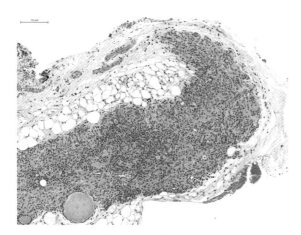

图5.3 仓鼠胸腺重度萎缩（×100）

呼吸系统

心房或主动脉瓣血栓形成引起重度心功能不全，导致慢性肺充血，并引起肺泡内含有含铁血黄素的肺泡巨噬细胞增多（图5.4）。小灶性神经内分泌细胞增生发生于气管和细支气管内（图5.5）。在喉（Pour et al, 1985）或气管（Ernst et al, 1995）中出现自发性C细胞或神经内分泌细胞增生，或这些细胞的良性或恶性肿瘤，可能均是仓鼠特有的。这些病变的出现频率在仓鼠的不同种群间存在很大差异（Mohr et al, 1996）。Pour及其同事（1985）报道称以上病变在叙利亚仓鼠喉中的发生率为9%。Ernst及同事证实了这些细胞的神经内分泌起源，并指出它们发生于喉部和气管上段。喉部与气管上段的神经内分泌细胞增生最早见于15月龄叙利亚仓鼠，很难进行涉及这些细胞的增生、良性肿瘤与恶性肿瘤的鉴别（Mohr et al, 1996）。神经内分泌细胞往往胞质透亮，核大，位于细胞中央（Mohr et al,

1996）。有丝分裂象罕见（Mohr et al, 1996）。Ernst及其同事们1995年采用免疫组织化学的方法，显示喉和气管部位的神经内分泌细胞降钙素、降钙素基因相关肽、神经特异性烯醇化酶（NSE）和5-羟色胺阳性。神经内分泌细胞的良性肿瘤不表现侵袭性，而这些细胞的恶性肿瘤则显示黏膜下与管腔的侵袭性，并可转移到肺（Ernst et al, 1995）。目前人们更喜欢使用术语C细胞增生而非神经内分泌细胞增生，因为这些细胞的起源被认为是甲状腺的C细胞。此外，肺泡组织细胞增生症可见于老龄仓鼠的肺中（Percy & Barthold, 2007）。

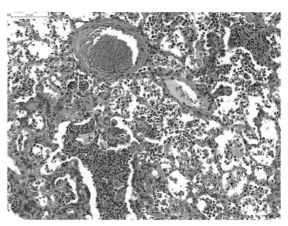

图5.4 重度肺泡组织细胞增多症及淤血，由心房血栓形成引起的慢性被动淤血所致（×100）

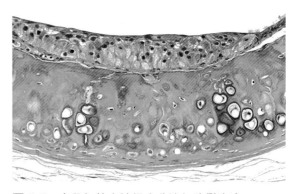

图5.5 仓鼠气管内神经内分泌细胞增生［×100。Turusov, V.S., Mohr, U. (eds), 1996. Pathology of Tumors in Laboratory Animals. Vol. Ⅲ, Tumors of the Hamster, 2nd edition. IARC Scientific Publications No. 126, 189–222, IARC (International Agency for Research on Can cer), Oxford University Press）］

消化道

叙利亚仓鼠的十二指肠和空肠长，回肠短，盲肠大，结肠长。仓鼠盲肠分为顶部和基底部两个部分，由半月瓣及位于回盲结肠区（ileocaecocolic area）成串的四个瓣膜分隔开。仓鼠是前胃发酵动物。仓鼠胃在前胃与腺胃之间明显缩窄，几乎没有胃小弯，从而形成了两个盲端的囊袋。

仓鼠硬腭偶见囊肿形成与矿化（图 5.6）。可见到仓鼠的舌矿化（图 5.7）。胃黏膜矿化也在仓鼠常见（图 5.8）。溃疡与糜烂在仓鼠前胃及腺胃区常见（Pour et al, 1976 a & b）（图 5.9）。仓鼠胃可发生胃腺形成疝进入肌层的情形（图 5.10）。Pour 及其同事（1973）描述过白色仓鼠肠壁颗粒细胞瘤及由颗粒细胞组成的增生区。这种病变可在小肠与大肠的浆膜层见到。

胰腺总导管上皮乳头状增生伴杯状细胞化生是仓鼠的增龄性病变。

肝胆

肝细胞的核内包涵体是一种非特异的背景病变，原因未明，但有人认为包涵体是由核膜内陷以及一些胞质成分整合而形成。包涵体 HE 染色为弱嗜酸性，PAS 染色阴性，直径 5 ~ 8μm，外观均质状或颗粒状，常偏于核的

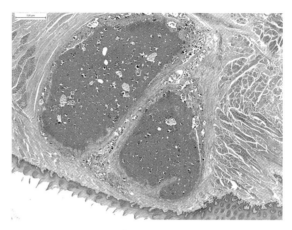

图 5.7　仓鼠舌矿化（×100）

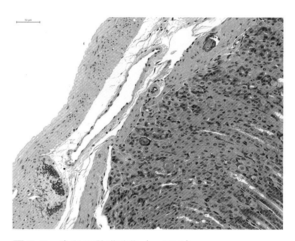

图 5.8　仓鼠胃黏膜矿化（×200）

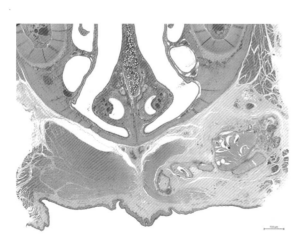

图 5.6　仓鼠硬腭囊肿形成与矿化（×100）

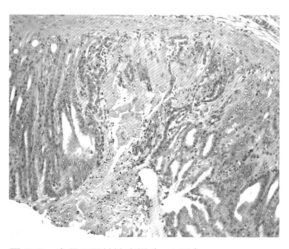

图 5.9　仓鼠胃局灶性糜烂（×100）

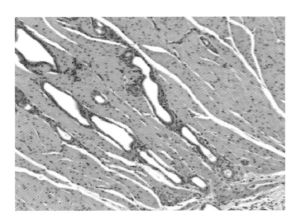

图 5.10　仓鼠胃，胃腺疝入肌层（×100）

一侧。含有包涵体的细胞核常增大，具有不规则皱褶（图 5.11）。

在正常情况下，肝细胞胞质内存在非糖原性空泡，如果有肝损伤时数量更多。空泡 HE 染色嗜酸性，淀粉酶消化与否 PAS 染色均呈强阳性，从而表明其非糖原性质，苏丹黑染色深，提示有结合的脂质。空泡 Ziehl-Neelsen 染色具有抗酸性，直径通常 2 ~ 30μm。

肝囊肿在仓鼠常见，被认为起源于胆管（Gad, 2007a）（图 5.12）。仓鼠可发生多囊性肝病，以在老龄动物中观察到多个肝囊肿为特征（Percy & Barthold, 2007）。囊肿最常见于肝和附睾以及精囊和胰腺（Percy & Barthold, 2007）。

与肝囊肿相伴随，还可以观察到相邻肝细胞萎缩，含铁血黄素沉积，胆管增生和门管区淋巴细胞浸润（Percy & Barthold, 2007）。透明细胞灶是仓鼠肝的正常背景性变化（Kamino et al, 2001b）（图 5.13）。与大鼠和小鼠一样，仓鼠肝可观察到胆管增生（图 5.14）（Percy & Barthold, 2001，2007）。胆管增生成为仓鼠肝硬化复杂病变的一部分，其中包括门管区纤维化、胆管增生、结节状肝细胞增生、变性、坏死以及混合性炎症细胞浸润（Percy & Barthold, 2007）。

仓鼠常发生肝的淀粉样变性，特别是在老年动物与雌性动物中。使用睾酮可抑制雌性仓鼠发生淀粉样变性（Percy & Barthold, 2007）。肝、肾、肾上腺和性腺是最常受累器官。肝的淀粉样物质沉积可见于门管区周围、血管壁和肝窦内（图 5.15）。淀粉样变性是仓鼠肾功能衰竭的一个重要原因（Percy & Barthold, 2007）。胆结石和黏膜下淋巴细胞聚集可偶尔在仓鼠胆囊观察到（图 5.16）。

泌尿系统

淀粉样变性是发生在老龄仓鼠肾的一种疾病。由于这一病变作为一种疾病而不是自

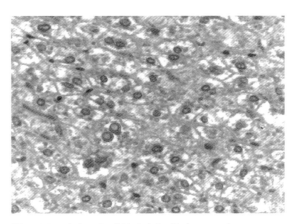

图 5.11　仓鼠肝细胞核内包涵体（×400）

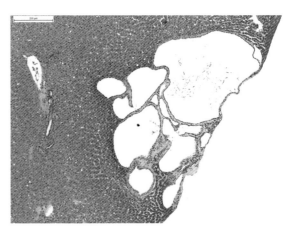

图 5.12　仓鼠肝内多发性胆管囊肿（×100）

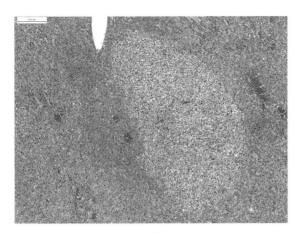

图 5.13 仓鼠肝透明细胞灶（×100）

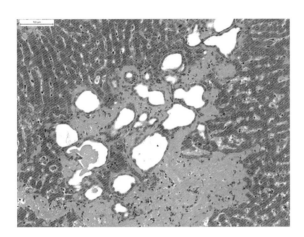

图 5.14 仓鼠内胆管增生与扩张（×100）

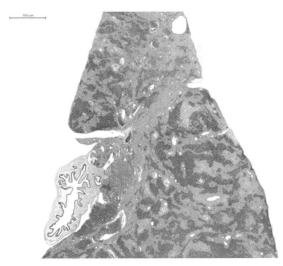

图 5.15 仓鼠肝内重度弥漫性淀粉样变性（×40）

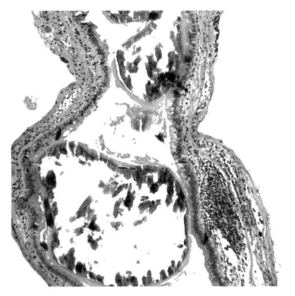

图 5.16 仓鼠胆结石，黏膜下淋巴细胞聚集（×100）

发性背景变化时的发生率可高达88%（God, 2007），因此仍会在此提及该病变。

慢性肾小球肾病也见于老龄仓鼠（图 5.17）。疾病的特点是肾小球硬化、间质炎症与纤维化、透明管型、肾小管扩张与萎缩，以及肾小球淀粉样物质沉积。这种与肾有关的退行性疾病可导致老龄仓鼠很高的死亡率（Percy & Barthold, 2007）。这种疾病更常发生于雌性动物，原因不明，但有研究认为高蛋白质饮食发挥了作用（Percy & Barthold, 2007）。

肾小动脉硬化症，以及并发的肾小球硬化与间质性肾炎，是仓鼠一种常见的疾病（2007）。此外，乳头矿化也是仓鼠肾的常见背景性变化（Gad, 2007a）。

内分泌系统

肾上腺皮质囊肿和皮质增生是仓鼠肾上腺常见的背景病变（Pour et al, 1976 c）。此外，雄性仓鼠由于肾上腺皮质宽大，因此其肾上腺很大（图5.18）。

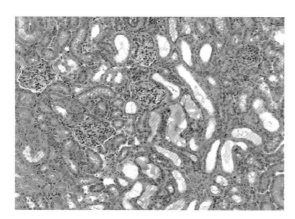

图 5.17　仓鼠肾内透明管型与肾小管扩张，构成了复杂肾小球肾病的一部分（×200）

与小鼠所见类似，仓鼠胰腺可观察到胰岛细胞增生（Pour et al, 1976c）（图 5.19）。导管黏液上皮化生可见于仓鼠胰腺（图 5.20）。

甲状旁腺增生偶见于叙利亚仓鼠（Pour et al, 1976c）。

皮肤及附属器

仓鼠的颊囊发达，侧颊壁可高度膨胀外翻。颊囊用于存储和转运食物，在麻醉下很容易外翻，常用作实验性肿瘤植入和血管生理学研究的部位。仓鼠颊囊是免疫隔离部位。

仓鼠有小色素斑及肋椎斑或皮脂腺斑（Ghadially & Ghadially, 1996）。小色素斑是指仓鼠皮肤上的色素斑点，由黑素细胞和噬黑素细胞组成并由皮脂腺单位所包围。肋椎斑或皮脂腺斑是仓鼠侧腹部的一对黑色器官，由排入大毛囊的大皮脂腺组成。这些毛囊的颈部周围可见大量黑素细胞。仓鼠臀部及侧腹部的腺体在两性性唤起时分泌并作为领地的嗅觉标记（图 5.21）。雄性仓鼠侧腹腺部位可发生溃疡。

仓鼠可能发生与垫料相关的皮炎（Percy & Barthold, 2007）。这种病变的特点是足趾的真

皮和皮下出现肉芽肿样炎症反应。皮肤的皮下脓肿在叙利亚仓鼠中曾有报道（Kondo et al, 2008）。

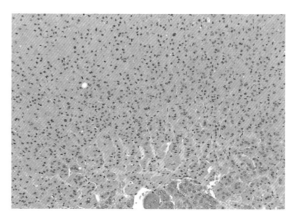

图 5.18　雄性仓鼠宽大的肾上腺皮质（×200）

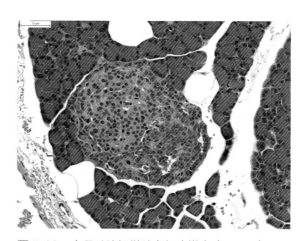

图 5.19　仓鼠胰腺轻微胰岛细胞增生（×100）

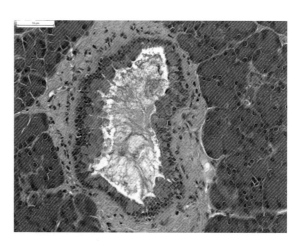

图 5.20　仓鼠胰腺导管黏液上皮化生（×200）

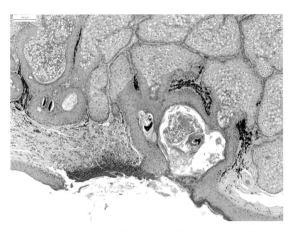

图 5.21 伴有局灶性溃疡的雄性仓鼠皮脂腺斑（×100）

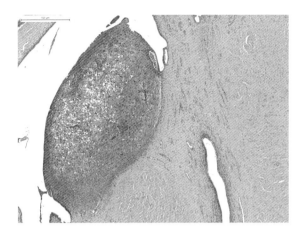

图 5.22 仓鼠子宫蜕膜反应（×100）

生殖系统

滋养层巨细胞源自胎盘，尤其是滋养层，即被覆囊胚的上皮细胞层。仓鼠、豚鼠与其他啮齿类动物及灵长类动物中所见的血绒毛膜胎盘是由囊胚侵入子宫黏膜所建立。仓鼠的胎盘为迷宫般的血三绒膜类型（hemotrichorid type）（Percy & Barthold, 2007）。

滋养层巨细胞与母体血流直接接触。这些细胞具有迁移性，在子宫系膜动脉和卵巢动脉中常可见到。滋养层巨细胞显然只向动脉血迁移，产后 3 周仍可见。仓鼠子宫可观察到蜕膜反应（图 5.22），仓鼠卵巢可见稀疏分布的黄体（图 5.23）。

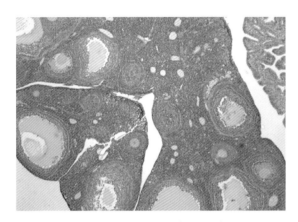

图 5.23 仓鼠卵巢稀疏的黄体（×100）

雌性仓鼠子宫中可见颗粒细胞灶（Kamino et al, 2001b）（图 5.24）。此外，仓鼠大肠的浆膜面（图 5.25）以及邻近肾的部位（图 5.26）可见颗粒细胞增生。卵巢囊肿在雌性仓鼠中常见（Pour et al, 1976c）。

睾丸曲细精管萎缩（Kamino et al, 2001b）（图 5.27）以及附睾上皮增生（图 5.28）是雄性仓鼠常见的背景病变。雄性仓鼠常见包皮脓肿（图 5.29），也可见前列腺上皮萎缩与矿化（图 5.30）。

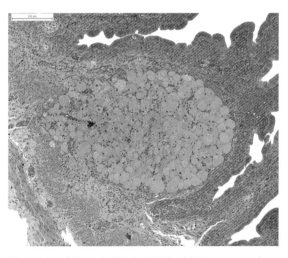

图 5.24 仓鼠子宫颗粒细胞聚集（增生，×100）

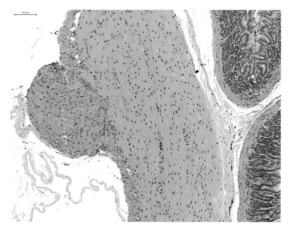

图 5.25　大肠浆膜表面颗粒细胞增生（×100）

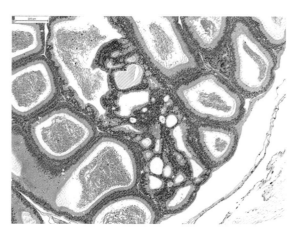

图 5.28　仓鼠附睾上皮增生（×100）

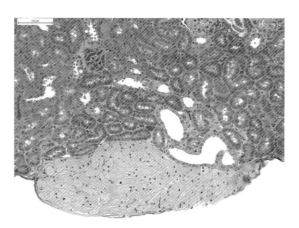

图 5.26　仓鼠肾附近颗粒细胞增生（×200）

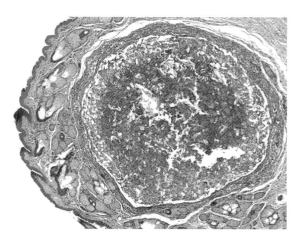

图 5.29　仓鼠包皮脓肿（×100）

77

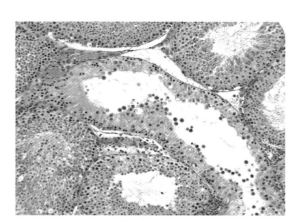

图 5.27　仓鼠睾丸曲细精管萎缩（×100）

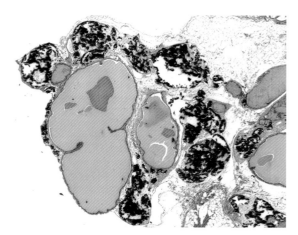

图 5.30　仓鼠前列腺上皮萎缩与矿化（×100）

肌肉、骨骼和关节

仓鼠胸骨常可观察到软骨发育不良（图 5.31）或软骨黏液样变性（图 5.32）（Kamino et al, 2001b）。

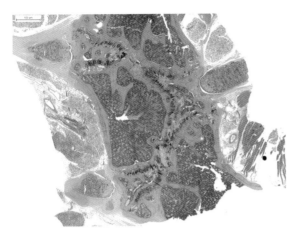

图 5.31　仓鼠胸骨发育不良（×100）

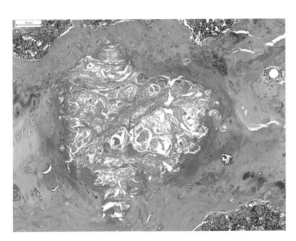

图 5.32　仓鼠胸骨软骨变性（×200）

眼和耳

仓鼠眼偶尔可见由感光细胞层、外膜层和外核层组成的表现为玫瑰样结构的多灶性视网膜发育不良（Gad, 2007a）。晶状体纤维变性（即白内障）在仓鼠眼中可以见到（图 5.33）。

与其他实验动物一样，脑矿化在仓鼠中可以见到（图 5.34）。此外，增龄性脑空泡变也

有报道（Gerhauser et al, 2012）。仓鼠耳偶见慢性化脓性炎症（图 5.35），可导致中耳纤维化（图 5.36）。

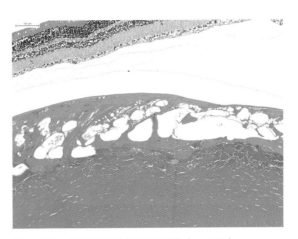

图 5.33　仓鼠眼晶状体纤维变性（×200）

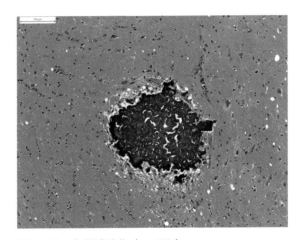

图 5.34　仓鼠脑矿化（×100）

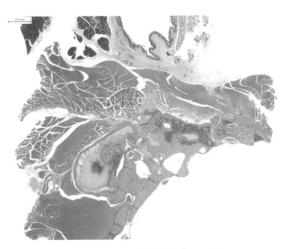

图 5.35　仓鼠耳慢性化脓性炎症（×40）

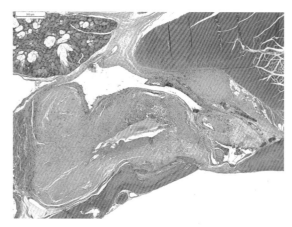

图 5.36　仓鼠耳，中耳纤维化（×40）

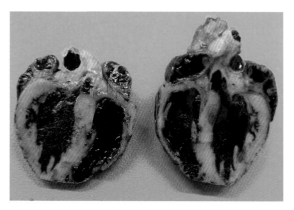

图 5.37　豚鼠心脏横纹肌瘤症

豚鼠

引言

Hartley 品系豚鼠广泛用于多种研究中（Percy & Barthold, 2007）。豚鼠的异嗜性白细胞相当于中性粒细胞。豚鼠（荷兰猪）起源于南美洲，用于免疫学、听力学和感染性疾病的研究中（Gad et al, 2007b）。由于豚鼠价格昂贵且没有易于采血的外周静脉，因此未被大量使用（Gad et al, 2007b）。

心血管系统

78

横纹肌瘤症（结节性糖原浸润）偶发于各年龄段豚鼠（Hueper, 1941; Rooney, 1961; Takahashi et al, 1985; Vink, 1969）。该症被认为是因糖原代谢紊乱而引起的先天性疾病（Percy & Barthold, 2007）。该病变出现于心肌，通常在左心室，但也见于心房、室间隔和乳头肌。如病灶较大，剖检时通常可以见到，为粉色、黄色病灶（图 5.37）或条纹（Percy & Barthold, 2007），但也可能病变太小而大体观察不到。

组织病理学检查可见病变为空泡变的肌纤维网，肌纤维由细纤丝状至颗粒状的嗜酸性胞质组成。空泡内含有大量糖原，在常规固定及处理过程中这些糖原会被洗脱丢失（Percy & Barthold, 2007）。采用酒精固定、PAS 染色的样本能够显示出糖原（Percy & Barthold, 2007）。

部分受累肌纤维的胞核可出现移位和压扁现象（Percy & Barthold, 2007）。胞核位于中央、纤维呈放射状突起的肌纤维称为"蜘蛛细胞"（Percy & Barthold, 2007）。可出现分化差的心肌纤维，有可辨识的横纹结构。这种病变似乎不影响心脏功能，被认为是一种偶发性病变。

淋巴造血系统

豚鼠胸腺中可见与哈氏小体相关联的退变的淋巴细胞（Percy & Barthold, 2007）。豚鼠胸腺囊肿常见（Percy & Barthold, 2007）。

呼吸系统

豚鼠肺中可见中度至重度肺动脉增生（Percy & Barthold, 2007）。豚鼠肺常出现血管周围淋巴细胞聚集，这种病变剖检时可以见到，为胸膜下白色病灶（Percy & Barthold, 2007）。这些病变可能由抗原刺激而引起，但未分离到病毒（Percy & Barthold, 2007）。与其他实验动物一样，豚鼠肺中偶尔可见骨化生。豚鼠好发异物性肺炎（Percy & Barthold, 2007）。这种病变以肉芽肿为特征，肉芽肿通常由植物纤维组成，周围被主要由中性粒细胞、淋巴细胞和异物巨细胞组成的炎症细胞浸润包围。曾有报道称，幼龄豚鼠鼻道嗅上皮伪腺形成伴弥散性或结节状基底细胞增生。

消化道

豚鼠大肠固有层常见含铁血黄素沉积（Percy & Barthold, 2007）。含铁血黄素包含于固有层的巨噬细胞中。老龄豚鼠胰腺中可见脂肪细胞浸润（Percy & Barthold, 2007）。脂肪组织面积可变得很大，在朗格汉斯胰岛内也可见到脂肪细胞（Percy & Barthold, 2007）。

肝胆

豚鼠肝内可见伴有轻微炎症反应的肝细胞坏死灶（Percy & Barthold, 2007）。与其他实验动物一样，豚鼠也发生慢性特发性胆管肝炎（Percy & Barthold, 2007）。这种病变的特点是出现肝细胞变性、胆管增生和门管区纤维化（Percy & Barthold, 2007），病因不明。豚鼠尸检时偶尔见到局部肝被膜撕裂伴腹腔出血（Percy & Barthold, 2007），该病变被认为与外伤有关。

泌尿系统

节段性肾硬化是一种见于 1 岁龄以上豚鼠的老龄性变化（Percy & Barthold, 2007）。这种病变的病因不明，但已发现高蛋白饮食可加重该病变（Percy & Barthold, 2007）。节段性肾硬化的特点是剖检时出现凹陷、颗粒状苍白肾，组织病理学检查可见间质纤维化、肾小管扩张、透明管型、间质淋巴细胞浸润、肾小球纤维化和细小动脉中膜肥大（Percy & Barthold, 2007）。豚鼠肾内可观察到骨化生。

生殖系统

库罗夫细胞（Kurloff cells）是见于豚鼠（尤其是成年雌性豚鼠）某些部位的特殊单形核细胞（Percy & Barthold, 2007），通常见于脾、骨髓和胸腺。该细胞数量随豚鼠动情周期的变化而增多或减少。妊娠时数量增多（Percy & Barthold, 2007），其中大部分出现在胎盘，被认为在防止母体对胎儿的排斥中发挥了作用（Percy & Barthold, 2007）。该细胞胞质呈颗粒状，细胞核偏位（Percy & Barthold, 2007）。库罗夫细胞被认为是淋巴细胞，可能是大颗粒性淋巴细胞，胞质内含物 PAS 染色阳性。库罗夫细胞可能也参与肿瘤排斥反应（Percy & Barthold, 2007）。

多发性囊肿可见于雌性豚鼠（尤其是 1 岁龄以上的雌性豚鼠）的卵巢（Percy & Barthold, 2007）。囊肿内衬立方至柱状上皮，可导致周围卵巢组织萎缩（Percy & Barthold, 2007）。大的卵巢囊肿被认为起源于卵巢网（Percy & Barthold, 2007）。囊性子宫内膜增生、子宫积液、子宫内膜炎和子宫内膜息肉是并发于卵巢囊肿的病变（Percy & Barthold, 2007）。

肌肉、骨和关节

豚鼠肌肉可发生心肌和骨骼肌变性，病变可表现出矿化（Percy & Barthold, 2007）。后肢肌肉尤其好发这种综合征，但患病动物可能不出现临床体征。骨骼肌和心肌的这种退行性病变均伴有单核性细胞浸润及随后的纤维化。

豚鼠可发生转移性矿化，并导致肘部和肋骨周围软组织矿物质沉积（Percy & Barthold, 2007）。其他组织，如肺、气管、心脏、主动脉、肝、肾、胃、子宫和眼，也可见矿化。该综合征被认为由饮食中矿物质失衡所引起（Percy & Barthold, 2007）。

脑和神经系统

豚鼠可发生中耳炎。这种疾病由多种细菌（如肺炎链球菌、兽疫链球菌、博代杆菌和假单胞菌）所引起（Percy & Barthold, 2007），并可导致鼓室泡硬化症。细菌性结膜炎在豚鼠中也常见，可由大肠埃希菌、兽疫链球菌、金黄色葡萄球菌和出血败血性巴斯德菌所引起（Percy & Barthold, 2007）。

（王和枚　王铜铜　译，吕建军　校）

参考文献

Ernst, H., Heinrichs, M., Bargsten, G., et al., 1995. Neuroendocrine hyperplasias and tumours of the larynx and trachea in the Syrian hamster. In: Jones, T.C., Mohr, U., Hunt, R.D., (Eds.), Respiratory system, second ed. Monographs on Pathology of Laboratory Animals. Springer-Verlag, Berlin, pp. 107–116.

Gad, S.C., Hess, F.G., Gad, S.C., 2007a. The Hamster. In: Gad, S.C., (Ed.), Animal models in toxicology, second ed. Taylor & Francis, Boca Raton, pp. 277–312.

Gad, S.C., Peckham, J.C., Gad, S.C., 2007b. The Guinea pig. In: Gad, S.C., (Ed.), Animal models in toxicology, second ed. Taylor & Francis, Boca Raton, pp. 333–400.

Gerhauser, I., Wohlsein, P., Ernst, H., Germann, P.

G., Baumgartner, W., 2012. Vacuolation and mineralisation as dominant age-related findings in hamster brains. Exp. Toxicol. Pathol. (In press).

Ghadially, F.N., Ghadially, R., 1996. Tumours of the skin. In: Turusov, V.S., Mohr, U., (Eds.), Pathology of tumours in laboratory animals. Vol 3. Tumours of the hamster. IARC Scientific Publications no 126, Lyon IARC, pp. 1–44.

Hueper, W.C., 1941. Rhabdomyomatosis of the heart in a guinea pig. Am. J. Pathol. 17, 121–124.

Kamino, K., Tillman, T., Mohr, U., 2001a. Spectrum and age-related incidence of spontaneous tumours in a colony of Han: AURA hamsters. Exp. Toxic. Pathol. 52, 539–544.

Kamino, K., Tillmann, T., Boschmann, E., Mohr, U., 2001b. Age-related incidence of spontaneous non-neoplastic lesions in a colony of Han: AURA hamsters. Exp. Toxicol. Pathol. 53, 157–164.

Kondo, H., Onuma, M., Shibuya, H., et al., 2008. Spontaneous tumors in domestic hamsters. Vet. Pathol. 45, 674–680.

Mohr, U., Emura, M., Dungworth, D.L., Ernst, H., 1996. Tumours of the lower respiratory tract. In: Turusov, V.S., Mohr, U., (Eds.), Pathology of tumours in laboratory animals. Vol 3. Tumours of the hamster. IARC Scientific Publications no 126, Lyon IARC, pp. 189–222.

Percy, D.H., Barthold, S.W., 2007. Pathology of laboratory rodents and rabbits. third ed. Blackwell Publishing, Ames, ch 1, pp. 168–196 and 209–247.

Pour, P.M., 1985. Clear cell carcinoma in the larynx of the Syrian Hamster. In: Jones, T.C., Mohr, U., Hunt, R.D., (Eds.), Respiratory system (monographs on pathology of laboratory animals). Springer-Verlag, Berlin, pp. 75–77.

Pour, P., Althoff, J., Cardesa, A., 1973. Granular cells in tumours and in non-tumourous tissues. Arch.

Pathol. 95, 135–138.

Pour, P., Kmoch, N., Greiser, E., et al., 1976a. Spontaneous tumors and common diseases in two colonies of Syrian hamsters. Ⅰ. Incidence and sites. J. Natl. Cancer Inst. 56, 931–935.

Pour, P., Mohr, U., Cardesa, A., et al., 1976b. Spontaneous tumors and common diseases in two colonies of Syrian hamsters. Ⅱ. Respiratory tract and digestive system. J. Natl. Cancer Inst. 56, 937–948.

Pour, P., Mohr, U., Althoff, J., et al., 1976c. Spontaneous tumors and common diseases in two colonies of Syrian hamsters. III. Urogenital system and endocrine glands. J. Natl. Cancer Inst. 56, 949–961.

Pour, P., Mohr, U., Altoff, J., et al., 1976d. Spontaneous tumors and common diseases in two colonies of Syrian hamsters. IV. Vascular and lymphatic systems and lesions of other sites. J. Natl. Cancer Inst. 56 (5), 963–974.

Rooney, J.R., 1961. Rhabdomyomatosis in the heart of the guinea pig. Cornell Vet. 51, 388–394.

Sandberg, J.D., 1987. Neoplastic diseases. In: Hoosier, G.L., McPherson, C.W., (Eds.), Laboratory Hamsters. Academic Press Inc, London, pp. 157–167.

Takahashi, M., Iwata, S., Matsuzawa, H., Fujiwara, H., 1985. Pathological findings of cardiac rhabdomyomatosis in the guinea pig. Jikken Dobutsu. 34 (4), 417–424.

Toth, B., Tomatis, L., Shubik, P., 1961. Multipotential carcinogenesis with urethan in the Syrian golden hamster. Cancer Res. 21, 1537–1541.

Turusov, V.S., Mohr, U., (Eds.), 1996. Pathology of Tumours in Laboratory Animals, Vol. Ⅲ, Tumours of the Hamster, second edition. IARC Scientific Publications No. 126, IARC (International Agency for Research on Cancer), Oxford University Press, pp. 189–222.

Vink, H.H., 1969. Rhabdomyomatosis (nodular glycogenic infiltration) of the heart in guinea-pigs. J. Pathol. 97 (2), 331–334.

81

引言

在 CRO 机构和制药行业的科学研究中，小型猪的使用越来越普遍。小型猪相对于犬的优势在于其对非甾体类抗炎药、降压药和拟交感类药物有更大耐受性（Dincer，2007）。此外，小型猪消化系统与人类相似，体型小，易于作为实验动物使用。小型猪的皮肤与人的皮肤结构相似，相似性包括皮肤的厚度、渗透性、色素沉着、过敏反应和对烧伤的反应，可以用来研究皮肤毒性（Mortensen et al，1998；Lavker et al，1991）。

此外，小型猪的胃肠、消化和代谢、肾及免疫系统都与人相似。小型猪的生殖系统组织学、生理学、子宫颈和阴道分泌物及阴道 pH 值与人类也相似（小型猪可用于阴道内给药研究）（Jorgensen et al，1998）。小型猪的心血管生理学和解剖学、心室性能、电生理和冠状动脉的分布与人类相似。

大多数 CRO 机构或制药公司使用的哥廷根小型猪有许多重要的背景病变。小型猪是欧亚野猪（sus scrofa）的派生种，总共有 40 个品系。辛克莱、尤卡坦和哥廷根品系最常见。4 ~ 6 月龄成熟，动情周期约 20 天，妊娠期约 114 天。

小型猪目前在科学研究中的应用及其较小的尺寸都使其比传统家猪更有优势。哥廷根小型猪有大量的解剖学、生殖生理学、临床参数和组织病理学数据可供使用。小型猪比非人灵长类动物也更容易饲养、处理、给药和取材，同时不存在人畜共患病（相对于非人灵长类动物而言）。小型猪引发的动物伦理和动物保护的争议也更少，对于性成熟小型猪的获取和全球运输也相对简便。

小型猪的缺点是，比比格犬或非人灵长类动物体型更大，需要更大量的受试物，也更吵闹！

心血管系统

动脉炎和动脉周围炎常见于小型猪各个器官，包括附睾、心脏、肠、肾、肺、脾、胃和膀胱（图 6.1）。在心脏中，可见小灶性淋巴细胞浸润，偶见局灶性肌纤维坏死。偶见单个核炎症细胞浸润灶。在小型猪肾中偶可见到灶性动脉炎。

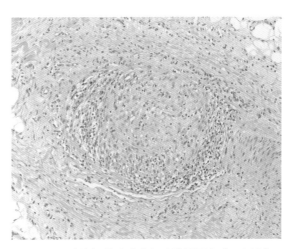

图 6.1 冠脉沟处的动脉炎和动脉周围炎（×100）

淋巴造血系统

　　小型猪最常见的组织病理学背景病变是在各种器官出现单核炎症细胞灶性聚集。这些单个核炎症细胞主要是淋巴细胞、巨噬细胞和浆细胞（Madsen et al, 1998），通常出现在血管周围和间质（Madsen et al, 1998）。肾上腺（图6.2）、大脑（图6.3）、附睾、食管、肾（图6.4）、肝、肺、颌下腺、脑膜、腮腺、直肠、胃、睾丸、舌和阴道均可见病灶（Madsen et al, 1998）。

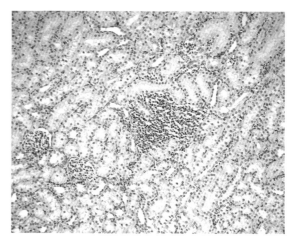

图6.4　肾皮质间质淋巴细胞浸润（×200）

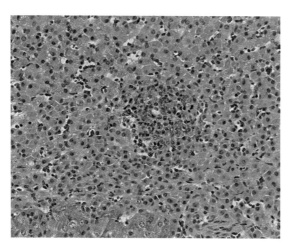

图6.2　肾上腺皮质的淋巴细胞浸润（×200）

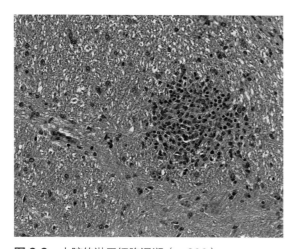

图6.3　大脑的淋巴细胞浸润（×200）

　　脾内以毛细血管或小动脉为中心，由苍白、嗜酸性粒细胞结构、同心状排列形成椭圆形球体。椭球体大小不一，由吞噬细胞和网状纤维构成，文献中称为Schweigger-Seidel鞘（Charles, 1996）（图6.5）。

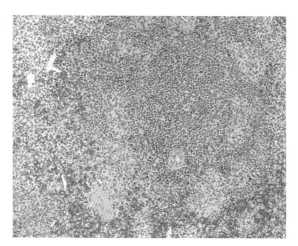

图6.5　小型猪，脾Schweigger-Siedel鞘（×100）

　　小型猪与其他品种的猪一样，淋巴结的皮质和髓质是颠倒的，即髓质在外，含生发中心的皮质在中间。肠系膜淋巴结外周血管丛的存在有时可能会让病理学家产生困惑（图6.6）。小型猪的淋巴结血液供应不同于其他哺乳动

82

物。主要的淋巴结动脉分为分支成为包裹淋巴结的网，其更细的血管分支进一步进入实质（Charles, 1996）。

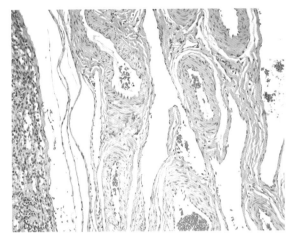

图 6.6　小型猪，毗邻肠系膜淋巴结的肠系膜周围血管丛（×100）

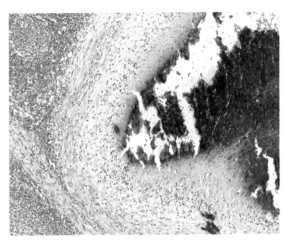

图 6.7　小型猪，颌下淋巴结脓肿伴中心矿化（×100）

局部淋巴结的窦内常见含铁巨噬细胞（Madsen et al, 1998）。一般认为给新生仔猪肌内注射铁制剂可导致小型猪广泛性铁沉积（Svendsen et al, 1998）。此外，铁沉积也可见于肾、肝和颌下淋巴结。

小淋巴结脓肿常见于颌下淋巴结（Dincer, 2007）（图 6.7），继发于局部刺激或炎症。窦组织细胞增生症通常也可见于小型猪的淋巴结。粒细胞（如嗜酸性粒细胞）增多有时可见于肠系膜淋巴结淋巴窦（Dincer, 2007）（图 6.8）。

呼吸系统

小型猪的肺内可见到肺泡巨噬细胞的多灶性聚集（图 6.9）。大多数病变呈灶性，程度轻微，间质或血管周围常见炎症细胞浸润，炎

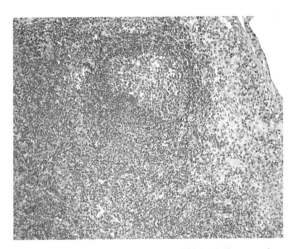

图 6.8　被膜下淋巴窦中的嗜酸性粒细胞（×100）

症细胞通常为淋巴细胞和巨噬细胞。此外，肺泡内矿化（Dincer, 2007）（图 6.10）、灶性间质性矿化或化脓性支气管肺炎都常见（Dincer, 2007）。肺矿化常伴有巨噬细胞浸润。肺炎可能由支原体或其他细菌感染导致（Dincer, 2007）。异物肉芽肿，常围绕毛发或食物颗粒出现，也都常见于小型猪的肺（Dincer, 2007）。偶尔可见胸膜增厚或胸膜炎（Dincer, 2007）。

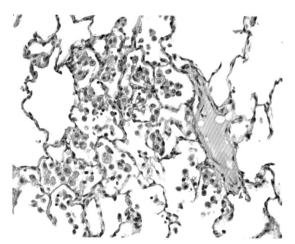

图6.9　小型猪，肺泡巨噬细胞聚集（×200）

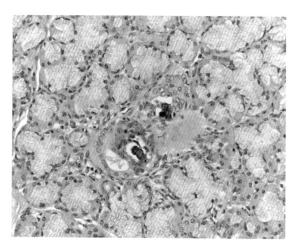

图6.11　小型猪，唾液腺中的矿化灶（×200）

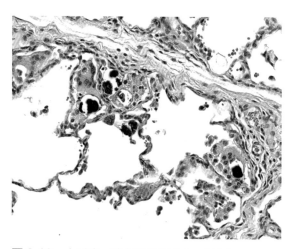

图6.10　小型猪，肺中的矿化灶（×100）

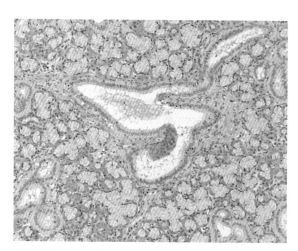

图6.12　舌下腺导管上皮鳞状化生（×10）

消化道

　　小型猪的唾液腺常见间质和导管周围淋巴细胞浸润和灶性矿化（图6.11），颌下腺的腺体中水肿也常见。此外，唾液腺导管的立方上皮鳞状化生也可见到（图6.12）。舌内可偶见灶性软骨细胞，与炎症无关（图6.13）。人们认为软骨细胞的出现是异位现象。在腺胃和非腺胃可偶见糜烂、溃疡和炎症细胞浸润（Dincer，2007）（图6.14）。

　　小型猪的大肠、小肠固有层和黏膜下层可

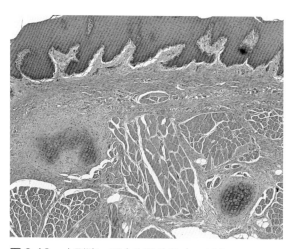

图6.13　小型猪，舌中出现软骨（×10）

83

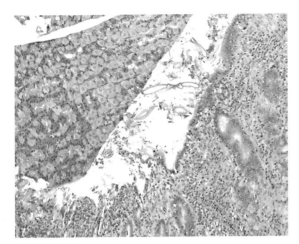

图 6.14　小型猪，胃黏膜轻微灶性糜烂（×100）

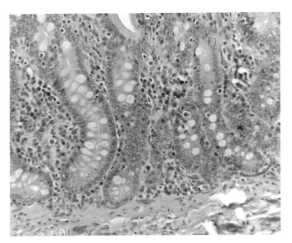

图 6.15a　小型猪，空肠固有层，中等数量嗜酸性粒细胞（×200）

见轻微至中度的出血及炎症。小肠固有层可见一定数量的嗜酸性粒细胞（图 6.15a）。肠黏膜偶尔可见糜烂。胃可偶见角化过度，由细磨口粮和颗粒化饲料喂养导致（Madsen et al,1998）。小型猪的大肠黏膜下淋巴组织常见肠腺疝（图 6.15b）。

肝胆

小型猪的胆囊可偶见慢性坏死性胆囊炎（Svendsen, 1998）（图 6.16）。这种病变通常发现于剖检过程中，受累胆囊出现增厚。组织病理学特征为黏膜坏死与伴发大量炎症细胞浸润至黏膜下层和平滑肌层（Dincer, 2007）。胆囊炎时可无临床体征表现或临床病理学参数变化。胆囊发育不全也是小型猪的背景病变之一。

小型猪肝内往往可见小灶性的多发性炎症细胞灶，偶见单个细胞坏死或灶性坏死（Dincer, 2007）（图 6.17）。此外，纤维组织可出现于小叶间和被膜下（Dincer, 2007）。小型猪肝内可偶见透明细胞灶，一般认为这些肝细胞透明化是由于胞质内糖原累积导致（Dincer, 2007）。铁沉积也常见于肝枯否细胞中。

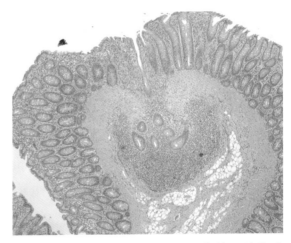

图 6.15b　结肠黏膜下淋巴组织的结肠腺体疝（×100）

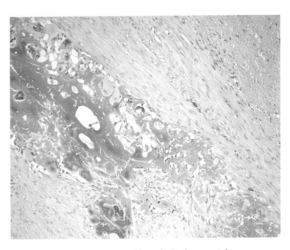

图 6.16　小型猪，坏死性胆囊炎（×200）

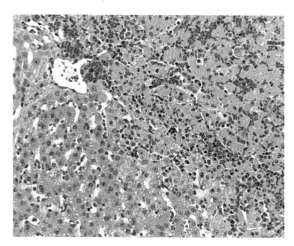

图6.17　小型猪，局灶性肝细胞坏死（×200）

泌尿系统

　　小型猪的肾为多乳头，在结构上与人的肾类似，具有肾小盏。小型猪肾常见多灶性间质性淋巴浸润和纤维化，以及多灶性皮质嗜碱性小管（图6.18）（Svendsen et al, 1998）。病变一般为小灶性，嗜碱性小管往往与肾小管变性或再生有关。小型猪肾乳头的灶性矿化及皮质囊肿尤其常见，透明管型偶见（Dincer, 2007）（图6.19）。

　　小型猪膀胱的黏膜层和黏膜下层可偶见多灶性炎症细胞浸润（Dincer, 2007）。以嗜酸性

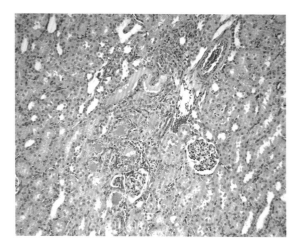

图6.18　小型猪，嗜碱性肾小管及间质淋巴细胞浸润（×100）

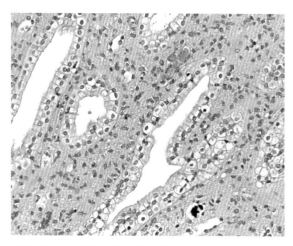

图6.19　小型猪，肾乳头矿化（×200）

粒细胞为主的炎症可偶见于小型猪的输尿管。膀胱浆膜层脐带血管可见血栓形成或灶性矿化（图6.20）。

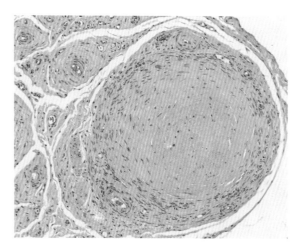

图6.20　小型猪，膀胱浆膜层脐带血管血栓（×100）

内分泌系统

84

　　有时可见副肾上腺皮质组织。在小型猪的甲状腺有时可观察到以鳞状上皮和角蛋白为主的腮后体。腺垂体有时会出现内衬纤毛上皮的囊肿以及单个细胞矿化现象（Dincer, 2007）。

　　小型猪的甲状旁腺很难定位，并且人们经常在胸腺内能找到异位甲状旁腺。甲状腺位于胸廓入口处气管腹侧面，也很难定位。甲状

腺经常受到静脉穿刺损伤（图 6.21），并因此影响甲状腺激素水平。小型猪的甲状旁腺并不贴附于甲状腺，而是紧靠颈动脉分叉（图 6.22），包被于胸腺、脂肪或结缔组织内。胸腺位于胸腔前部和颈部气管两侧。甲状旁腺偶见囊肿（Dincer, 2007）。

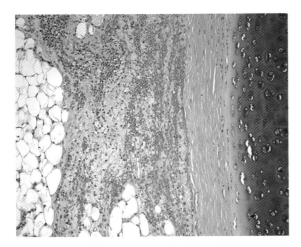

图 6.21 小型猪，静脉穿刺造成的气管周围出血和炎症（×100）

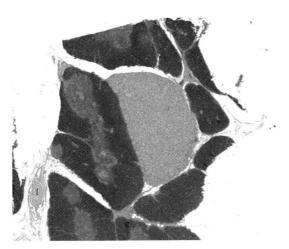

图 6.22 小型猪，胸腺内的甲状旁腺（×20）

皮肤及其附属器

小型猪的皮肤可出现真皮多灶性炎症细胞浸润及表皮棘层增厚（Dincer, 2007）。局灶性表皮溃疡也很常见（图 6.23）。

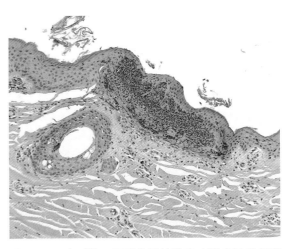

图 6.23 小型猪，严重的局灶性表皮溃疡及真皮炎症细胞浸润（×100）

生殖系统

小型猪睾丸单侧或双侧输精管发育不全或萎缩是常见病变，特征是出现斯托利细胞和多核细胞（Dincer, 2007）。在附睾可见精子数量减少，通常与睾丸生精小管萎缩有关。在小型猪的前列腺常可见到间质淋巴细胞浸润（Dincer, 2007）。

肌肉、骨骼和关节

小型猪的骨骼肌可见多灶性坏死和炎症细胞浸润。可能会与处理因素相关的病变相混淆。许多部位均可观察到骨骼肌损伤，最早的证据是肌纤维再生（图 6.24）。

在小型猪骨髓内的脂肪组织可见到浆液性萎缩（Svendsen et al, 1998）。在骨骺和干骺端发生的病变可能与营养失衡有关（Bollen & Skydsgaard, 2006）（图 6.25）。两性的任何年龄均可发生此病变，雄性动物更多见，它发生在正常生理条件下。该病变没有病理意义，并且被人们认为是骨髓细胞群的正常变化。

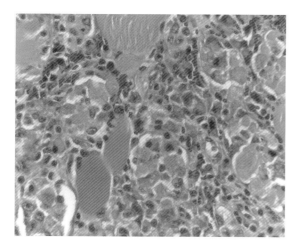

图 6.24　小型猪，骨骼肌变性和炎症（×200）

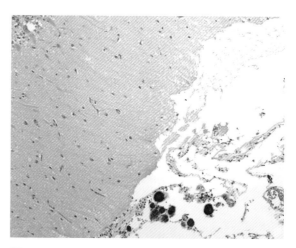

图 6.26　小型猪，大脑脑膜的灶性矿化（×200）

母菌（念珠菌属）偶尔可见于碎片中。此外，小型猪眼的杯状视神经乳头通常为背景病变（图 6.27）。

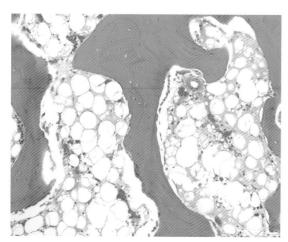

图 6.25　小型猪，骨髓中的脂肪组织浆液性萎缩（×200）

脑和神经系统

小型猪大脑脑膜往往可见矿化（图 6.26），大脑可偶见灶性血管周围淋巴细胞浸润。此外，有时可见脑膜炎症细胞浸润。

眼和耳

小型猪的眼中可偶见视网膜灶性发育异常，淋巴细胞性角膜炎和浅表角膜炎（Madsen et al, 1998）。小型猪可偶发眼周角化过度，酵

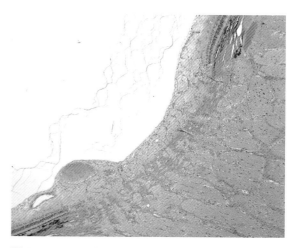

图 6.27　小型猪，杯状视神经乳头（×40）

（刘克剑　译）

参考文献

Bollen, P., Skydsgaard, M., 2006. Restricted feeding may induce serous fat atrophy in male Göttingen minipigs. Exp. Toxicol. Pathol. 57, 347–349.

Charles, J.A., 1996. Lymph nodes and thymus. In: Sims, L.D., Glastonbury, J.R.W. (Eds.), Pathology of the pig. Industry House, Australia, pp. 185–210.

Dincer, Z., 2007. The minipig. In: Gad, S.C. (Ed.), Animal models in toxicology. CRC Press, Boca Raton, pp. 739–759.

Jørgensen, K.D., Ellegaard, L., Klastrup, S., et al., 1998. Haematological and clinical chemical values in pregnant and juvenile Göttingen minipigs. Scand. J. Lab. Anim. Sci. 25, 181–190.

Lavker, R.M., Dong, G., Zheng, P.S., et al., 1991. Hairless micropig skin. A novel model for studies of cutaneous biology. Am. J. Pathol. 138, 687–697.

Madsen, L.W., Jensen, A.L., Larsen, S., 1998. Spontaneous lesions in clinically healthy, microbiologically defined Gottingen minipigs. Scand. J. Lab. Anim. Sci. 25, 159–166.

Mortensen, J.T., Brinck, P., Lichtenberg, J., 1998. The minipig in dermal toxicology. A literature review. Scand. J. Lab. Anim. Sci. 35 (suppl. 1), 77–83.

Svendsen, O., Skydsgaard, M., Aarup, V., et al., 1998. Spontaneously occurring microscopic lesions in selected organs of the Gottingen minipig. Scand. J. Lab. Anim. Sci. 25 (suppl. 1), 231–234.

新西兰白兔

引言

兔属于兔形目。兔与啮齿类动物的区别在于它们上颌的大门齿后比啮齿动物多一对门齿。家兔的品种超过 100 种，是欧洲野兔的后裔。新西兰白兔被广泛地用于毒理学研究，然而，很少有试验系统性的对新西兰白兔的全部脏器进行组织病理学检查。在毒理学研究的实验终点，新西兰白兔仍然相对年轻，所以肿瘤前和肿瘤性疾病很少见到。关于实验动物的标准的兽医及病理课本中对老龄兔的肿瘤和增生性病变范围和程度已有充分描述（Hrapkiewicz et al, 1998；Saunders & Rees-Davies, 2005；Percy & Barthold, 2007）。本章将重点关注年轻兔子的自发性背景病变，兔子在 6～24 月龄之间。

种属间的组织反应一般是保守的，很少有兔特异性自发性背景病变出现。大多数使用兔进行试验的毒理学研究项目主要是免疫学领域及致畸（生殖毒性）试验，也用于针对真皮、眼的刺激性和植入体和疫苗的安全性评价。后者往往只涉及眼和注射部位的病理取材。兔眼对免疫复合物的沉积特别敏感。

心血管系统

与其他体型大小差不多的种属相比，兔子的心脏相对较小。兔子心脏右侧腔室窄小，右心室往往含有收缩不明显的血块（Percy & Barthold, 2007）。兔子右心房室瓣是二尖瓣而不是三尖瓣。

毒理学试验中幼兔的心脏偶尔可见封闭的动脉导管，可能会被误认为是灶性矿化的幼兔大血管的中膜。兔子的心肌不常见单个核炎症细胞浸润（Lehr, 1965），如果可见，则通常是在室间隔基部。炎症细胞浸润通常也不会伴有心肌坏死或纤维化。其他研究结果表明兔的左心耳矿化、心包脂肪过多症（图 7.1）和心包纤维化的发病率都较低。在对老年动物进行尸检时可见主动脉和大静脉钙化（图 7.2）（动脉硬化）。在氯胺酮 / 甲苯噻嗪联合应用或使用地托咪定后，荷兰兔心脏可见灶性肌纤维变性和伴有单个核炎症细胞浸润的灶性纤维化（Percy & Barthold, 2007）。

渡边兔被广泛用作天然的动脉粥样硬化动物模型（Garibaldi & Pecquet, 1988）。动脉粥样硬化也可见于新西兰白兔的主动脉（Salamon et al, 2007）。

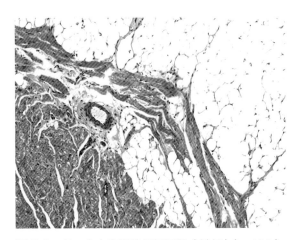

图 7.1 兔，右心室脂肪组织浸润（基部）（×100）

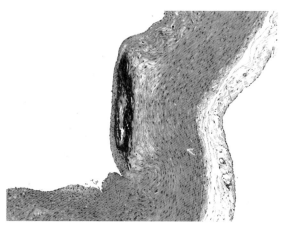

图 7.2   兔，主动脉中膜钙化（×100）

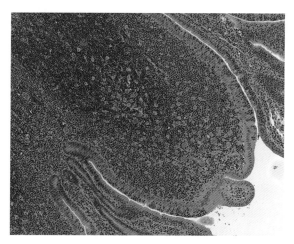

图 7.3   兔，巨噬细胞聚集，常含碎片，肠道黏膜相关淋巴组织（肠道相关淋巴组织集合灶）（×100）

淋巴造血系统

兔红细胞的多染色性是正常的。异嗜性白细胞与中性粒细胞是相对应的，有明显的嗜酸性颗粒。在兔血涂片上也可见到分叶不全的中性粒细胞。这是佩尔格 - 休伊特综合征，具有一定遗传性（Salamon et al, 2007）。兔子的嗜碱性粒细胞可相对较多，循环中偶尔可达到白细胞比例的 30%（Percy & Barthold, 2007）。

胸腺、淋巴结和上皮相关淋巴组织（例如，细支气管和肠道相关淋巴组织）的滤泡可见大的嗜酸性组织细胞（图 7.3）。这些组织细胞胞质空泡内可能含有颗粒碎片。它们通常位于胸腺外围小叶髓质区。兔的造血组织其他低发病率状况有：胸腺的异位甲状旁腺、脾和副脾的髓外造血增多（Weisbroth et al, 1976）、淋巴结的噬红细胞现象、窦扩张、巨噬细胞中色素沉着。 此外，可在肝、心脏和肺部见到淋巴细胞浸润。

呼吸系统

鼻腹侧黏膜有一些毛囊，可能会被误诊为错构瘤。鼻腔黏膜下层含单个或小量聚集的淋巴细胞，但无淋巴滤泡存在。兔没有呼吸性细支气管。肺常见肺泡巨噬细胞聚集。肺泡巨噬细胞的聚集没有特别的分布模式，可仅在脏层胸膜下，或在支气管 - 肺泡连接区。巨噬细胞膨大，胞质淡粉色，通常不具有相关的炎症细胞反应。兔肺其他常见结果有：血管周围单核或嗜酸性炎症细胞浸润，老龄兔可见异位骨和支气管相关淋巴组织（BALT）增生。在气管和喉偶尔可见黏膜下单个核炎症细胞浸润。用巴比妥实施安乐死可导致肺表面出现瘀点，随后消失（Salamon et al, 2007）。此外，该安乐死的过程可能会导致肺泡水肿（图 7.4）。偶尔可见动脉周围炎及伴发血栓的动脉炎（图 7.5）。

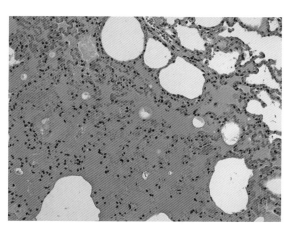

图 7.4   兔，濒死性肺泡水肿（×100）

88

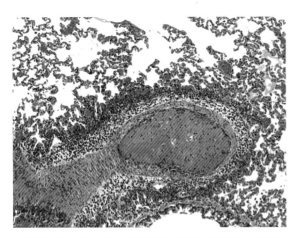

图 7.5　兔，肺血栓，动脉炎和动脉周围炎（×100）

消化道

兔常见牙齿咬合不正，原因可能是先天性下颌骨凸颌畸形或继发性牙齿磨损。下臼齿咬合不正可能会导致舌溃疡。上臼齿咬合不正可导致脸颊溃疡。CRO 机构和制药工业机构通过修剪门齿纠正兔牙齿咬合不正现象。舌背表面一对大的轮廓乳头偶尔会被误认为是乳头瘤样增生。兔子不发生呕吐，胃内可见食物、软粪及毛球式毛石，在幽门处也经常见到毛球或毛石，一般发现于剖检时（Haugh, 1987）。毛球是毛发和食物的混合体，毛发来自于兔子的自我梳毛行为（Percy & Barthold, 2007）。低纤维饮食、实验操作和应激均可成为诱发毛球形成的因素。胃黏膜下也常见异嗜白细胞和淋巴细胞。与其他实验动物相比，兔的布伦纳腺体贯穿其十二指肠的全长（Percy & Barthold, 2007）。

兔为后肠发酵动物，消化系统大而复杂。兔子会吃自己产生的软粪，这是一种黏液包裹的夜间粪便。食粪行为受肾上腺控制，该行为可因应激而发生改变。大肠由螺旋状盲肠、结肠袋和直肠构成。圆小囊为圆形，为厚壁的回肠末端近盲肠处膨大而成（Percy & Barthold, 2007）。在邻近圆小囊的回盲部附近，有一个大块淋巴组织，称为盲肠扁桃体，也可被称为回盲部扁桃体，老教科书上也称作 ampulla ilei。这个部位存在排列有序的淋巴组织和巨噬细胞聚集导致肠壁增厚，可能会被误认为淋巴组织增生或细胞增多。圆小囊、盲肠扁桃体和阑尾等部位的肠壁增厚是由于固有层和黏膜下层淋巴组织的聚集导致。在横结肠和降结肠之间存在称为肠钮的结构，为兔特有的组织结构，由神经节细胞构成，可调节食物向降结肠的流入（Salamon et al, 2007; Cruise and Brewer, 1994）。直肠通常含黏膜下淋巴细胞，而非肠黏膜相关淋巴组织集合（肠道黏膜相关淋巴组织）。肠道中可见明显的浆细胞浸润（Salamon et al, 2007）。小肠可见黏膜糜烂，乳糜管的扩张和肠绒毛钝化，固有层可见严重浆细胞浸润（Percy & Barthold, 2007）。

兔的派氏淋巴结通常非常大，慎勿误诊为淋巴增生。兔的小肠和大肠淋巴组织都很大、很明显。肠相关淋巴组织（肠道黏膜相关淋巴组织）占了兔淋巴组织的 50% 以上，脾所占比例则相对较小。

兔的奇特之处在于任何类型的应激都可导致它们发生腹泻。一次应激之后，一天内可以发生数次腹泻。肠道菌群、pH 值或运动能力的变化也可导致腹泻。环境变化可导致兔产生消极反应（如研究设施或技师更换、动物房内出现新访客），这样的事件发生 2～3 天后可以引起兔腹泻。这是兔的一种行为特征，当对临床症状做评价时必须考虑到这个因素。兔的后肠发酵适应于消化低质量、高纤维饮食。应激事件可导致肠蠕动减慢，会造成食粪行为障碍。此外，由于食物的排空放缓，盲肠 pH 值升高，大肠埃希菌在盲肠环境中占据了支配性地位。

黏液性肠病（流行性兔肠病）是一种发生在年轻兔的病因不明的疾病。这是商用和实验兔繁育场常见的一种死亡原因，但在宠物兔和笼养兔中罕见。受累动物的饲料如果变更回高纤维、低热量饮食则病变可以恢复。该病变经组织病理学检查，可发现明显的杯状细胞肥大、增生，主要影响小肠和结肠，偶尔影响盲肠。小肠可能会出现萎缩和肠绒毛融合。有些动物可能存在轻微淋巴细胞/浆细胞浸润，但一般不存在相关的炎症反应。组织切片上也不总能见到细菌繁殖现象〔大肠埃希菌和（或）梭菌〕。

其他低发生率病变有胃底腺体扩张、胃底灶性矿化及盲肠固有层小脓肿。

兔子可能偶尔会罹患肠道传染性疾病，然而，在屏障设施内是罕见的，一旦发生通常会导致寄生虫病。球虫病可能会导致临床疾病，危及毒理学试验结果，但寄生虫病一般只是有趣的背景病变。栓尾线虫的成虫（图7.6），偶尔可见于兔盲肠和结肠中。幼虫可见于小肠或盲肠黏膜中。小肠可见矿化的寄生虫肉芽肿。绦虫囊尾蚴偶可见于肠系膜或肝实质（Soulsby, 1986），专门培育的实验用兔则罕见。

肝胆

由于肝细胞内糖原的存在，兔肝在剖检时往往呈淡黄色。这种胞质空泡变（图7.7），与糖原蓄积有关，两性之间存在差异，昼夜也各不相同。安乐死之前的标准饮食和禁食均可影响空泡形态（Percy & Barthold, 2007）。安乐死之前不禁食的兔子一般会出现糖原蓄积的现象。因此，在上午实施安乐死的动物肝将比下午安乐死动物的肝有更多的糖原。病理学家应该了解这种情况，需要把因糖原造成的空泡变与动物在实施安乐死之前有无禁食相关联，也要考虑剖检的时间（Wells et al, 1988; Weisbroth et al, 1990）。雌兔肝细胞空泡变比较常见。其他发病率较低的肝病变有髓外造血、汇管区肝细胞空泡变、多灶性矿化和脂质沉积。

汇管区淋巴细胞浸润是兔肝最常见的背景病变。淋巴细胞浸润随年龄的增长而增多，雌兔多见。尾叶扭转偶见并可能导致致命的肝破裂（Salamon et al, 2007; Weisbroth, 1975）。双胆囊（图7.8）和胆囊炎（图7.9）（Gupta, 1975）可见。剖检时可见浆膜出血（Salamon et al, 2007）。

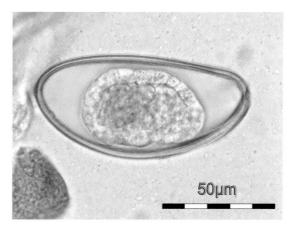

图 7.6 兔，粪中栓尾线虫〔*Passalurus ambiguus*〕虫卵（×400）

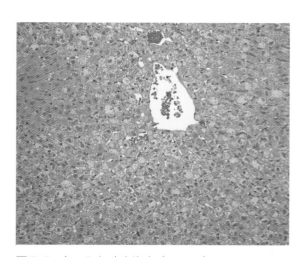

图 7.7 兔，肝细胞空泡变（×100）

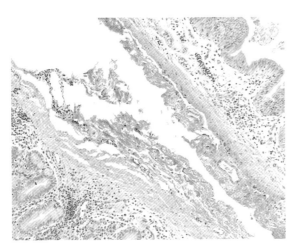

图 7.8　兔，双胆囊（×100）

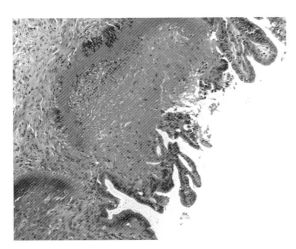

图 7.9　兔，坏死性胆囊炎（×100）

节内，可能会被误诊为肝毛细线虫虫卵。组织学上，肝内可见胆管周围的边界清楚的灶性肉芽肿，腔内可见 E. stiedae 的裂殖体及合子。

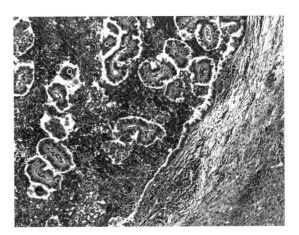

图 7.10　兔，肝胆球虫病（×100）

胰腺

在胰腺外分泌部最常见的异常情况是副脾（图 7.11）（Weisbroth et al, 1976）。这些结节通常相当大，剖检时被描述为凸起的暗色包块。与正常脾组织结构类似，滤泡清晰可见。对照组兔子偶见腺泡细胞脱颗粒。这种病变通常与禁食有关，通常与中午施实安乐死的动物相关，与肝糖原累积下降有关。禁食的兔子胰腺也可见到个别腺泡坏死（Salamon et al, 2007）。胰腺常见小淋巴细胞浸润。

肝球虫病是幼兔感染艾美尔球虫而造成的疾病，常见于屠宰场的兔肝中。近来商用兔球虫病有所增加，造成研究用兔缺乏。这种感染之所以引起特别关注，是由于难以根除。病变程度以及与疾病相关的临床症状可能导致毒性试验无效。在感染 5~6 天之后，处于发育阶段的球虫通常见于胆道上皮细胞内，邻近细胞核，但重度感染时，3 天即可出现（图 7.10）。感染后第 23 天，虫卵囊开始排出，一直持续到第 37 天（Soulsby，1986）。临床表现正常的兔子的胆道上皮矿化灶可能是曾经感染的唯一标志。在某些情况下，虫卵囊可见于钙化结

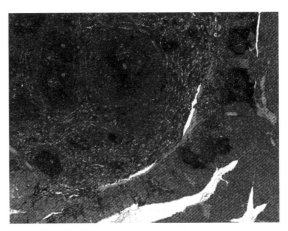

图 7.11　兔，胰腺中的副脾（×50）

泌尿系统

在文献中关于实验用兔肾的非感染性和自发病变数据非常有限。幼兔和非孕兔近曲小管上皮细胞常见空泡变。这些空泡油红 O 染色为阳性。

目前，人们对于兔子的钙吸收和代谢知之甚少。兔子通常比其他实验动物有更高的血钙常数值，也更易患膀胱、尿道、输尿管及肾结石。兔以尿液碳酸钙的形式排泄过量的钙。矿化灶通常见于集合管和肾髓质。矿化灶与碱性正常的、浑浊尿液相关，尿液浑浊是因为白蛋白、细颗粒碳酸钙及磷酸镁铵晶体的存在。尿液颜色从奶油黄色至深红色不等，取决于尿胆素、外源性物质（如抗生素）及饮食中卟啉色素（Percy & Barthold, 2007）的多少。必须小心区分正常赤色尿与血尿。许多兔子的肾皮质小管和间质中都存在矿化灶（图 7.12）。雌雄均可发生，两性之间的发生率相似（Ritskes-Hoitinga et al, 2004）。灶性矿化也偶见于膀胱尿道上皮。

增龄性肾小球病变可见于 1 岁龄兔（Salamon et al, 2007）。这些病变有多灶性系膜增生。临床表现正常的健康兔在剖检时可发现肾表面的瘢痕。这是屠宰场最常见的兔器官病变。该病变见于无家兔脑胞内原虫感染的动物，是自发肾病综合征的结果。这些病变并无临床表现，也没有证据表明这些病变会随着时间延长而出现进展。和大鼠肾病不同，兔的病变是非进行性的。一般记录为嗜碱性小管（图7.13）、扩张性或囊性小管、肾小管色素沉着和间质炎症细胞浸润。1 岁龄以下的幼年实验兔可见自发矿化、小管嗜碱性和扩张（Burek et al, 1988；Hiton, 1981），新西兰白兔的发病率尤为高。高发的自发性肾病可能会掩盖肾毒性。肾毒素单次或急性暴露后可诱发或加重大鼠慢性进展性肾病（Khan & Alden, 2002）。虽然兔肾病的发病机制不清也不是进行性疾病，但这种掩盖效应需要小心注意。最好对每种病变进行单独记录并进行病变程度分级。如果把这些单独记录的病变整合为"肾病"进行统计，则肾病发病率会升高。

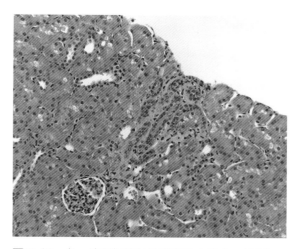

图 7.13 兔，皮质间质灶性嗜碱性小管（×100）

肾的其他低发病率病变有肾灶性纤维化、皮质囊肿和急性肾盂肾炎。膀胱黏膜下淋巴组织增生（图 7.14）和尿路上皮的乳头状增生与尿高结晶状况有关。

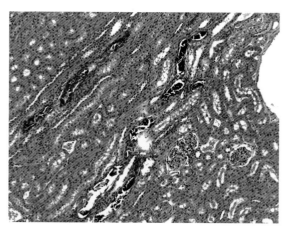

图 7.12 兔，肾间质矿化（×100）

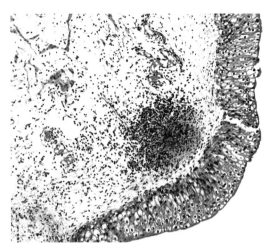

图 7.14　兔，膀胱黏膜下淋巴组织增生（×100）

内分泌系统

兔肾上腺往往可见皮质区空泡，被膜外也可见皮质组织。春季可见兔肾上腺皮质增生（Greene, 1965）。

兔子的甲状腺常见淋巴细胞浸润。通常不会见到活性炎症成分，与免疫介导无关，也不存在自身抗体。一些动物甲状腺淋巴滤泡的形成反应了兔子的特殊淋巴组织比其他种属动物更多。兔内分泌系统发生率较低的其他病变有异位胸腺、滤泡扩大或囊性化，甲状腺腮后体和腺垂体灶性矿化。兔子垂体远侧部和中间部接合处常见被覆内皮细胞的空腔。

皮肤及其附属器

打斗造成的损伤常见，尤其多见于雄性。剃毛现象常见于群养的幼兔。病变特征为面部和背部脱毛但不伴发皮炎。无聊生活和低纤维饮食被认为是诱发因素（Percy & Barthold, 2007）。金属笼中饲养的老年体重大的兔子可见溃疡性皮炎或蹄皮炎（Percy & Barthold, 2007）。

皮毛潮湿可导致湿性皮炎。毛囊周围或真皮深层可见多灶性淋巴细胞聚集，原因未明。老龄兔可见剥脱性皮炎和睑板腺炎（Salamon et al, 2007）。

生殖系统

雄兔具有特有的腹股沟管连接至腹腔，经常积累白色至褐色分泌物，分泌物产自腹股沟管管壁臭腺（Salamon et al, 2007）。雄兔睾丸罕见曲细精管萎缩。无论单侧或双侧，一般呈灶性，受累小管数量有限。兔睾丸常见动脉周围炎和血管周围淋巴细胞浸润。附睾可同时见到精子缺乏与生精上皮细胞脱落。无临床症状的、灶性、急性炎症偶可见于尿道球腺和前列腺。自发性、灶性前列腺和精囊上皮鳞状化生（图 7.15）也是兔特有的一种罕见病变。了解以上内容对于评价受试物的雄激素或雌激素样作用是相当重要的（Zwicker & co-workers, 1985）。

兔为双角子宫，有两个独立宫颈，胎盘为绒毛供血；诱发性排卵。老年动物子宫常发生肿瘤（腺癌和蜕膜瘤多见），毒性试验中幼年

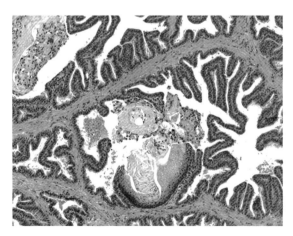

图 7.15　兔，前列腺局灶性鳞状上皮化生伴有角化（×100）

动物生殖道罕见异常。最常见低发病率病变有卵泡囊肿、卵泡出血和闭锁卵泡矿化及输卵管中肾管囊肿。子宫内巨噬细胞色素沉着、子宫内膜水肿、子宫内膜腺体扩张和皮下、阴道表面上皮下囊肿及静脉扩张也可见。子宫内膜静脉动脉瘤（venous anearysms）被认为是先天缺陷，特征是多发性充血性子宫内膜静脉曲张，由扩张的薄壁静脉构成，可能会破裂，导致子宫腔定期出血（Bray et al, 1992）。

雌兔丰富的卵巢间质组织被称为卵巢间质

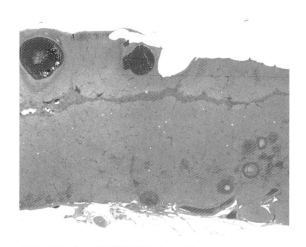

图 7.16　兔，卵巢间质腺（×10）

腺（Mori & Matsumoto, 1973）（图 7.16）。

乳腺

乳腺发育不良和乳腺囊肿与垂体腺瘤及老龄兔子宫腺癌有关。囊性乳腺增生与囊性乳腺炎有关。这种病变如果发生于 3 岁龄以上的非繁殖期动物，则被认为是肿瘤前病变。增生的乳头可能含有棕色的血清血液，或乳腺组织内含有充满液体的囊肿（Richardson, 2000）。

肌肉、骨骼和关节

用于肌内注射的优选位置为兔子背腰部肌群。此部位可见因接种疫苗造成的铝肉芽肿或轻微灶性肌纤维变性。兔骨骼占体重的6%~8%（Percy & Barthold, 2007）。兔子的骨骼很脆弱，很容易发生骨折。操作不当可导致突发性脊椎骨折，非支撑性前肢运动可导致骨折或脊椎脱臼。大部分骨折发生于腰骶部并导致脊髓损伤和瘫痪。兔常见脊椎关节强硬（Richardson, 2000）。

脑和神经系统

剖检时偶尔可见脑室扩张，脑组织没有其他病变，这被认为是先天性的，与兔的半球形短颅骨有关。脑膜灶性淋巴细胞聚集和脑皮质轻微灶性胶质细胞增生常见于不健康兔子的右脑和脊髓。视神经也可见类似病变（Salamon et al, 2007）。

眼和耳

遗传性"牛眼"或先天性青光眼是新西兰白兔的常染色体隐性遗传病。单眼或双眼可受累（Burrows et al, 1995）。由于房水外流通道缺如或不发达及虹膜角膜角开放不完全而眼压升高会导致眼球增大（Burrows et al, 1995）。在临床上可表现正常兔眼角膜灶性炎症细胞浸润。偶尔，病变可能进展为结膜炎和全眼球炎，可能会涉及瞬膜板和眼睑。

最近有关于第三眼睑深部腺体脱垂的报道，组织学上表现为双叶腺体构成的齿槽状结构，不伴发炎症。原因可能是支撑结缔组织的异常松弛（Janssens et al, 1999）。

代谢性疾病

肥胖兔可发生妊娠毒血症（Percy & Barthold,
2007）。因脂肪储备的动员，在剖检时可见肝
和肾呈淡黄色，肥胖也显而易见。或许可见子
宫出血及子宫角死胎。

（刘克剑 译）

参考文献

Bray, M.V., Weir, E.C., Brownstein, D.G., et al.,
1992. Endometrial venous aneurysms in three
New Zealand white rabbits. Lab. Anim. Sci. 42,
360–362.

Burek, J.D., Duprat, P., Owen, R., et al., 1988.
Spontaneous renal disease in laboratory animals. Int.
Rev. Exp. Pathol. 30, 231–319.

Burrows, A.M., Smith, T.D., Atkinson, C.S., et al.,
1995. Development of ocular hypertension in
congenitally buphthalmic rabbits. Lab. Anim. Sci.
45, 443–444.

Cruise, L.J., Brewer, N.R., 1994. Anatomy. In:
Manning, P.J., Ringler, D.H., Newcomer, C.E.,
(Eds.), The biology of the laboratory rabbit, second
ed. Academic Press, pp. 47–61.

Garibaldi, B.A., Pecquet Goad, M.E., 1988. Lipid
keratopathy in the Watanabe rabbit. Vet. Path. 25,
173–174.

Greene, H.S.N., 1965. Lesions of the spontaneous
diseases of the rabbit. In: Ribelin, W.E., McCoy, J.R.
(Eds.) Pathology of laboratory animals. Springfield,
IL, pp. 330–350.

Gupta, B.N., 1975. Duplication of the gall bladder in a
rabbit. Lab. Anim. Sci. 25, 646.

Haugh, P.G., 1987. Hairballs in rabbits: alternative
treatment. Can. Vet. J. 28, 280.

Hinton, M., 1981. Kidney disease in the rabbit: a
histological survey. Lab. Anim. 15, 263–265.

Hrapkiewicz, K., Medina, L., Holmes, D.D., 1998.

Clinical medicine of small mammals and primates,
second edn. Manson Publishing, London, UK.

Janssens, G., Simoens, P., Muylle, S., et al., 1999.
Bilateral prolapse of the deep gland of the third
eyelid in a rabbit: diagnosis and treatment. Lab.
Anim. Sci. 49, 105–109.

Khan, K.N.M., Alden, C.L., 2002. Kidney. In: Hashek-
Hock, WM, Rousseaux, C.G. (Eds.), Handbook of
toxicologic pathology, vol. 2, second ed. Academic
Press, San Diego, pp. 255–336.

Lehr, D., 1965. Lesions of the cardiovascular system.
In: Ribelin, W.E., McCoy, J.R., (Eds.), The
pathology of laboratory animals. Thomas, pp.
124–159.

Mori, H., Matsumoto, K., 1973. Development of the
secondary interstitial gland in the rabbit ovary.
J. Anat. 116, 417–430.

Percy, D.H., Barthold, S.W., 2007. Pathology of
laboratory rodents and rabbits, third ed. Blackwell,
Ames, IA, USA.

Richardson, V.C.G., 2000. Rabbits: health, husbandry
and diseases. Blackwell Science, Malden MA.

Ritskes-Hoitinga, M., Skott, O., Uhrenholt, T.R., 2004.
Nephrocalcinosis in rabbits – a case study. Scand. J.
Lab. Anim. Sci. 31, 143–148.

Salamon, C.M., Mackenzie, K.M., Peckham, J.C.,
et al., 2007. The rabbit. In: Gad, S.C., (Ed.), Animal
Models in Toxicology, second ed. Taylor & Francis,
Boca Raton, pp. 421–492.

Saunders, R.A., Rees-Davies, R., 2005. Notes on rabbit
internal medicine. Blackwell, Ames, IA, USA.

Soulsby, E.J.L., 1986. Helminths, arthropods and
protozoa of domesticated animals, seventh ed.
Baillière Tindall, England.

Weisbroth, S.H., 1975. Torsion of the caudate lobe of
the liver in the domestic rabbit (*Oryctolagus*). Vet.
Pathol. 12, 13–15.

Weisbroth, S.H., Fox, R.R., Scher, S., et al., 1976.
Accessory spleens in domestic rabbits (*Oryctolagus*

suniculus). II. Increased frequency in hematological diseases and experimental induction with phenylhydrazine. Teratology 13, 253–262.

Weisbroth, S.H., Mauer, J.K., Bennett, F.B., et al., 1990. Hepatocellular vacuolization in rabbits: Effects of feed restriction, orchidectomy and ovariectomy. Toxicol. Pathol. 18, 56–60.

Wells, M.Y., Weisbrode, S.H., Maurer, J.K., et al., 1988. Variable hepatocellular vacuolization associated with glycogen in rabbits. Toxicol. Pathol. 16, 360–365.

Zwicker, G.M., Killinger, J.M., McConnell, R.F., 1985. Spontaneous vesicular and prostatic gland epithelial squamous metaplasia, hyperplasia and keratinised nodule formation in rabbits. Toxicol. Pathol. 13, 222–228.

组织病理学中的人工假象

引言

动物组织切片镜检时观察到的变化并不一定总是与正常组织学或病理学相关。组织标本处理不当可能会造成组织切片的瑕疵或异常。这些瑕疵即为人工假象。一些人工假象容易和正常或病变的组织构造相区别，但是有些人工假象则较难区分（McInnes, 2005）。本章节将尽力对组织切片制片过程中一些最常遇到的人工假象进行举例说明。

人工假象被定义为组织处理过程中产生的或人为造成的任何结构或特征。人工假象通常产生于不同阶段，因此本章将按照组织标本采集、固定、制片等常规应用的时间先后顺序对这些人工假象进行描述，同时对可能产生人工假象的原因，以及预防和（或）纠正的依据、方法尽可能地进行阐释。人工假象发生于组织切片处理过程中每个阶段：死前、死后或剖检时，固定、脱水、透明、浸蜡、石蜡包埋以及组织切片、捞片、染色和封片中。

死前 / 剖检前

组织切片镜检所见的某些人工假象不是制片技术人员操作失误造成的，而是由动物死前的临床操作或剖检前的环境因素所导致的。例如组织中夹杂着缝合材料和炭粒（Thompson & Luna, 1978），以及热性和化学性脱水。热性脱水是烧灼去除组织时导致蛋白质凝固，而化学性脱水是使用腐蚀性化学品消毒手术器械造成的。炭粒由吸入的粉尘产生，并在肺内被肺泡巨噬细胞吞噬摄入。这种情形称之为炭末沉着症，常见于犬、非人灵长类动物和人类的肺中。

尽管由眶后出血导致的视神经出血和神经胶质增生是真正的病理过程，但是该病变仍然被认为是一种死前人工假象，这是因为该病变经常发生，可能会使缺乏经验的病理学家迷惑（图8.1）。大动物安乐死通常采用静脉注射巴比妥类药物。偶尔，无法找到合适的静脉时会采用心脏内注射巴比妥类药物，以使动物快速安乐死。巴比妥类药物具有强腐蚀性，注射入心肌会导致心肌细胞嗜酸性增强，收缩的嗜酸性心肌纤维会被粉染的无定形物质分离。这些变化被认为是人工假象，是巴比妥类药物溶解的结果（Darke et al, 1996），却可能与心肌细胞严重的变性或坏死混淆。在这些嗜酸性的区域，缺乏伴随的炎症细胞浸润会干扰诊断结果（图8.2）。相似病变可见于用巴比妥类药物安乐死的猴的肝。此时，小叶中央肝细胞会显示出肝窦扩张和肝细胞的稀疏化（图8.3）。死前终端麻醉下骨髓活检会产生骨髓栓子并可见停于肺血管中（图8.4）。

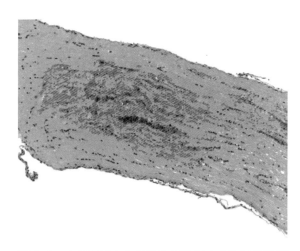

图8.1 大鼠眶后出血导致的视神经出血和神经胶质增生（×100）

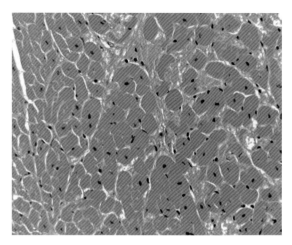

图 8.2　心脏内注射巴比妥类药物导致的心肌细胞嗜酸性增强（×100）

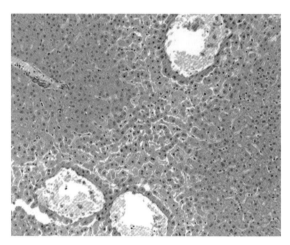

图 8.3　巴比妥类药物注射后，食蟹猴肝小叶中央的肝窦扩张和肝细胞稀疏（×100）

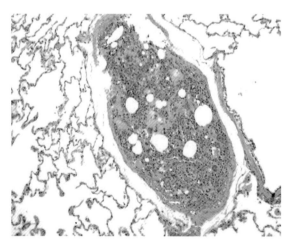

图 8.4　死前骨髓采集导致犬肺中出现骨髓栓子（×100）

死后剖检

　　组织切片镜检时发现的许多人工假象发生于剖检操作过程中，包括滑石粉内容物、压力作用的变化、植物材料、毛发污染物、骨碎片沾染和冰冻造成的人工产物（Thompson & Luna, 1978）。使用涂粉的乳胶手套会造成尸体粉末沾染，剖检时滑石粉可能包含到组织中（Thompson & Luna, 1978）。滑石粉由淀粉和含水硅酸镁组成，在处理过的组织中呈灰色结晶。毛发和草可能会在尸体剖检时污染组织，并可能在处理后的组织切片的横切面上观察到（图 8.5）。另外，值得注意的是小肠自溶（本身就是人工产物）在动物死后 3 分钟内就已开始发生，导致一些绒毛顶端肿胀和上皮脱落（Pearson & Logan, 1978）。

　　动物死后组织可能被有意或无意地冰冻起来。冰冻人工产物（图 8.6）常表现为空泡变和裂缝，是由剖检前冷冻尸体后形成的细胞内外冰晶所导致。当组织放入固定液中时冰晶会融化，从而导致细胞破裂和间质内空隙的形成（Thompson & Luna, 1978）。含大量液体的质地柔软的组织比质地较硬的组织（如平滑肌等）

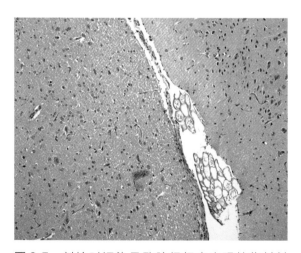

图 8.5　剖检时污染导致脑组织中出现植物材料（×100）

更易受冰冻人工产物的影响（Thompson & Luna, 1978）。组织放入固定液中后被冰冻也可出现冰冻人工假象，通常发生在严寒天气下的运输且对标本保温不足时（Thompson & Luna, 1978）。

剖检时用缓冲福尔马林液进行肺灌注是一种公认的可改善肺组织结构观察的技术（Hausmann et al, 2004; Braber et al, 2010）。这可能造成与血管周围水肿相似的病变（图8.7）。剖检时未灌注肺可导致间质塌陷，这种情况下的肺泡组织和肺可能看起来与肺炎相似。剖检时镊子夹取组织时的外力（图8.8）可能造成"挤压"的缺陷，在之后的组织处理过程中该缺陷一般不能得以解决（Thompson & Luna, 1978）。此外，这样的人工假象在组织标本处理过程中也无法修复，在固定前小心拿取新鲜组织标本可以避免这些假象。解剖人员取脑时打开头盖骨的过程中粗心操作常导致骨组织碎片深嵌脑组织中（图8.9），与周围柔软的脑组织相比，这些未脱钙的骨组织碎片极其坚硬，除可能导致切片刀刃出现豁口外，切片时切片刀刃还可能会移动骨组织碎片，进一步导致组织切片破碎和变形（Thompson & Luna, 1978）。

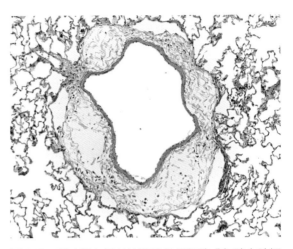

图 8.7　缓冲福尔马林液灌注肺组织造成与肺水肿相似的血管周扩张（×100）

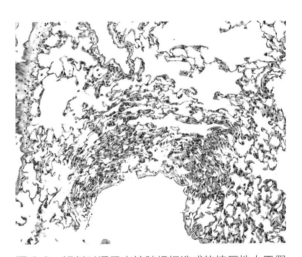

图 8.8　解剖时镊子夹持肺组织造成的挤压性人工假象（×100）

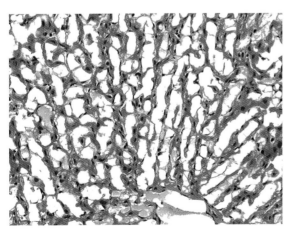

图 8.6　组织冰冻造成肝中形成（产生）裂缝和空隙（×100）

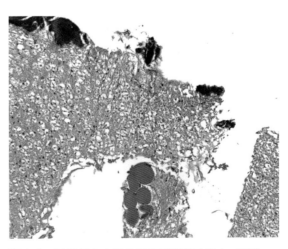

图 8.9　脑组织中出现的骨和骨骼肌沾染（×100）

剖检时和固定前，组织可能会被动物毛发碎片污染（图8.10）。尽管冲洗是唯一的去除方法，但冲洗常常不能在固定后和进一步处理前去除那些表面污染物。有时，基于毛发碎片的走向，解剖刀可能会将毛发或骨骼碎片挤入组织中，从而造成较柔软组织的破碎（Thompson & Luna, 1978）。缝合材料也可能会嵌入组织中，切片时缝合材料被推到切片刀前会造成邻近组织破碎，造成的结果与前述结果相似（Thompson & Luna, 1978）。

较厚或在固定液内固定时间不足可能导致相似的人工假象，表现为在组织中间常可见粉红色局灶性区域自溶（图8.11）。如果在福尔马林中组织固定不充分，制片时则可能会出现组织中心的碎裂。组织脱水时，中央未能固定的组织会被乙醇有效地固定并收缩，从而在随后的脱水过程中比外周福尔马林固定良好的组织更易出现裂缝（图8.12）。

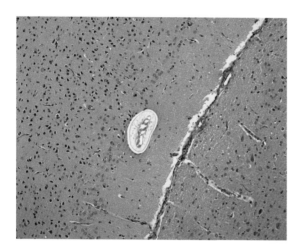

图8.10　混入脑组织内的毛发碎片（×100）

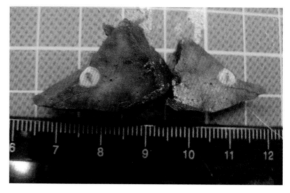

图8.11　肝标本由于固定液渗透不充分导致组织中央出现粉红色自溶区域

95

固定

组织固定常受组织处理技术的制约，同时又必须要保持细胞结构，病理学家需平衡好两者的关系。

组织切片镜检时观察到的许多人工假象是由不正确的固定程序导致的。固定引起的人工假象包括对特殊的组织标本使用不适当的固定液，形成酸性福尔马林血红素色素。此外，标本黏附到装有固定液的容器内壁上或固定液的用量不足也可发生组织自溶。将组织放入容器中然后加固定液的做法常会导致组织黏附到容器壁上，组织黏附面随之发生自溶。组织标本

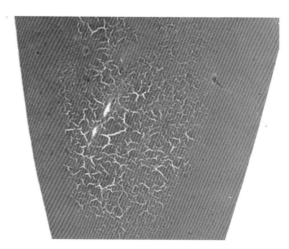

图8.12　固定不充分导致的肝中央碎裂（×100）

固定活检标本时，时间通常不充足。固定需要至少48小时，并且建议24小时换一次液。福尔马林以每24小时16~28mm的速度穿透组织，如果组织厚度大于6mm，建议延长固定时间。标本的最大厚度不应超

过 6mm，使用的固定液的体积应为组织体积的 20 倍（Thompson & Luna, 1978）。组织自溶的区域可能滋生腐生细菌。Slaoui & Fiette（2011）总结了使用 10% 中性福尔马林缓冲液固定组织时应采取的预防措施。镜下观察时，腐生细菌呈嗜碱性，不伴有炎症细胞浸润。此外，自溶组织中也可见梭形杆菌产生的气泡。

使用氯化汞 – 甲醛固定组织可能产生黑色无定形晶体（由于氯化汞有毒，已逐渐停止使用，因此这种人工假象现今不常见）。这种氯化汞人工假象可通过碘酒和硫代硫酸钠去除。标本铁锈污染（由盛放福尔马林容器上的金属盖氧化生锈所致）是另一种可出现于病理组织标本中的人工假象（Thompson & Luna, 1978）。

酸性福尔马林血红素色素是一种深棕色、非均质的、微晶的、铁染色阴性的色素（图 8.13）。该色素是在 pH 酸性下，非缓冲福尔马林溶液中甲酸与血红蛋白中的亚铁血红素反应形成的，该色素可通过饱和酒精苦味酸溶液或通过苯酚 – 福尔马林液固定去除（Thompson & Luna, 1978）。该色素会导致组织切片中红细胞内部、表面或周围形成棕色福尔马林色素沉着。由于组织标本内的很多部位含有亚铁血红素，所以在这些部位可能出现色素沉着。组织切片中，尤其血管上可见黑色到棕色、无定形到微晶的色素沉着，通常色素与切片不在同一平面上。肾中，福尔马林色素倾向积聚在肾小球。

污染物也可能会包埋入蜡块中，例如与组织邻近的骨碎片，可能会在切片时使切片刀出现豁口或当被切到时导致标本破碎并从蜡块中脱离出来（Thomp son & Luna, 1978）。要做免疫组化的组织在 10% 福尔马林缓冲液中固定的时间建议不超过 48 小时；但是多种抗体

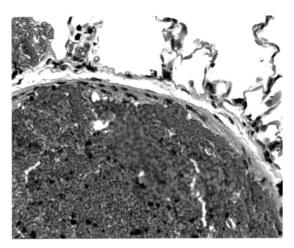

图 8.13 肺血管中可见酸性福尔马林血红素色素（×100）

免疫组化染色成功与否主要取决于组织学家使用柠檬酸盐缓冲液和微波技术修复抗原的能力。用传统的 10% 中性福尔马林缓冲液固定肝，可导致肝细胞中的糖原迁移至细胞的一侧（Thompson & Luna, 1978）。酒精福尔马林固定液能够更好、更持续地保存肝中的糖原（Thompson & Luna, 1978）。组织在 Zenker 固定液中固定超过 8 小时会表现出嗜酸性、嗜碱性缺失、细胞核模糊不清（Thompson & Luna, 1978）。此外，使用该固定液时也可能会导致红细胞结晶化。

有时，一些组织在某种固定液中固定的效果会很好。如睾丸在 Davidson 固定液中固定效果优于 Bouin 固定液（Lanning et al, 2002; Latendresse et al, 2002）和福尔马林液（图 8.14）。改良 Davidson 固定液之所以被推荐是因为其能较好地保持组织形态学特征，而且仅中央部位的曲细精管轻微收缩。骨组织放入甲酸中时间过长可能导致组织过度脱钙（图 8.15）。因为用甲酸脱钙会水解细胞中的核酸，导致细胞核或染色质结构的细节丢失。那些慢速冷冻（用于免疫组化）会导致组织像解冻区域一样收缩，切片呈空洞状。

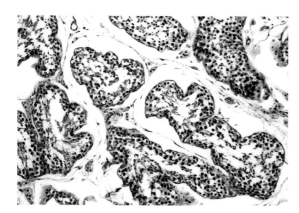

图 8.14 睾丸组织经福尔马林固定后发生扭曲（×100）

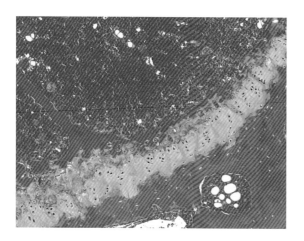

图 8.15 甲酸中脱钙 14 天后骨细胞结构缺失（×100）

脱水

从组织蜡块上能否顺利切到薄的切片取决于组织的硬度是否一致。而组织硬度的一致性是通过组织包埋成蜡块过程中的脱水、透明、浸蜡、石蜡包埋在内一系列操作步骤实现的。部分人工假象是由于组织脱水不足造成的，包括由于脱水液去除不完全导致组织中出现固定液结晶以及脱水和浸蜡过程中形成的骨髓皱缩。固定效果不好或在氯仿、二甲苯中透明导致的最终结果是组织成分的过度收缩。如果组织已在福尔马林中充分固定，那么当用氯仿或二甲苯透明时组织收缩的发生率较低。石蜡切

片中的问题包括石蜡硬度过高导致的颤痕，硬度太低会导致组织受压以及切片厚薄不均。

组织标本脱水前取材过程中或者在组织脱水机内均能够发生人工假象（图 8.16、8.17）。脱水前对固定过的大体标本切块时，应注意保持切取的组织块表面没有组织碎片。如果此过程中有污染发生，那么组织碎片的碎屑将与相邻组织处于同一水平面上。但是，如果该人工假象出现在组织周围但与组织没有在同一水平面上，则可合理地认为该假象是在捞片过程中发生的（Thompson & Luna, 1978）。成分容易相互分离的组织标本，如那些外露的、表面覆盖上皮的组织，脱水时应放于单独的活检袋和组织包埋盒中，避免组织分离的问题发生。组织脱水机可将已固定的组织标本自动通过不同的脱水液。如果自动化的组织脱水机设置不当或发生断电，盛有包埋盒的篮子可能悬空，从而使组织标本暴露于空气中而变得干燥。容器中溶液不充足将产生相似的人工假象，那将导致组织在染色时被晾干，外观均质。

标本在浸蜡之前的脱水过程中可能出现脱水不充分。如果脱水不足，组织内仍会存在一些水分。脱水差的原因包括组织未能完全接触

96

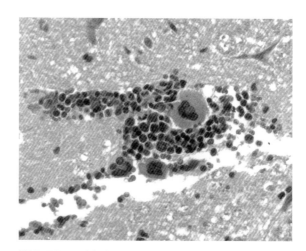

图 8.16 取材时骨髓组织混入脑组织中产生的炎症灶（×100）

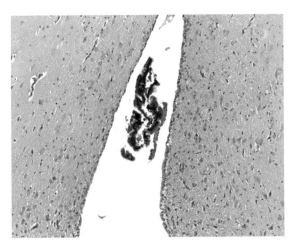

图 8.17　取材或脱水时混入脑组织中的小肠组织碎片（×100）

到脱水液或脱水液未能经常更换。用于脱水的酒精由于被空气和组织中的水分稀释而失去了脱水的效力。在切片染色时，脱水不足的组织会出现着色不均匀（图 8.18）。在此情况下，对于有价值的标本可将组织块融化，重新脱水。

　　如果脱水时组织浸蜡不足，那么在水浴槽展片时组织会很快展开，从而导致组织在载玻片上被扯断（尤其是眼球的巩膜），这是眼科病理上常见的人工假象。固定、脱水、透明不足或浸蜡时间不够均会发生石蜡浸透不足。石蜡浸透不足

会导致组织各个面出现褶皱。对于骨等石蜡难浸透的组织，在浸蜡时使用真空烘箱将有助于解决这个问题（Thompson & Luna, 1978）。

　　骨切片骨髓皱缩也是石蜡浸透不足造成的（图 8.19），如果应用石蜡包埋技术则无预防。应用比较耗时的火棉胶包埋技术可避免骨髓皱缩。Boonstra 和其同事（1983）在形态学研究中必须考虑约 15% 原始尺寸的总收缩。有缺陷的石蜡包埋程序包括标本周围裹入空气、多次包埋的组织密度不同等。蜡块内组织标本周围可能裹有气泡，这会导致切片过程中组织掉落或活动。脱水前将组织塞满包埋盒会导致切片出现空腔（图 8.20）。

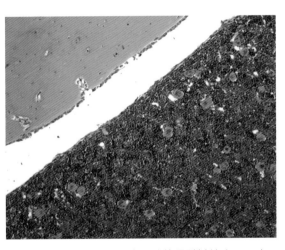

图 8.19　福尔马林液固定导致的骨髓皱缩（×100）

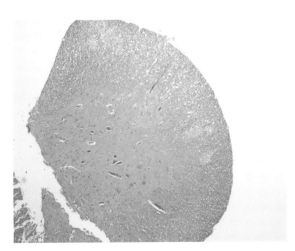

图 8.18　脱水过程中脱水不足造成的脊髓白质出现苍白色区域（×100）

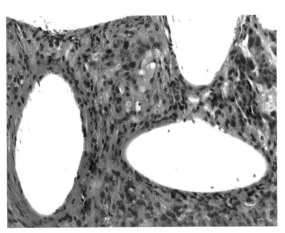

图 8.20　脱水前组织塞满包埋盒导致切片出现空腔（×100）

切片

轮转式切片机是目前组织学上应用最为广泛的切片机，它比较坚固，而且能切适于光镜观察的半薄和薄的切片。建议组织学家以稳定的速度切片，因为切片太快可能导致组织切片中组织丢失，从而切片上出现某些空洞。切片过慢会导致切磨过程中组织回温膨胀从而导致组织切片厚薄不均。蜡块内的组织标本振动会导致百叶窗样人工假象的产生，表现为组织的压缩区域被空白间隙分隔（颤痕）（图8.21）。切片机的切片刀或卡盘上的螺母未固定住也可能产生该情况。

刀片导致的人工假象包括，刀片钝导致的颤痕和压缩，刀片边缘缺口导致组织切片出现裂缝和缺口（图8.22），以及不当的切片角度导致切片黏附到蜡块上、打卷和厚薄不均。刀片在固定器上固定不牢固会导致组织切片出现颤痕，刀片边缘上的碎片会导致组织切片黏附到蜡块上。蜡块中组织不当的包埋方向会导致部分区域缺失、切片不完整。石蜡中坚硬、钙化的材料会导致组织切片出现裂缝和缺口。

刀片钝或组织在包埋剂中浸透时间不足都

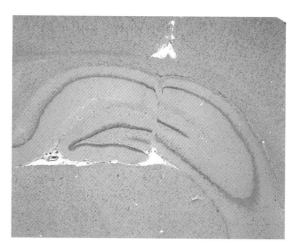

97

图 8.22　刀片切面有缺口导致组织出现裂缝（×100）

可造成组织褶皱。此外，蜡块内的不同组织成分在热水浴槽中不同的扩展速度也可导致褶皱。组织包埋块中残留的脱水液或透明液可导致组织切片出现多种瑕疵。这些残留物具有亲水性，当把组织切片放进水浴槽中时，残留物被疏水性石蜡包围，最终的结果就是组织切片出现褶皱。这些褶皱甚至在水浴槽中或显微玻片上展平后也仍然保持着。褶皱通常会使切片长度延长，褶皱的染色也更深，这是因为染色液能够接触到褶皱部位组织的上下两面。该问题没有补救方法，建议丢弃脱水不良的蜡块（Thompson & Luna, 1978）。过薄的组织切片易折叠形成卷曲和褶皱，常常难以完全展平。此外，水浴槽温度过热或过冷都会使切片发生褶皱，组织不能充分伸展（冷）或伸展过度（热）时会产生裂缝（图8.23）。如果不经常清理切片刀刃，切片刀刃上携带的前一个蜡块的色素或细菌可能污染下一个组织。

如果切片刀角度设置太小，切片时切片刀会压迫组织标本。这种压迫倾向发生于组织中较软的部位。诸如动脉等较硬的组织成分切片时，切片刀向前推动会挤压其周围邻近的实质组织。不够锋利的切片刀会导致许多与刀刃钝

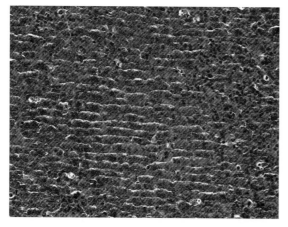

图 8.21　切片时切片刀振动导致淋巴组织出现振动性人工假象（×100）

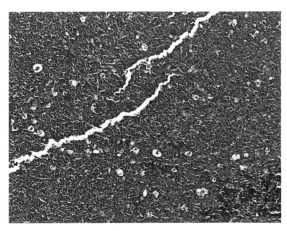

图 8.23　水浴过热造成淋巴瘤组织出现裂缝（×100）

处相平行的挤压性人工假象、条痕和裂缝，这会致使组织切片无法达到镜检的要求。切片时上皮细胞经常会被技术员的手指擦掉，或以碎屑的形式脱落于刀片表面或未捞片的玻片上。这些上皮细胞会被染色并成为显微切片的一部分。这些细胞呈强嗜酸性、核大、类似皮肤表皮细胞。当对眼球进行切片时，眼球内的晶状体纤维常出现分裂和破碎的人工假象（图8.24），解决办法是在蜡块中加入软化剂软化晶状体。

捞片

将切好的蜡带捞到玻片过程中发生的人工假象包括未能从组织展片的水浴槽中清除组织碎片、水浴槽被真菌污染（图 8.25）、组织切片出现褶皱、组织切片下有气泡，以及已捞片的组织切片烘干不当。水浴槽中可能存在真菌等污染物或玻片储存不当也可造成捞片前真菌已在玻片上。因为可能将这些污染物与组织中病理性细菌或真菌相混淆，所以应尽可能地除去水浴中的细菌、真菌等污染物。除了真菌和细菌污染物外，不洁净的水浴槽内也可能含有先前的组织残留，这些残留碎片可能会混入当前的组织切片中，例如肺中出现的肝组织（图8.26）。当在水浴槽中展平组织切片时，组织切片下可能会有气泡，如果气泡不被排除，气泡破裂后其上方的组织会破碎（Thompson & Luna, 1978）。由于染液能够接触到气泡部位组织的上下两面，因此气泡上方的组织染色会更深。

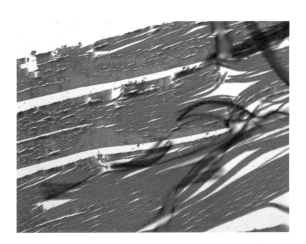

图 8.24　切片时眼球内的晶状体纤维成分发生破裂（×100）

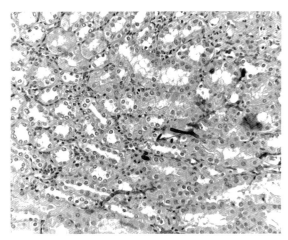

图 8.25　由于水浴槽污染使得肾组织切片上出现真菌。注意，切片上并无炎症细胞存在（×100）

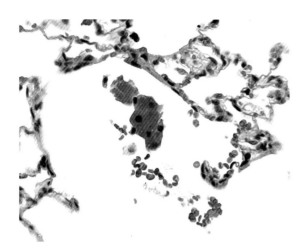

图 8.26   由于水浴槽污染使得肺切片中混入肝组织碎片（×100）

染色

显微镜下未染色的组织干净、透明，观察不到细胞结构。HE 染色方法很常用，镜下可见胞核和胞质结构，因此大多数组织切片可用 HE 染色。当二甲苯脱蜡不完全且已饱和时，组织内会出现石蜡残留。经梯度酒精脱蜡至水后，玻片上的组织切片内可能残留有酒精和水滴。这些气泡性人工假象会使气泡下方组织切片的形态学结构模糊。

染色过程中的人工假象包括不当的冲洗技术导致的染色不足和染色液沉积。明矾苏木素在使用过程中会被氧化，所以周末染色的切片可能会比那些最初染色的颜色暗淡些。当含有苏木素工作液的染色盘放置于室温下较长时间时，溶液表面就会出现一层金属样的浮垢。该浮垢由氧化的媒染剂（用于增强染液的稳定性）和氧化苏木精组成，用旧染液染色的组织切片可能会被污染。组织切片平面上可见的伊红薄片是原液未过滤形成的染料沉淀。肺细支气管内可见伊红染液沉淀和不明生物的卵（图8.27）。染色中的分化过程不论使用硬水还是

软水都会对染色切片的外观产生显著的影响。偶尔，酸液溅到染色的组织上（未封片），这将会导致染色组织中出现苍白的区域（图8.28）。

免疫组化操作过程中也可能出现人工假象，这些人工假象包括气泡、组织边缘变干以及在冰冻切片冻存组织期间由钝切片刀引起的人为改变。

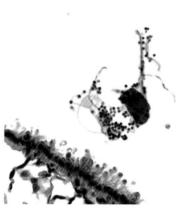

98

图 8.27   肺细支气管内染色过程中形成的一个伊红薄片沉淀以及不明虫卵和线头沉积（×100）

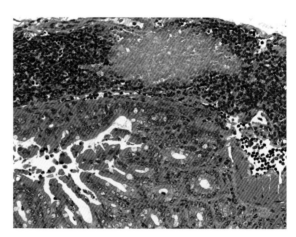

图 8.28   封片前酸液溅入组织导致染色组织内出现颜色苍白的区域（×100）

封片

　　使用封片剂封面可防止组织干燥、组织表面受损，便于组织长期保存并提高组织的透明度。封片人工假象一般有以下几种，切片上的污染，如花粉粒（图 8.29）、孢子、卵、灰尘、污垢、棉纤维等，封片剂污染，使用的盖玻片过小，盖玻片偏位，封片剂不足导致封片后又干燥，封片时卷入空气，以及使用过多的封片剂等。封片时纤维线头和其他碎片可能沉着于染色的切片上，亚麻纤维线头可能被误认为是线虫（图 8.30）。图 8.31 显示的是一只被困于脂肪组织表面的螨虫。

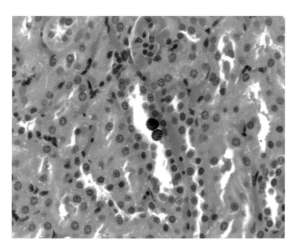

图 8.29　封片前组织切片表面的花粉沉积（×100）

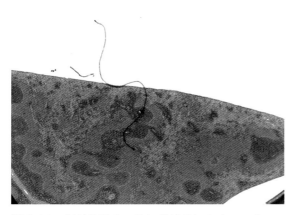

图 8.30　封片前脾表面的纤维线头沉积（×100）

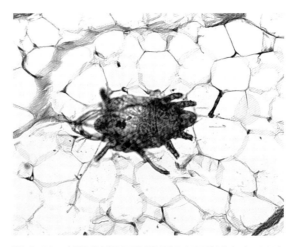

图 8.31　封片前被困于脂肪组织表面的螨虫（×200）

中枢神经系统和特殊感觉系统的人工假象

　　中枢神经系统（CNS）易受一些影响全身所有组织的人工假象的干扰，但是也有部分人工假象仅影响中枢神经系统。Garman（2000，2003）、Fix（2000）已阐述了制作中枢神经系统组织切片最理想的几种技术。灰质的人工假象看起来与外伤和缺氧的效果相似，见于髓鞘的空泡变改变似乎与髓鞘水肿或沃勒变性相似。镜检 CNS 损伤时，确定改变是否是人工假象的有效方法是寻找损伤反应的证据。这些证据包括血管内皮肿胀、变性区域中性粒细胞浸润，以及巨噬细胞出现于髓鞘消化腔内（Summers, et al, 1995）。

　　动物死后髓鞘空泡变是 CNS 常见的一种人工假象。通常组织会产生广泛的、均一的、细小的空泡（Wells & Wells, 1989）。在全封闭自动组织脱水机中，延长福尔马林固定过的 CNS 组织在 70% 酒精中的停留时间过长（可能是整个周末）会造成白质空泡变（图 8.32）。该作用在小牛脑中始终可以重现，但是不见于猪脑，表明在组织易感性上可能存在着种属差异（Wells & Wells, 1989）。此外，空泡变

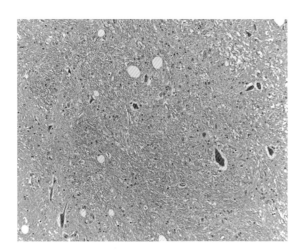

图 8.32 疑似脱水时延长酒精里浸泡时间造成大脑白质空泡变（×100）

底部）。大鼠眼晶状体自溶引起的人为变化与眼球白内障的形成相似（图 8.34）。许多上述的人工假象可以通过灌流固定避免（Summers et al, 1995），随后延迟数小时再将脑从颅穹隆摘出（Garman, 2003）。

99

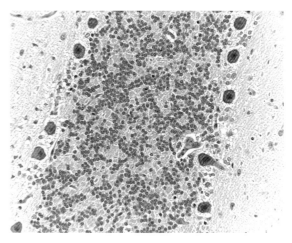

图 8.33 小脑中嗜酸性浦肯野细胞（×100）

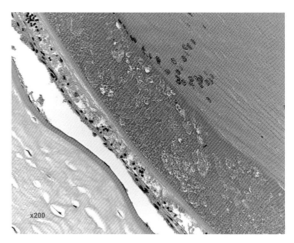

图 8.34 大鼠晶状体自溶看起来与白内障的形成相似（×200）

的程度除了与在 70% 酒精中延长浸透时间有关外，还取决于未知的脱水机因素（Wells & Wells, 1989）。该人工假象与髓鞘内水肿形态相似，可通过将组织存放于最初的固定液福尔马林中避免（Wells & Wells, 1989）。

毛细血管和散在的少突胶质细胞周围出现收缩空间与解剖 CNS 组织时未灌注固定液和不当操作有关的人工假象（Garman, 1990）。小脑皮质浦肯野细胞（图 8.33）常表现出局部缺血的特征（如强嗜酸性和皱缩），在大多数情况下这是人工假象。如果该改变是真正的病变，那么浦肯野细胞将会浓缩，变得细长，呈强嗜酸性，且细胞核将固缩。黏液细胞（布斯卡伊诺小体）是一种在白质中罕见的人工假象，该细胞与苍白色、蓝色至灰色的无定形小体相似。黏液细胞 PAS 染色阳性和异染性，看似被髓鞘中某些成分的固定液溶解，随后形成沉淀（Garman, 1990; Summers, et al, 1995）。解剖时摘出大脑过度用力可形成人为的深染嗜碱性神经元（Fix, Garman, 2000; Garman, 2006; Summers et al, 1995）。这些神经元可能看似局部缺血，但是可见于大多数区域（然而病理性缺血性神经元通常出现在脑沟的

致谢

经授权，本章部分内容来自 Springer Science+Business Media 出版的图书：Comparative Clinical Pathology, Artefacts in histopathology, 13, 2005, 100–108, Elizabeth F McInnes.

（吕　艾　译，孔庆喜　校）

参考文献

Braber, S., Verheijden, K.A., Henricks, P.A., et al., 2010. A comparison of fixation methods on lung morphology in a murine model of emphysema. Am J Physiol Lung Cell Mol Physiol. 299, L843–851.

Boonstra, H., Oosterhuis, J.W., Oosterhuis, A.M., et al., 1983. Cervical tissue shrinkage by formaldehyde fixation, paraffin wax embedding, section cutting and mounting. Virchows Arch. A. Pathol. Anat. Histopathol. 402 (2), 195–201.

Darke, P.G.G., Donagura, J.D., Kelly, D.F., 1996. Color atlas of veterinary cardiology. Mosby, St Louis.

Fix, A.S., Garman, R.H., 2000. Practical aspects of neuropathology: a technical guide for working with the nervous system. Toxicol. Pathol. 28, 122–131.

Garman, R.H., 1990. Artifacts in routinely immersion fixed nervous tissue. Toxicol. Pathol. 18 (1 pt 2), 149–153.

Garman, R.H., 2003. Evaluation of large-sized brains for neurotoxic endpoints. Toxicol. Pathol. 31, 32–43.

Garman, R.H., 2006. The return of the dark neuron. A histological artifact complicating contemporary neurotoxicologic evaluation. Neurotoxicology 27 (6), 1126.

Hausmann, R., Bock, H., Biermann, T., et al, 2004. Influence of lung fixation technique on the state of alveolar expansion—a histomorphometrical study. Leg. Med. (Tokyo) 6, 61–65.

Lanning, L.L., Creasy, D.M., Chapin, R.E., et al., 2002. Recommended approaches for the evaluation of testicular and epididymal toxicity. Toxicol. Pathol. 30, 507–520.

Latendresse, J.R., Warbrittion, A.R., Janssen, H., et al., 2002. Fixation of testes and eyes using a modified Davidson's fluid: comparison with Bouin's fluid and conventional Davidson's fluid. Toxicol. Pathol. 30, 524–533.

McInnes, E.F., 2005. Artefacts in histopathology. Comp. Clin. Pathol. 13, 100–108.

Pearson, G.R., Logan, E.F., 1978. The rate of development of postmortem artefact in the small intestine of neonatal calves. Br. J. Exp. Pathol. 59, 178–182.

Slaoui, M., Fiette, L., 2011. Histopathology procedures: from tissue sampling to histopathological evaluation. Methods Mol Bioi 691, 69–82.

Summers, B.A., Cummings, J.F., De Lahunta, A., 1995. Veterinary neuropathology. Mosby Year Book, pp. 34–35.

Thompson, S.W., Luna L.G., 1978. An atlas of artifacts encountered in the preparation of microscopic tissue sections. Charles Louis Davis DVM Foundation, Springfield, IL.

Wells, G.A., Wells, M., 1989. Neuropil vacuolation in brain: a reproducible histological processing artefact. J. Comp. Pathol. 101 (4), 355–362.

大鼠、小鼠、犬、非人灵长类动物和小型猪的生殖系统

引言

生殖系统作为本书单独的一章，原因很多。其中大部分原因与各种属生殖器官中所见显著的形态学差异有关，这些差异是正常的生理学变化的结果，例如，雌性生殖系统中与发情或月经周期相关的变化、在两种性别中与性成熟和生殖衰老相关的变化，季节性繁殖动物中，如仓鼠与恒河猴生殖组织的退化和复燃（regression and recrudescence）等。病理学家熟悉这些正常的形态学差异是至关重要的，这样就不至于把这些变化误诊为病理学改变，并能认识"正常"的真正范围。

除了内分泌介导的生理性变化外，生殖系统显示一系列的背景性病理学改变，这些改变有时是种属特异性的，但种属间类似改变更常见。本章在雄性和雌性生殖系统背景病变方面分为两个独立的部分叙述，每一部分都包括最常见的种属（大鼠、小鼠、犬、非人灵长类动物和小型猪）。

生殖：雄性

雄性生殖道

睾丸中正常精子生成的识别

在雄性动物中，当某些细胞群缺失时或在精子细胞滞留的情况下，当精子细胞不合时宜出现时，为了能鉴定出上述情形，识别曲细精管内构成精子发生周期的不同细胞形态是至关重要的。关于雄性动物的另一个挑战是，识别未成熟以及鉴别诊断未成熟与退行性病变的问题。这个问题在犬和非人灵长类动物中尤其突出。通过使用正确的固定剂保存睾丸有助于精子生成的分期（Latendresse et al, 2002; Lanning et al, 2002）。

所有哺乳动物的精子生成基本上是相同的。它包括前体干细胞（精原细胞）的连续分裂与成熟，之后进入减数分裂（精母细胞），在这里它们要经历 DNA 复制和减数分裂以形成单倍体生精细胞（精子细胞）。这些细胞经历了一个复杂的形态变化过程，从具有正常外观的细胞（圆形精子细胞）转变为扁的具有头、体和尾的鞭子样细胞（长形精子细胞）。成熟的精子细胞从生精上皮释放（排精），并在曲细精管液中被转运到睾丸网的收集池，进而通过输出小管进入附睾。整个过程在不同种属间是相同的，但不同细胞类型的细微特征、过程动力学以及调节通路略有不同。

不同类型的生精细胞（精原细胞、精母细胞和精子细胞）在曲细精管内以一种非常规则、分层的方式排列（图 9.1，9.2）。它们在结构和代谢上受体细胞斯托利细胞（Sertoli cell）支持，后者以光镜下不易分辨的胞质突起完全包绕着每个生精细胞。当生精细胞从曲细精管缺失，仅留下斯托利细胞衬覆曲细精管时，斯托利细胞的真实范围会变得更明显（图 9.4）。

生精细胞以高度受控的方式进行精子生成，在任何一个曲细精管中总有四代生精细胞以相互完全同步的方式发育着。于是产生了精子生成周期中"期"的概念，在这里每个期可通过四代同步发育的单个生精细胞的精确形态

特征进行识别。细胞生物学的详细描述不在本章讨论范围之内，但在大量综述中有全面介绍（Creasy, 1997; Creasy& Foster, 2002; Russell et al, 1990）。重要的是毒理病理学家应熟悉精子生成周期的概念以及曲细精管的不同外观，至少是周期的开始、中期和结束时曲细精管的外观（图9.1，9.2）（Foley, 2001）。

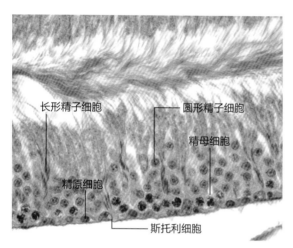

图9.1　大鼠曲细精管，周期（Ⅰ~Ⅷ期）前半段的第Ⅴ期曲细精管，含4层生精细胞。具有2代精子细胞（圆形和长形精子细胞）和1代精母细胞（粗线期精母细胞）。基底层为精原细胞，间插着斯托利细胞核（×200）

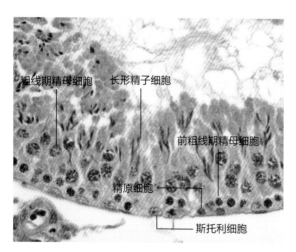

图9.2　大鼠Ⅻ期曲细精管。处于周期后半段的曲细精管（Ⅸ~ⅩⅣ期）也含有4层生精细胞。含有1代精子细胞（长形精子细胞），2代精母细胞（粗线期与粗线前期）。含有1层精原细胞，间插有斯托利细胞核（×200）

大鼠和小鼠

未成熟期、围青春期、成熟期

大鼠在6~7周龄时睾丸开始释放精子，但直到10~11周龄时，其精子生成量才达到最大潜力（综述参见Marty et al, 2003）。精子生成的第一个周期相对低效，曲细精管中成熟期精子细胞数目少，并有大量退变的生精细胞（多核及凋亡细胞）。附睾尾仅部分扩张，包含数量不等的精子与细胞碎片以及来自睾丸退变脱落的生精细胞（图9.3a、b）。不是所有的大鼠都能以同样的速度性成熟，因此这种外观很容易被误认为是睾丸毒性，特别是当供试品处理的动物由于摄食量降低或体重减轻而导致性成熟稍差时。

小鼠青春期出现较早，大约5周龄时精子即出现在附睾中。和大鼠一样，可出现生精细胞变性，附睾中精子数目少，并伴随有细胞碎片，直到8~9周龄时精子生成才达到其完全效率。

先天或发育性病变

睾丸缺失或发育不良（不发育或发育不全）偶尔可见，但相对少见。发育不全以睾丸小为特征，曲细精管的数目减少。隐睾症偶见，由于睾丸下降到阴囊延迟所致，可引起曲细精管变性和萎缩。这点在剖检时常常很难确定，因为啮齿类动物很容易发生睾丸回缩进入腹腔。组织学检查显示隐睾症的睾丸曲细精管萎缩，曲细精管仅衬覆斯托利细胞及少量的精原细胞。

年轻动物所见病变：睾丸

一般而言，啮齿类动物睾丸的背景性退行性病变的发生率低，这使它们成为检测精子异常极其敏感的种属。

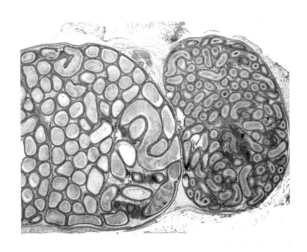

图 9.3a　8 周龄的围青春期大鼠附睾。起始段及附睾头扩张，充满精子（×100）

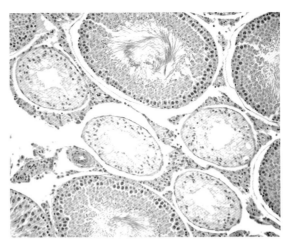

图 9.4　偶发（1～5 个）的萎缩曲细精管，仅衬覆斯托利细胞，是大鼠睾丸常见的背景病变。此病变可能表示一条卷曲曲细精管的一小段中的生精细胞的缺失（×100）

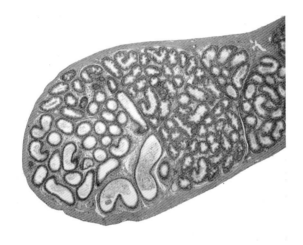

图 9.3b　8 周龄的围青春期大鼠附睾。附睾体远端与附睾尾的导管仍为闭合状态，含少量精子及细胞碎片（×40）

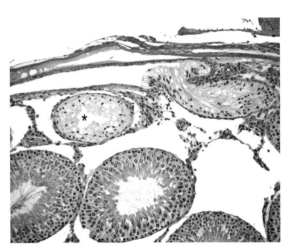

图 9.5　睾丸网（大鼠）衬覆立方上皮，移行小管（直精小管）向其排空。睾丸网附近常见到仅衬覆斯托利细胞的小管（*）。这些是直精小管的正常断面，不应被误认为是萎缩的曲细精管。它们在略微远离所见睾丸网的被膜下这一部位中也可经常见到，这是因为睾丸网的指状突起会从主囊辐射一段距离（×100）

曲细精管变性 / 萎缩

偶发的曲细精管（5 个小管断面 / 睾丸）部分或全部生精细胞缺失在年轻成年大鼠中常见（图 9.4）。直精小管是连接曲细精管与睾丸网的移行小管，不应被误认为是萎缩的曲细精管。直精小管通常见于睾丸颅侧紧邻睾丸网管腔的部位（图 9.5）。小管也可在更外侧的睾丸被膜下的位置出现，这是由于睾丸网的指状延伸从主囊状结构中辐射出来所致。

更广泛的曲细精管萎缩，常涉及单侧或双

侧睾丸所有曲细精管的所有生精细胞完全丧失。作为一种背景病变，这种情况有时可以在年轻成年大鼠中见到（图 9.6a）。如果这种萎缩已经持续了数周，那么相应的附睾可能会出现精子和（或）生精细胞耗竭。这可能有助于判断萎缩是否在研究开始之前就已经存在，进而判断是否为背景性变化。中度至重度的曲细精管萎缩通常伴有间质液体的增多（有时称为水肿）（图 9.6b）。应慎重采用这一诊断，因为发生液体蓄积可能是固定造成的人工假象，尤其是 Bouins 液固定的睾丸（图 9.6b）。

其他偶见的病变包括曲细精管扩张（单侧或双侧）（图 9.7），可能伴有睾丸网的扩张。以不同数量的退变生精细胞为特征的曲细精管变性，包括多核巨细胞和（或）生精细胞层排列紊乱，这作为一种双侧的背景病变有时可以见到（图 9.8）。

103　　　异常的残留小体（图 9.9）在小鼠中最常见，其特征是残留小体异常大且致密，存在于生精周期不同时期的曲细精管中生精上皮的管腔面。相比之下，正常残留小体要小得多，且只应出现于第Ⅷ～Ⅸ期曲细精管的管腔表面，之后它们迅速下降到第Ⅹ～Ⅺ期曲细精管的基底部，并在那里被吞噬。异常残留小体常见于生精周期其他时期的曲细精管。

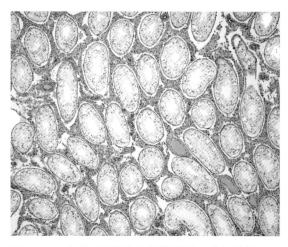

图 9.6b　大鼠弥漫性曲细精管萎缩。曲细精管可出现收缩与管腔闭合。这种病变也可见于化学品诱发病变（单侧或双侧）的终末期，因此了解这一病变在相应品系的小鼠或大鼠的历史背景发生率很重要（×100）

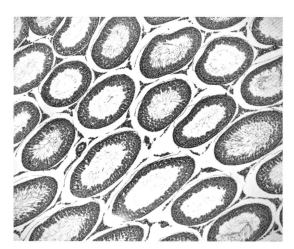

图 9.7　单侧或双侧曲细精管管腔扩张偶见于年轻成年大鼠。受累的睾丸增大，通常显示重量增加。病变可伴有睾丸网的扩张，可能反映出由于输出小管阻塞而引起的液体蓄积。因压迫性萎缩，病变通常会迅速发展为整个曲细精管萎缩（如图 9.6a），但曲细精管管腔通常会保持扩张（×100）

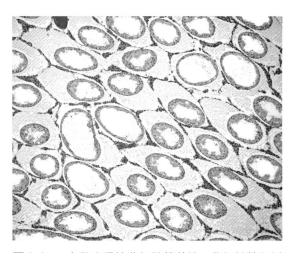

图 9.6a　大鼠弥漫性曲细精管萎缩。曲细精管仅衬覆斯托利细胞，所有生精细胞均消失。这种病变作为单侧或双侧病变经常被见到，可出现于年轻大鼠、小鼠中。曲细精管可出现管腔扩张，并被间质水肿包围（×100）

年轻动物所见病变：附睾

大鼠与小鼠的附睾，从起始段直至附睾尾通常含有大量精子。成年大鼠中混在精子中脱落的生精细胞数目通常可以忽略不计，因此，

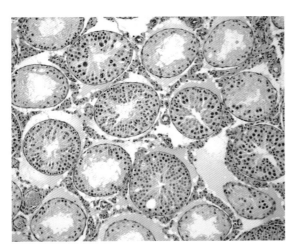

图 9.8　曲细精管变性（大鼠）作为偶发的背景性病变，在年轻大鼠和小鼠中可以见到。它通常表现为双侧可见数量不等的生精细胞变性。生精细胞通常由细胞质桥连接在一起，因其融合而形成多核或合胞体。圆形精子细胞因退变而常常发生核染色质边集。这些退变的细胞脱落至管腔或被斯托利细胞吞噬。随着更多的细胞死亡，生精细胞层有规律的分层消失（×200）

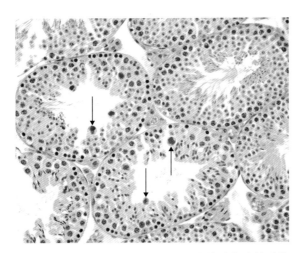

图 9.9　小鼠睾丸偶尔含有外观异常的残留小体（箭头所示），是一种背景性病变。它们比正常残留小体大，而且常出现在通常与残留小体形成无关的曲细精管期。它们也可能作为化学性诱发病变而增多（×200）

附睾（尤其是附睾头）中出现脱落的生精细胞或碎片是睾丸损伤一个非常敏感的指标。脱落的生精细胞在小鼠中略为常见。睾丸生精紊乱

通常反映为附睾中精子减少和出现细胞碎片。

精子肉芽肿是年轻大鼠附睾中最常见的病变之一。它们可为单侧或双侧，可发生于附睾的任何位置，但在附睾尾更常见（图 9.10）。间质散发性淋巴细胞聚集是附睾的一种常见病变，但聚集灶数目通常较少。

筛样变的特征是上皮内出现微小囊泡，是附睾体/附睾尾连接处的常见病变（图 9.11）。

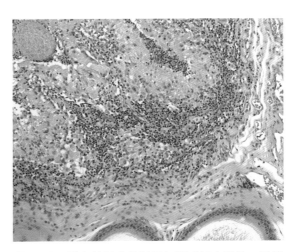

图 9.10　附睾精子肉芽肿是年轻成年大鼠的一种常见背景性病变。该病变是对突破附睾衬覆上皮而溢出精子（抗原性异物）的一种肉芽肿性反应。精子肉芽肿在附睾尾较附睾头更常见（×200）

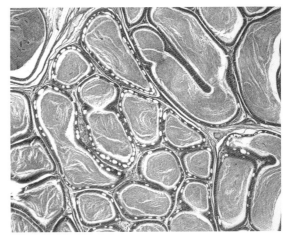

图 9.11　上皮囊性空泡变（大鼠），有时被称为筛样变或假腺体形成，常见于附睾体远端与附睾尾连接处（×100）

与年龄相关性病变：睾丸和附睾

随着年龄的增加，睾丸生精细胞变性增多，或生精细胞耗竭的曲细精管数量增多，但在大鼠和小鼠的整个生命周期中精子生成通常保持相对高效。作为一种继发性激素反应，精子生成减少可伴随轻微或弥散性增生。

作为结节性多动脉炎更普遍情况的一部分（图9.12a），最常见的是与年龄有关的睾丸病变，包括血管的退行性病变和炎症性病变及血管壁的纤维素性坏死、肥大和炎症。大鼠附睾间质内淋巴细胞聚集很常见（图9.12b）。在老龄小鼠全身性淀粉样变性中，睾丸也是淀粉样物质沉积的常见部位（图9.13）。睾丸间质细胞灶性增生性变化（增生和肿瘤）（图9.14）在F344大鼠中很常见，在其他大鼠和小鼠品系中发病率较低。小鼠睾丸中另一种常见的增生性病变是睾丸网上皮增生（图9.15）。脂褐素沉着与衰老有关，见于间质巨噬细胞和睾丸间质细胞。

104　　在老龄大鼠中，附睾头与附睾体连接部的附睾部分，其上皮常发生泡沫样、嗜碱性空泡变（图9.16）。这可能是在老龄大鼠中发生改

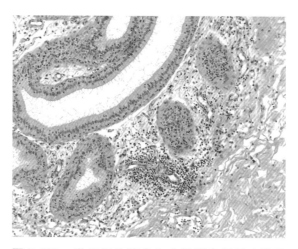

图9.12b　淋巴细胞聚集在大鼠附睾间质中常见（×100）

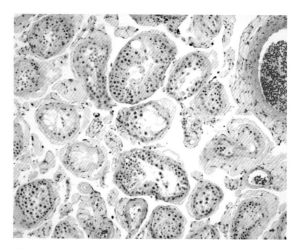

图9.13　小鼠睾丸间质淀粉样物质沉积。睾丸是淀粉样变性的常见部位（×100）

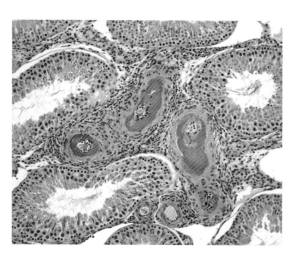

图9.12a　老龄大鼠睾丸间质血管中小动脉壁纤维素样坏死与动脉周围炎（×100）

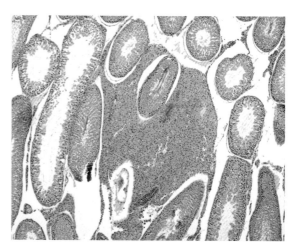

图9.14　局灶性睾丸间质细胞增生和睾丸间质细胞瘤在某些品系的大鼠中（如F344）很常见，但在其他大鼠和小鼠品系中发病率较低（×100）

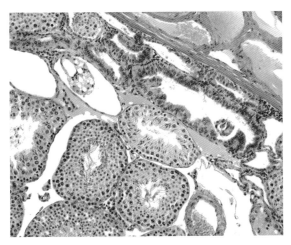

图 9.15　小鼠睾丸网上皮增生。正常的低立方上皮被高柱状增生上皮所取代（×100）

变的正常糖蛋白分泌产物。如果睾丸网囊性病变并充满了精子，则称为精子囊肿。精子囊肿在附睾与输精管的连接部也很常见。

与年龄相关性病变：附属性器官和阴茎

　　累及阴茎、包皮腺、前列腺、凝固腺和精囊的泌尿生殖系统感染在老龄啮齿类动物尤其是在小鼠中很常见（Suwa et al, 2001）。急性或慢性活动性炎症伴脓肿形成（图 9.17a，9.18）

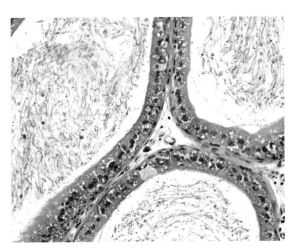

图 9.16　嗜碱性空泡变是大鼠附睾上皮常见的年龄相关性病变。它只发生在附睾头与附睾体的连接处（×200）

可发生于整个生殖道（图 9.17a）。老龄大鼠前列腺可观察到局灶性上皮增生（图 9.17 b）。

　　在附属性器官中，常见的年龄相关性病变包括精囊扩张伴精液的退行性病变（图 9.19）或精囊的收缩伴上皮萎缩。前列腺也显示进行性腺泡萎缩以及腺泡腔内矿化的凝固物（图 9.20）。包皮腺导管囊性扩张伴腺泡分泌或腺泡的囊性萎缩是大鼠和小鼠的常见病变（图 9.21，9.22）。类似的囊性扩张在尿道球腺也可见到（图 9.23）。

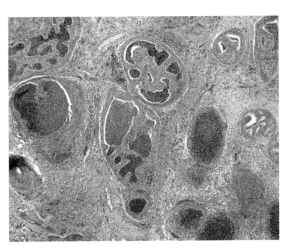

图 9.17a　泌尿生殖系统感染的老龄大鼠的腹侧前列腺，化脓性炎症伴再生性上皮增生（×100）

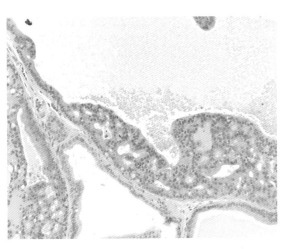

图 9.17b　大鼠前列腺腺泡上皮增生（×200）

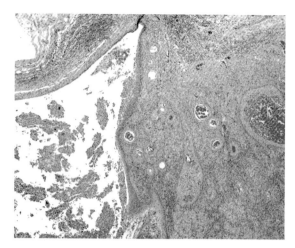

图 9.18 大鼠包皮腺慢性炎症（×100）

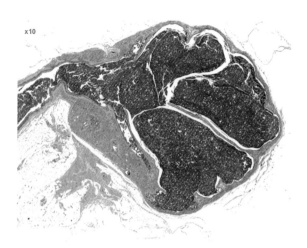

图 9.21 大鼠包皮腺导管囊性扩张伴分泌，常导致大体所见的腺体增大（×10）

105

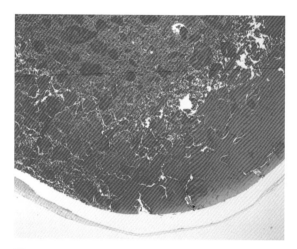

图 9.19 小鼠精囊扩张大体表现，分泌产物退行性变（×100）

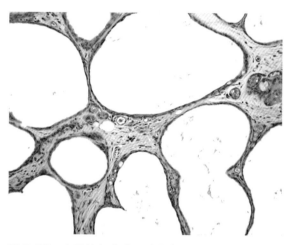

图 9.22 小鼠的包皮腺，腺泡囊性萎缩（×100）

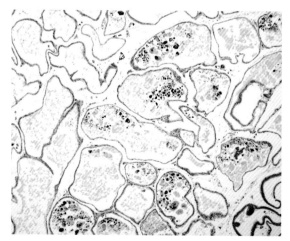

图 9.20 矿化性凝固物和进行性前列腺腺泡萎缩是大鼠常见的与年龄相关性病变（×100）

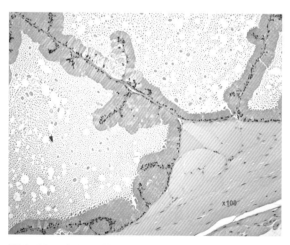

图 9.23 大鼠尿道球腺囊性扩张，腺体扩张并含分泌物（×100）

犬

　　比格犬睾丸的背景性变化常见，可能会与化学诱导的毒性相混淆。犬的精子生成效率似乎比啮齿类动物或非人灵长类动物要低得多，曲细精管常表现出精子生成不全（精子生成低下）。识别化学引起毒性的最大问题之一是采用了在病理学检查时尚未性成熟或围青春期的犬。因此，病理学家了解未成熟、围青春期以及成熟的生殖组织的特征很重要，可避免将这一形态发育期特征性的退行性变化被误认为是毒理学诱导的精子生成障碍。关于犬睾丸中生成精子的正常外观以及精子生成周期中各时期的细胞特征，Russell 及其同事（1990）已进行过详细描述。

未成熟期、围青春期与成熟期

　　犬的成熟年龄跨度相对较宽（7~12 个月龄），绝大部分在 10 月龄时达到性成熟。性成熟的年龄也与供应商有关。Dorso 及其同事（2008）曾报道，法国 Harlan 提供的 31~40 周龄的犬中 90% 是性成熟的，相比之下，美国马歇尔农场提供的相同年龄的犬中只有 10% 是性成熟的。小于 10 月龄的犬通常表现出一系列退行性形态学变化，反映其正在成熟当中。处在成熟边缘的犬，其睾丸和附睾的管腔中会有不同数量的退变、缺失和脱落的生精细胞，有些曲细精管可能会空泡变、收缩或扩张。睾丸及附睾内容物的外观不容易与化学诱导的毒性区分开来，每组动物数目过少就会使得评估这些变化与处理因素之间的关系变得更加困难。通过确保在研究结束时犬至少有 10 月龄（最好有 12 月龄）大，就可以避免这种混淆。图 9.24~9.29 与图 9.30~9.34 分别展示了犬发育中的睾丸和附睾的形态特征。

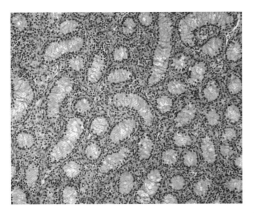

图 9.24　5~6 月龄犬的完全静息的睾丸。曲细精管衬覆斯托利细胞，偶见有生殖母细胞穿插其间。由于液体尚未分泌，曲细精管内没有管腔（×100）

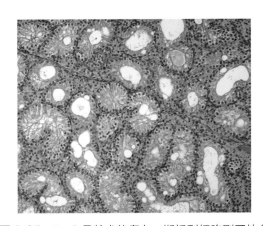

图 9.25　5~6 月龄犬的睾丸，斯托利细胞刚开始分泌液体。这些液体在衬覆的斯托利细胞内形成空泡，并在逐渐扩张的小管中产生管腔。生精母细胞增殖形成精原细胞，其中有些发生凋亡（×100）

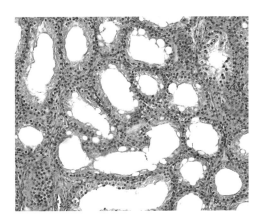

图 9.26　6~7 月龄大的犬。曲细精管由于斯托利细胞分泌液体而正在逐渐扩张，在衬覆的斯托利细胞内有大量充满液体的空泡。小管内可见精原细胞和早期精母细胞，其中许多正在发生凋亡（×100）

106

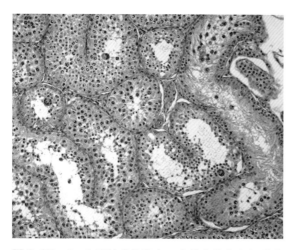

图 9.27　6~9 月龄犬的睾丸。小管内分布有各种生精细胞直至圆形精子细胞。大多数小管中的精子生成仍然呈斑块状，许多新发育的生精细胞正在退变或脱落至管腔中（×20）

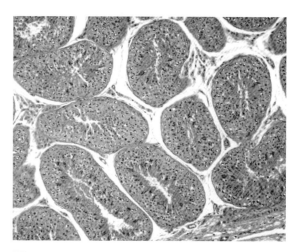

图 9.29　12 月龄犬的睾丸。所有曲细精管都有完整的精子生成，并且具有长形精子细胞的全部结构，长形精子细胞的尾部填满管腔。仍有偶尔退变的细胞，但不常见（×200）

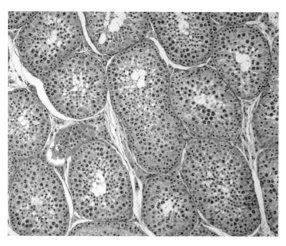

图 9.28　6~9 月龄犬的睾丸。大多数曲细精管有多层生精细胞，直至粗线期精母细胞或圆形精子细胞。偶见一些长形精子细胞。退变与脱落的生精细胞减少，但仍相当常见（×200）

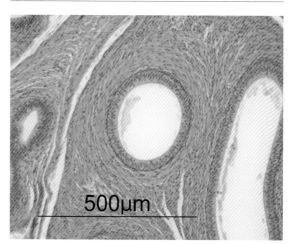

图 9.30　5~6 月龄犬的附睾尾。附睾管直径因睾丸无任何液体分泌而很小。无脱落细胞或细胞碎片

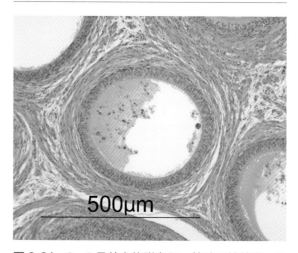

图 9.31　6~8 月龄犬的附睾尾。管腔开始扩张，含有少量液体以及睾丸脱落的生精细胞

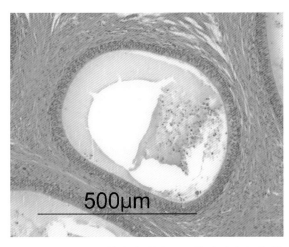

图 9.32　6～8月龄犬的附睾尾。管腔直径逐渐增加，并含有液体和细胞

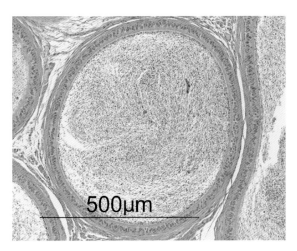

图 9.33　10～12月龄犬的附睾尾。管腔已完全扩张，充满精子，仅有偶见的脱落生精细胞

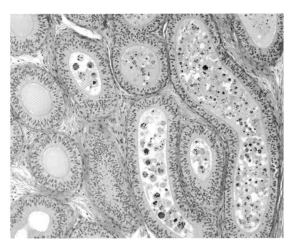

图 9.34　6～8月龄犬的附睾头。小管内充满了来自发育中睾丸的脱落、凋亡和退变的生精细胞，但没有精子。脱落细胞在附睾头比附睾尾更明显（×200）

与啮齿类动物不同的是，犬的睾丸发育要经过一段发育静息期。在这期间，曲细精管衬覆斯托利细胞和少量的生殖母细胞（前精原细胞），这些生精母细胞直至 5 月龄左右才开始发育（图 9.24）。这时生精母细胞开始增殖并产生精原细胞，后者将填充曲细精管的基底层并启动精子生成过程。与此同时，斯托利细胞恢复其成熟过程并开始分泌曲细精管液。这通常会在斯托利细胞层形成充满液体的空泡，并逐渐形成曲细精管管腔和扩张全体小管直径（图 9.25，9.26）。精原细胞开始增殖并产生精母细胞，从而分裂并产生圆形精子细胞。圆形精子细胞逐渐伸长、成熟，最终变成像鞭状的成熟精子细胞，并被释放到曲细精管腔中。此后它们被转移至附睾。精子在所有小管中并非以同样的速度发育，所以不同的小管或多或少会比其他小管发达，并且由于斯托利细胞和生精细胞功能还没有完全成熟，在精子生成的第一个周期中会有相当多生精细胞的退变与脱落（图 9.27）。曲细精管中液体生成逐渐增多以及生精细胞的高耗损率可通过附睾管腔中的内容物反映出来（图 9.30～9.34）。直径小的、空虚的小管将逐渐因液体增多而扩张，并且一直到青春期都含有退变、脱落的生精细胞（图 9.34），在完全成熟的成年犬中，其将由充满成熟精子和含有相对较少退变细胞的扩张小管替代（图 9.33）。

应基于附睾体和附睾尾中是否存在精子（附睾头不能使精子充分浓缩因而不能看到）以及睾丸中是否存在长形精子细胞，以及它们的数量识别犬睾丸的性成熟状态。由于前列腺的成熟速度不同，前列腺的大小和分泌活性对识别性成熟并不十分有用。

年轻成熟动物所见病变：睾丸

在超过 10 月龄的犬中常见一些很容易与

未成熟相混淆的变化，但这些变化是性成熟犬的背景性退行性改变。这些变化由 Rehm 及其同事于 2000 年，Goedken 及其同事于 2008 年分别进行了描述。最常见的病变是曲细精管精子生成低下以及曲细精管发育不全 / 萎缩，这两者在正常犬中的发生率均约 30%。精子生成低下的特征是生精上皮缺乏一代或数代的生精细胞（图 9.35，9.36）。许多曲细精管在管腔面有一层成熟的长形精子细胞，但下面的圆形精子细胞层和（或）粗线期精母细胞层缺失或部分耗竭，由此可将精子生成低下与未成熟区分开来。这表明精原细胞的分裂受短暂性（周期性）抑制，与未成熟时典型的生精细胞变性和斑片状生精细胞衰竭的情况不同（与图 9.27 比较）。精子生成低下严重程度的范围可从轻微（受累小管 <10%）到重度（受累小管 >75%）。大多数睾丸可能会有少量曲细精管精子生成低下的表现。

节段性发育不全通常以一组离散的收缩小管出现，常呈楔形位于被膜下的部位，生精细胞完全缺失。这些小管呈现出从未有生精细胞定植的外观，因此采用发育不全这一术语。小叶状的分布形式表明一组曲细精管断面来源于一条盘绕的曲细精管。

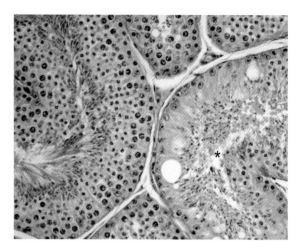

图 9.36　生精不足的第 V 期曲细精管（*）。左边的小管处在同一期。虽然精子生成低下小管中的长形精子细胞是正常的，但它几乎完全缺失下面的正常第 V 期小管中应有的圆形精子细胞层、粗线期精母细胞层和精原细胞层（×200）

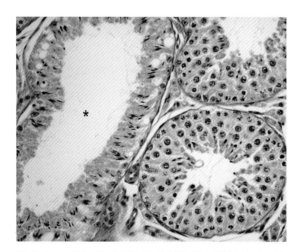

图 9.35　精子生成低下的第 Ⅵ 期曲细精管（*）。这一小管与另两个小管（可通过长形精子细胞的形状识别）处在精子生成的同一期。虽然这一小管含有正常的长形精子细胞群，但它下面缺乏粗线期与前粗线期精母细胞层，这些细胞在另两个小管中存在（×200）

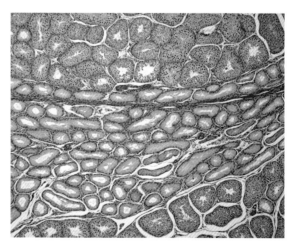

图 9.37　曲细精管发育不全通常表现为三角形楔状的收缩小管，仅衬覆斯托利细胞。周围的小管显示精子生成正常。受累小管呈现从未被生精细胞定植的外观（×100）

成年犬睾丸其他常见背景性变化包括精母细胞肿胀。这些可能是未能完成第二次减数分裂的次级精母细胞仍滞留于生殖上皮内，阻滞减数分裂，而周围的细胞继续发育为圆形精子细胞（图 9.38）。偶见多核性生精细胞，代表着变性中的精母细胞或精子细胞，也是犬睾丸的常见特征（图 9.39）。这两种变化通常在大多数犬睾丸的少数曲细精管中可以见到。

睾丸炎的特征是睾丸间质出现淋巴细胞或混合性炎症细胞浸润，有时可在犬的睾丸中见到（图 9.40）（Fritz et al, 1976）。炎症也可漫延至小管上皮，导致受累小管的结构受损。这种病变通常伴有附睾的淋巴细胞性炎症（图 9.41），在某些病例中与淋巴细胞性甲状腺炎存在遗传相关性（Fritz et al, 1976）。这种病变被认为存在自身免疫性的病因。

108

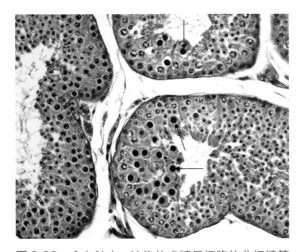

图 9.38　含有肿大、浓染的犬精母细胞的曲细精管（箭头所示）。大多数睾丸会有少量包含这类细胞的曲细精管。它们可能是未完成第二次减数分裂的次级精母细胞在其发育过程中出现阻滞，而小管中其他细胞继续成熟（×200）

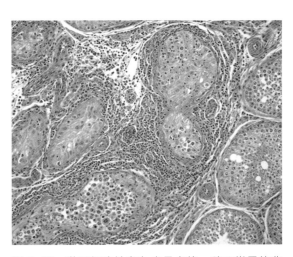

图 9.40　淋巴细胞性睾丸炎是犬的一种不常见的背景病变。浸润的淋巴细胞与巨噬细胞常穿透并破坏受累区域的曲细精管（×100）

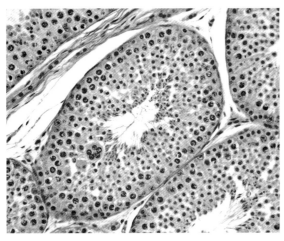

图 9.39　少量多核巨细胞，它们是退变中的精子细胞或精母细胞，可见于大多数成熟犬的睾丸中（×200）

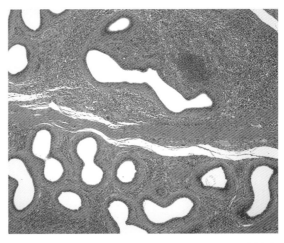

图 9.41　淋巴细胞性附睾炎常伴发于淋巴细胞性睾丸炎（×100）

年轻成熟动物所见病变：附睾

犬附睾中的精子含量因部位不同而有所不同。在输出小管或附睾的头部通常见不到精子，因为这些部位的精液很稀。精子在远侧附睾尾可见，并在整个附睾体开始变得密集。附睾尾中直径较大导管内的精子含量多少不等，由于处理过程中的损失，可能常会有精子遗失的现象。附睾体和近端附睾尾中的精子含量可用于评估正常精子含量和成熟状况。

精子淤滞，有时伴有炎症，是位于附睾头部的输出小管的一种常见病变，可能是精子在输出管盲端中的嵌塞（图9.42）（Foley，1995）。真正的精子肉芽肿与啮齿类动物中所见类似，在整个附睾中也有发生。

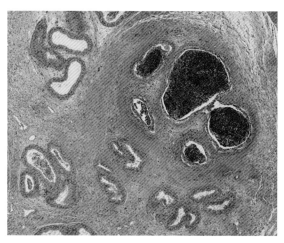

图9.42　输出小管嵌入犬附睾的头部，有些是盲端。这可能导致精子淤滞和扩张（×100）

筛状变化的特征是导管上皮折叠并伴有假腺样囊肿的形成（图9.43），常见于附睾体与附睾尾的连接处。这类似于啮齿类动物的病变。核内嗜酸性包涵体是犬附睾的特征（图9.44），尤其是在附睾头内，但它们的意义不明。

犬附睾的间质性淋巴细胞浸润常见，并可

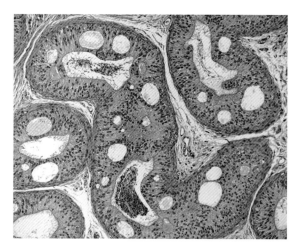

图9.43　在犬的附睾体远端与附睾尾连接处常出现筛状变化或"假腺样"囊肿（×100）

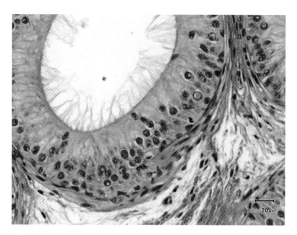

图9.44　核内嗜酸性包涵体常见于犬附睾头的上皮细胞中，其意义不明（×200）

伴有间质或周围脂肪组织的动脉炎或动脉周围炎。附睾还是与累及范围更广的"比格犬疼痛综合征"相关的动脉炎的常见部位。附睾导管上皮增生是老龄比格犬附睾的正常特征（James & Heywood, 1979）。

年轻成熟动物所见病变：前列腺

Dorso和同事（2008）对正在成熟中的犬前列腺特征以及一些更常见的背景病变进行了综述。犬的前列腺腺泡随着上皮分泌活动增加而逐渐扩张。未成熟犬的前列腺小，腺泡紧缩，衬覆低的嗜碱性立方或扁平上皮。随着腺体在睾酮和双氢睾酮的调节下其作用变得活跃起来，上皮变高呈柱状，并充满强嗜酸性的分泌物。与大鼠不同，犬前列腺产生的分泌液储存在腺泡上皮内而不是腺泡腔中。虽然睾丸和前列腺成熟的时间之间通常有很好的相关性，但它们并不总是同步，一个可能已经成熟而另一个还未成熟。

犬前列腺最常见的背景病变包括灶性或小叶性囊性腺泡（图 9.45，9.46）。腺泡可衬覆矮立方状"萎缩样"外观的上皮或柱状分泌性上皮。前列腺也常可观察到轻微的炎症浸润，从灶性或尿道周围性间质淋巴细胞浸润到累及前列腺腺泡的亚急性或慢性炎症（图 9.47）。炎症反应通常伴有受累及腺泡上皮的萎缩。比格犬的睾丸和前列腺存在与年龄相关的变异（James & Heywood, 1979），良性前列腺增大是老龄雄性比格犬的正常特征。

非人灵长类动物

109

食蟹猴（学名 Macacafascicularis）是临床前研究中最常用到的非人灵长类动物。动物的地理起源会对观察到的背景病变产生影响。目前许多非人灵长类动物从东南亚进口，大多数情况下圈养繁殖。雄性食蟹猴在 4～5 岁性成熟，但对于所要进行的研究而言，采用完全不成熟的动物，到发育至青春期的动物，再到完全成熟动物的情况很普遍。这使得对任何睾丸毒性的评估几乎不可能。对病理学家而言，了解正在成熟中的生殖系统的特征很重要，这样与青春期相关的退行性病变就不会与化学诱导的退行性病变相混淆。

图 9.48～9.50 对青春期前、围青春期和成年食蟹猴的睾丸特征进行了说明。Dreef 及其同事（2007）对正常食蟹猴的睾丸和生精周期

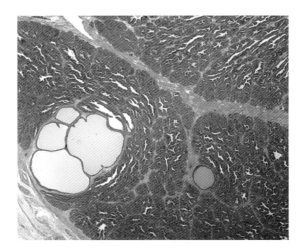

图 9.45　腺泡灶性囊性扩张是犬前列腺的常见病变（×100）

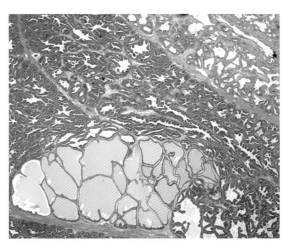

图 9.46　犬前列腺局灶性、充满液体的囊性腺泡以及腺泡萎缩区（×100）

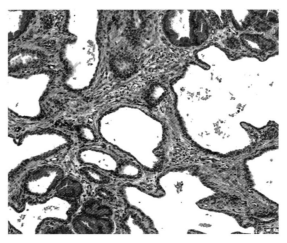

图 9.47　犬前列腺腺泡萎缩伴间质慢性炎症浸润的区域（×100）

的细胞特征进行了详细描述。与其他种属所见情形一样，在青春期前和围青春期，猴子的睾丸和附睾管腔中存在大量退化和脱落的生精细胞（图9.49）。有时不成熟睾丸的一处局灶性离散曲细精管内可发生完全的精子生成（图9.51）。未成熟或青春期的睾丸也可能伴有附睾中精子的缺失或减少。精囊和前列腺的分泌活性与大小也取决于猴子的成熟状态。

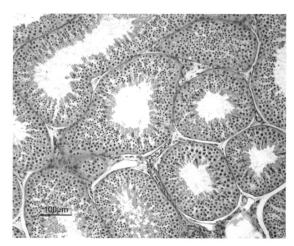

图9.50　年轻成年猴的睾丸。曲细精管扩张，形成明显的曲细精管管腔，出现所有类型生精细胞，包括管腔表面的少量成熟精子（×100）

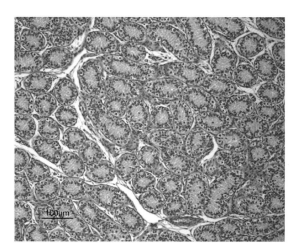

图9.48　食蟹猴在3.5岁以前，其睾丸要经历一个静息期。在此之前，曲细精管呈收缩状，没有管腔，衬覆斯托利细胞和生殖母细胞（×100）

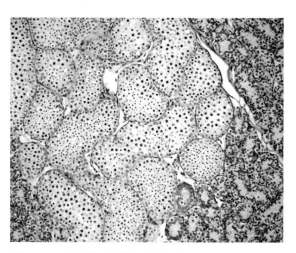

图9.51　偶尔在未成熟的睾丸中，一处局灶性曲细精管先于所有其他小管发生完全的精子生成（×100）

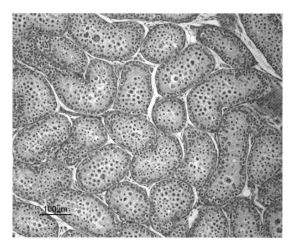

图9.49　青春期前猴的睾丸。精子生成仅进行至粗线期精母细胞及少量圆形精子细胞的水平，其中许多正在发生退变并脱落到曲细精管的管腔中，并最终进入附睾（×100）

季节性改变

恒河猴（学名猕猴，*Macacamulatta*）是季节性繁殖动物，精子生成随着一年中时间的不同而经历周期性的退化与复燃。这些变化是对睾酮水平降低的反应，因此整个生殖道以周期性的方式呈现不同程度的退化与萎缩。睾丸和附睾的外观与青春期前和围青春期食蟹猴的外观相同（图9.49）。

偶发性病变

在性成熟的睾丸中，局灶性曲细精管扩张伴上皮变薄、精子淤滞和（或）生精细胞数量减少经常发生（图 9.52）。生精细胞变性和生精细胞衰竭（曲细精管变性 / 萎缩）在成熟非人灵长类动物中很少见到弥漫性变化，但一个小叶内单个或数个曲细精管断面（可能代表一个曲细精管）可表现出退行性变化，包括空泡变和部分生精细胞变性与耗竭（图 9.53）。

纤维性发育不全是近年较常见的一种病变，似乎与从东南亚进口的食蟹猴有关。这种变化据推测是一种先天性疾病，其特征是大量成熟的胶原结缔组织束取代了正常小叶状分布的曲细精管（图 9.54）。食蟹猴的附睾中罕见精子肉芽肿。食蟹猴的前列腺常含有矿化的凝固物（图 9.55）。

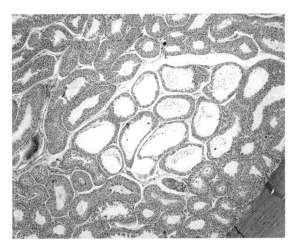

图 9.52　局灶性曲细精管扩张，扩张的管腔内常伴有精子淤滞（如图所示），是一种相对常见的病变。可伴有生精细胞的部分耗竭以及生精上皮的变薄（×100）

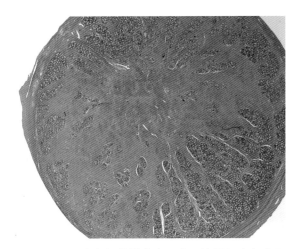

图 9.54　猴睾丸纤维性发育不全。这是源自东南亚食蟹猴的一种相对常见病变。据推测是一种先天性疾病，通常双侧出现（×10）

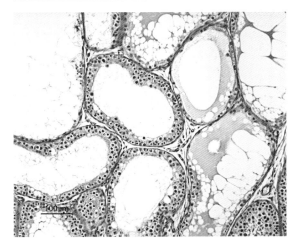

图 9.53　局灶性曲细精管变性和萎缩有时以一种偶发性背景病变出现。小管内生精细胞可完全或部分耗竭，有些小管仅衬覆斯托利细胞。这种变化常呈局灶性或小叶状分布（×100）

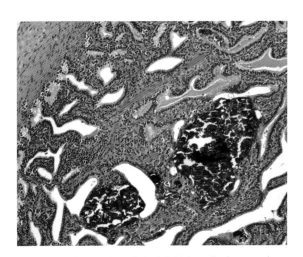

图 9.55　食蟹猴前列腺中矿化的凝固物（×100）

小型猪

未成熟期、围青春期和成熟期

　　成熟猪睾丸的特征之一是有大量间质（莱迪格）细胞，不应被误认为是睾丸间质细胞增生。随着动物进入青春期，间质细胞在 3～4 月龄开始增多，在接下来的数月里其数量会继续增加。这可能意味着在 3～6 月龄大的动物中睾丸间质细胞的数量存在很大差异。和其他种属一样，青春期前或围青春期的动物中可能出现退变的生精细胞数目增多、附睾中精子数量减少以及精子生成不全。

　　Jorgensen 等人（1998）对猪精子生成周期的正常细胞特征进行了描述。其精子生成的总体模式与其他种属相似。

成熟动物的偶发性病变

　　一侧或双侧睾丸的先天性不发育和隐睾症在小型猪中有过报道，其中隐睾症的发病率为 1.5%（Jorgensen et al, 1998）。

　　曲细精管发育不全或曲细精管萎缩是成熟猪睾丸的一种相对常见的病变（Dincer & Svendsen, 2006; Jorgensen et al, 1998）。受累小管常收缩，间质通常充满了睾丸间质细胞，睾丸间质细胞数量可增多。病变的严重程度可从累及少数到累及大多数曲细精管（图 9.56, 9.57）。当病变更严重时，附睾表现出精子减少或缺失（图 9.58）。某些病例中附睾发育不全和萎缩可与隐睾症相伴存在。

　　附睾的间质组织可出现淋巴细胞聚集。导管的内容物中可有少量脱落的睾丸生精细胞与精子混合在一起，但这些细胞的数量通常很少。精子肉芽肿在猪的附睾中很少见到。

　　前列腺偶见慢性炎性细胞浸润和间质中矿化的凝固物（Dincer & Svendsen, 2006）。

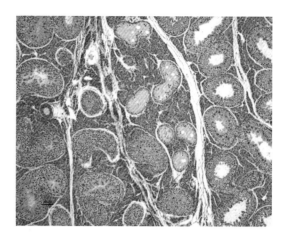

图 9.56　成熟猪中轻微曲细精管发育不全或曲细精管萎缩。注意间质中大量的睾丸间质细胞，这是猪睾丸的正常特征之一（×100）

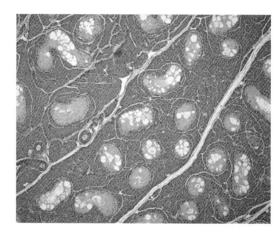

图 9.57　重度曲细精管发育不全或曲细精管萎缩，收缩的小管仅由斯托利细胞所衬覆。也存在中度的睾丸间质细胞增生（×100）

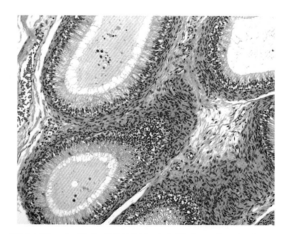

图 9.58　与睾丸曲细精管重度增生不全/萎缩相伴随，附睾可出现精子减少或缺失（×100）

生殖：雌性

雌性生殖道

雌性生殖器官和组织的形态学外观依赖于激素平衡。这包括下丘脑－垂体－性腺轴的激素相互作用以及卵巢分泌的调节子宫和阴道形态的激素的平衡。激素平衡及由其影响的形态会随周期（发情或月经）、成熟状态和生殖衰老而发生变化。毒理病理学家必须在这种形态学特征持续变化的背景当中对组织进行评估以确定毒性的证据。

除了被诱导排卵的兔子以外，所有用于毒性测试的其他种属都会经历发情周期，或者对于非人灵长类动物而言的月经周期。这两个周期都由激素的复杂相互作用所驱动，它们会在卵巢、子宫、子宫颈、阴道以及某些种属的乳腺中产生周期性的形态学变化。在雌性啮齿类动物中，卵巢、子宫和阴道在持续而重复的4~5天的发情周期中，迅速、连续地发生形态学变化。相比之下，比格犬雌犬每年只发情1~2次，大部分间隔期为静息、休情期。除了生殖道的形态学变化外，犬的乳腺在外观上也显示出明显的周期性变化，而其他大多数种属乳腺的变化几乎可以忽略不计。雄性大鼠的乳腺在组织学上与雌性大鼠不同。

除了因成熟、周期和衰老引起激素状态的生理性变化外，生殖器官和组织也表现出各种各样的背景病变。以下种属特异性部分对这些变化相关的主要形态特征进行了总结。

大鼠和小鼠

除某些例外的情况（文中有注释），雌性生殖系统对激素变化的反应和背景性变化的范围在大鼠与小鼠之间大致相似。

未成熟期与围青春期

大鼠和小鼠进入青春期以及开始发情周期的时间相同。这些变化发生的时间很早（4~5周龄），因而在一般毒性试验中通常见不到与未成熟或围青春期相关的形态学变化，并且也不会给解释供试品相关变化带来问题。

年轻啮齿类动物发情周期相关性变化

啮齿类动物发情周期平均持续时间为4~5天。基于阴道涂片，其周期由发情前期（12~14h）、发情期（25~27h）、发情后期（6~8h）和发情间期（55~57h）组成。有关大鼠发情周期不同阶段卵巢、子宫和阴道的形态变化，有大量全面的综述和图解（Westwood, 2008; Yuan & Foley, 2002）。这里做一简要总结。

啮齿类动物较短期限的发情周期意味着不管处于周期的哪一期，卵巢中都存在很多期的卵泡与黄体的发育与退化（图9.59）。黄体是可以用来识别周期性变化的主要结构。紧接着排卵之后（发情期），黄体由小型嗜碱细胞组成，含有少量出血，有时也可能含有一个中央性囊腔。随着其成熟，黄体细胞增大并开始充满脂质空泡（含类固醇与胆固醇），并呈强嗜酸性（发情后期）。此结构早期血管丰富，之后随着白细胞、巨噬细胞和成纤维细胞的浸润，黄体开始退化（发情间期）。黄体的退化要持续随后的4~5个周期。黄体持续存在数个周期使得在短期试验中如果没有对黄体和卵泡进行详细的形态学检查，将难于发现未排卵的情况。

阴道上皮的周期性变化是病理学家用来进行发情周期分期时最容易识别和最明显的形态学变化。然而，阴道的这些变化必须与子宫以及参考程度较小的卵巢的形态学变化相结合

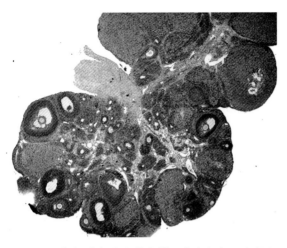

图 9.59 年轻成年大鼠的卵巢，含有初级、次级和三级卵泡以及从最近的排卵活动中产生的黄体和源自以前周期的退化黄体（×40）

使用，以识别发情周期，并要确保生殖道的各个部分相互同步。图 9.60 ~ 9.63 对阴道形态学中最明显的周期性变化进行了说明，但有关阴道形态学全部变化情况及其与子宫和卵巢形态学的相关性由 Li 和 Davis（2007）以及 Westwood（2008）进行了精彩综述。

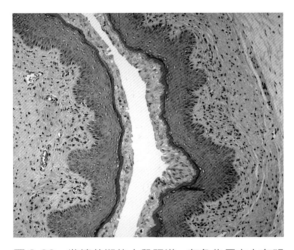

图 9.60 发情前期的大鼠阴道，在角化层之上有明显一层黏液细胞。进入发情期时这层细胞将会脱落（×100）

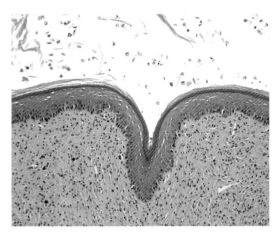

图 9.61 发情期（大鼠），阴道被覆厚的角化鳞状上皮。进入发情后期，角化层逐渐脱落（×100）

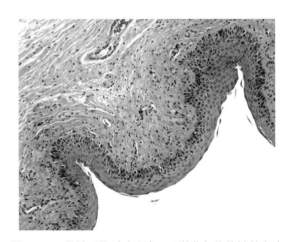

图 9.62 发情后期（大鼠），阴道非角化的鳞状上皮细胞逐渐变薄，并存在白细胞浸润。上皮在发情间期最薄（×100）

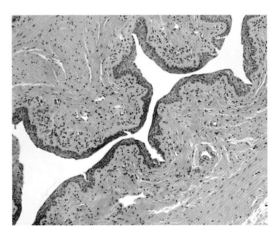

图 9.63 发情间期开始（大鼠），阴道含有一层薄的（仅有几个细胞厚）鳞状上皮。随着发情间期继续向发情前期推进，上皮逐渐变厚（×100）

子宫内膜上皮和基质的周期性变化不如阴道的变化那么明显，但这些变化有时会被缺乏经验的病理学家误认为是异常病变。这些变化包括在发情前期和发情期子宫腔的扩张（Glaister, 1986）（图 9.64）、在发情后期上皮和腺体的明显凋亡（图 9.65）、在发情间期上皮和腺体的有丝分裂活动、在发情前期的基质水肿以及整个周期中子宫内膜和宫颈黏膜不同程度的白细胞浸润（图 9.66）。这些特征应与阴道和卵巢的形态学变化结合来看，以确定生殖道是否正常。

112

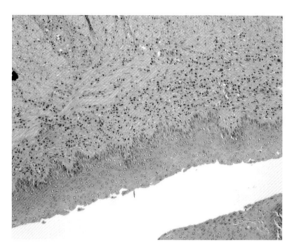

图 9.66　白细胞尤其是嗜酸性粒细胞浸润，是（大鼠）发情周期的常见特征（×100）

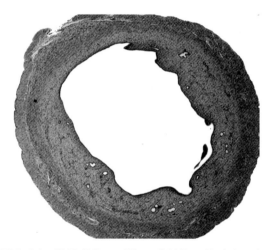

图 9.64　发情前期、后期和发情期早期（大鼠），子宫腔扩张充满液体。剖检时大体上常见子宫角扩张（×40）

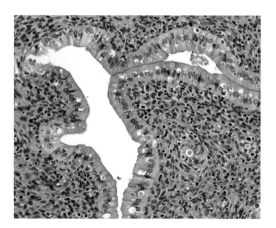

图 9.65　发情后期（大鼠）表面上皮和腺上皮的明显凋亡（×200）

年轻啮齿类动物的背景病理学

除了激素介导的发情周期（如上所述）的周期性变化以及生殖衰老的早期变化（描述如下），年轻雌性啮齿类动物生殖系统发生的背景性变化相对较少。最常见的是卵巢偶发的囊肿（黏液囊肿、卵泡囊肿、黄体囊肿或卵巢网囊肿）（图 9.67，9.68），以及在子宫颈和阴道发生的囊肿（这些囊肿有时可含有角蛋白）（图 9.69，9.70a）。随着生殖逐渐衰老，年轻大鼠开始发生子宫内膜腺扩张，这些变化是囊性子宫内膜增生的早期阶段。囊性子宫内膜增生是老龄啮齿类动物子宫很常见的终末期病变，下文将进行详述。在雌性大鼠邻近尿道和阴道的部位可见前列腺组织灶（图 9.70b）。Wollfian 管残留由子宫宫颈部小灶性曲细精管结构组成，通常位于浆膜下或宫颈的外壁。

老龄啮齿类动物的生殖衰老

生殖衰老可能是解释啮齿类动物毒性试验相关病变的一个混淆因素。与早期衰老相关的激素平衡紊乱在毒性试验末期的 13 周大鼠和小鼠中很常见。10% 以上的 SD 大鼠在

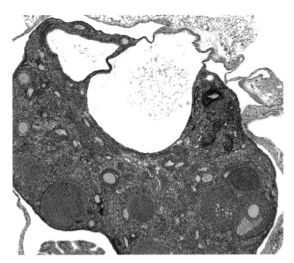

图 9.67 年轻成年小鼠卵巢卵泡囊肿（×40）

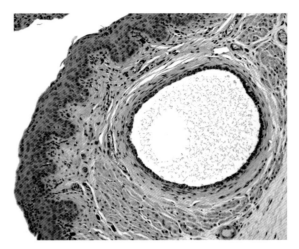

图 9.70a 小鼠阴道中上皮衬覆的囊肿（×100）

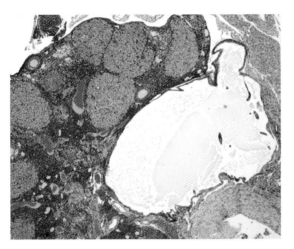

图 9.68 小鼠卵巢网囊肿（×100）

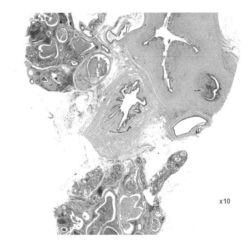

图 9.70b 与阴道相邻的前列腺组织（×10）

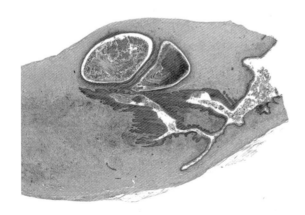

图 9.69 大鼠宫颈的角化囊肿，也有宫颈上皮增生与基质增厚（×40）

20～21 周龄时显示持续发情（Eldridge et al, 1999）。变化的形态学特征取决于激素失衡的性质，以及检查时是否存在雌激素或孕激素未受制衡的情况。因垂体增生或垂体肿瘤引起的催乳素分泌增多也是一个主要的决定因素。

在生殖衰老的早期，发情周期失去其正常的 4～5 天的周期而变得更长，通常因在发情期时间更长（持续发情）所致，而长发情期是由于与孕酮相比过量的雌激素引起的。由于排卵失败，通常伴有卵巢的囊性卵泡（图9.71），但阴道和子宫的形态学相对正常（发情期）。然而，长时间的雌激素刺激会导致子宫上皮增生和（或）鳞状上皮化生（图 9.72）。持续的发情期通常穿插着假孕期，这时孕酮的分泌超过雌激素。这种激素特征的形态学表现是黄体持续（由同时存在的催乳素分泌增多所维持）（图 9.73），子宫萎缩伴上皮皱褶（图 9.74），最引人注目的是阴道被覆黏液性上皮（可出现萎缩或增生）（图 9.75）。持续的不发情期是啮齿类动物生殖衰老的终末阶段，其特征是卵巢缺乏卵泡和黄体，这些结构通常被过量的间质细胞所取代（图 9.76，9.77），这些细胞由来自闭锁卵泡的卵泡膜细胞构成，并分泌雄激素。闭锁卵泡中也可见到卵母细胞残留（图 9.77）。子宫和阴道表现出萎缩的形态，与发情间期所见类似。这些变化（不活跃的卵巢、子宫和阴道）通常也与非特异性应激有关，后者导致促性腺激素释放激素分泌减少。

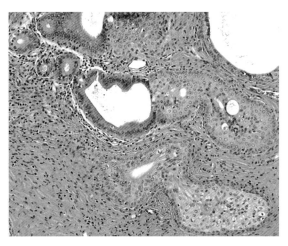

图 9.72　子宫内膜腺鳞状上皮化生是长时间雌激素刺激的特征（大鼠）（×100）

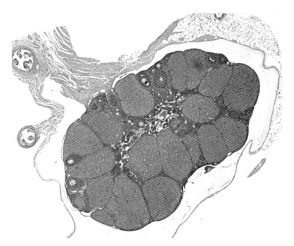

图 9.73　假孕的大鼠卵巢，大嗜酸性黄体数目增多并缺乏三级卵泡（×40）

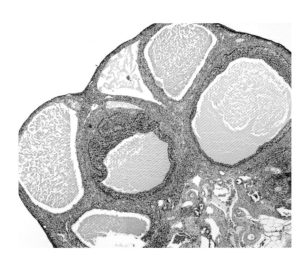

图 9.71　随着生殖衰老的发生，囊性卵泡增多、黄体减少。这反映出排卵失败并通常伴有持续发情时子宫及阴道的特征（大鼠）（×100）

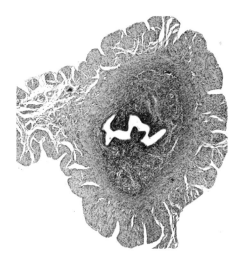

图 9.74　假孕的大鼠子宫。子宫萎缩并通常含有一个衬覆皱褶内膜的宫腔（×40）

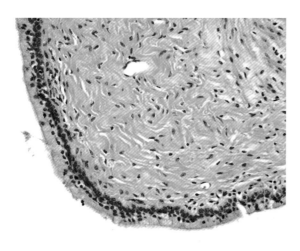

图 9.75 假孕的大鼠阴道。这里显示阴道上皮萎缩并黏液化，但也可以增生并黏液化（×100）

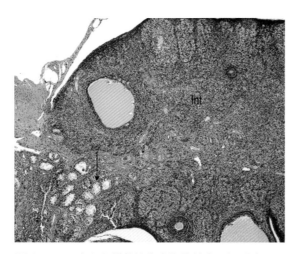

图 9.76a 大鼠卵巢萎缩终末期的特点是间质腺和卵泡囊肿。常出现衬覆斯托利样细胞（箭头所示）曲细精管的断面结构（×100）

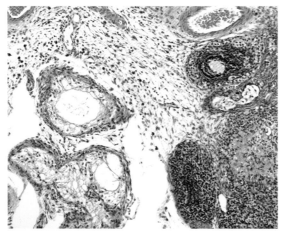

图 9.76b 含有曲细精管与卵巢组织的大鼠卵睾体（×10）

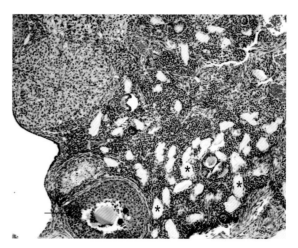

图 9.77 老龄小鼠的萎缩卵巢。组织中含有大量的间质腺、闭锁卵泡（箭头所示）和变性卵母细胞残留（*所示）（×100）

老龄啮齿类动物的背景病理学

雌性老龄小鼠和大鼠的生殖组织中大多数背景性变化是变性和增生性病变的混合体，是由于雌二醇和孕酮间的慢性激素失衡所致。催乳素分泌性垂体肿瘤的高发率，尤其在 SD 大鼠中，对性腺组织和乳腺的病理具有重要影响。尽管大鼠、小鼠间不同组织的所有变化大致类似，但这些变化的发生率及严重程度存在种属与品系特异性差异。这部分反映了激素失衡的种属差异与品系特异的特征。这里对一般性变化进行了图解说明，这些变化的详细特征可参考相关文献（Alison et al, 1990; Davis et al, 1999; Leininger et al, 1990）。

卵巢

卵巢的终末期萎缩通常会出现大量囊肿和间质腺增生。卵巢可部分或全部由囊肿（图 9.71, 9.78）或间质腺增生与纤维化基质（图 9.76a, 9.77）所取代。萎缩的啮齿类动物卵巢体积通常较小。

卵巢囊肿因多种原因而形成。最常见的是由排卵失败的卵泡发展而来，这些囊肿可以是

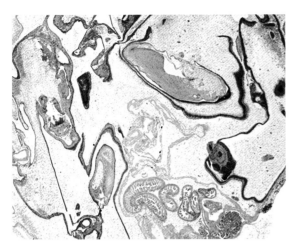

图9.78 老龄小鼠中的卵巢常全部由囊肿所取代，囊肿内充满蛋白性液体及红细胞（×100）

空的，也可以充满液体或血液（血囊肿）（图9.78）。小鼠的血囊肿常伴有血管扩张，可能很难与血管瘤相鉴别。大的血囊肿破裂可能是导致老龄小鼠死亡的原因。其他的囊肿包括衬覆多层黄体细胞的黄体囊肿、黏液囊肿（常在尸检中被发现，但可能在组织处理过程中破裂）、源自卵巢网的卵巢网囊肿（图9.68）、卵巢系膜中的卵巢旁囊肿（被覆纤毛上皮，囊壁内含有平滑肌）、衬覆鳞状上皮并充满角蛋白的上皮样囊肿以及上皮包涵囊肿。上皮包涵囊肿衬覆柱状上皮，上皮可形成乳头状突起突入囊腔。有人提出小鼠中的许多囊肿，包括卵巢网囊肿、卵巢旁囊肿和上皮包涵囊肿均来源于中肾管残留（Long，2002）。

反映血囊肿破裂、血管血栓和出血而产生的含铁血黄素和（或）类胆红素的棕褐色色素，脂质降解产生的脂褐素或蜡样脂色素，营养不良性矿化、纤维化以及慢性炎症浸润等都是与增龄性卵巢萎缩有关的退行性过程的常见结果。这些病变尤其常见于小鼠卵巢。脂肪组织变性或脂肪组织化生常见于萎缩卵巢的基质组织中，其特点是卵巢基质中可见不明显的脂肪组织区。小鼠卵巢也是结节性多动脉炎的常

发部位，许多小动脉可观察到纤维素样坏死及血管周围炎。小鼠卵巢还是系统性淀粉样变性的常见部位（图9.79）。

萎缩卵巢中除间质细胞增生外，其他卵巢中常见的增生性病变包括上皮（或小管基质）增生，其特点是上皮细胞索形成小管样结构，这些上皮细胞似乎起源于卵巢周围的生发上皮层（图9.79，9.80）。这种变化在小鼠中常弥漫而广泛。斯托利细胞或斯托利型增生也常见于某些品系的大鼠和小鼠，形成小管样结构，由具有睾丸斯托利细胞特征的细胞所衬覆（图9.76a），细胞胞质丰富而淡染，核大、着色浅、位于细胞基底部。有时发生颗粒细胞和黄体细胞增生。卵睾体或两性畸形是以合并有雄性与雌性生殖器官为特征的先天性综合征。卵睾体由曲细精管和卵巢组织组成（图9.76b）。

卵巢最常见的肿瘤包括囊腺瘤（一种呈肿瘤性进展的增生性上皮包涵囊肿）、小管基质腺瘤和腺癌（似乎起源于并且可能很难与之鉴别的弥漫性上皮/小管增生）和斯托利细胞瘤（由斯托利型增生发展而来）。血管瘤和血管肉瘤常发生于小鼠卵巢并可能具有组织特异性或者为多中心性分布的一部分。它们可能难于

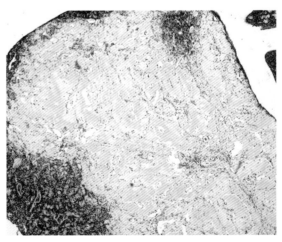

图9.79 小鼠卵巢部分被嗜酸性淀粉样物质所取代，残余的组织显示小管间质增生（×100）

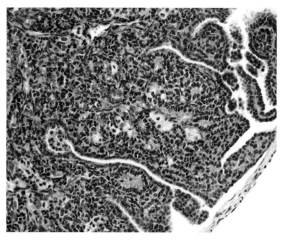

图9.80 发生小管间质增生的小鼠卵巢。小管状结构似乎由表面生发上皮向下生长而产生。这种变化常呈弥漫性，在卵巢的周边尤其明显（×100）

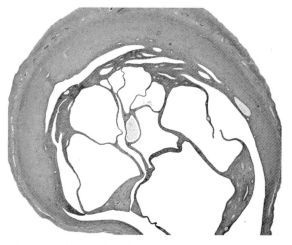

图9.81 大鼠子宫囊性内膜增生。这是一种大鼠、小鼠子宫中最常见的增龄性变化（×100）

与血管扩张和血囊肿相鉴别。颗粒细胞、膜细胞和黄体细胞肿瘤也会发生但不常见。一般认为生殖细胞肿瘤（无性细胞瘤、畸胎瘤、绒毛膜癌和卵黄囊肿瘤）在大鼠、小鼠中均罕见。

子宫与宫颈

发生于老化卵巢的卵泡囊肿常分泌大量的雌激素，使动物保持在持续的发情期，并且与子宫内膜上皮增生、囊性子宫内膜腺体以及子宫炎症病变有关。囊性内膜增生是大鼠、小鼠子宫中最常见的增龄性变化（图9.81）。这种变化的特点是扩张或囊性子宫内膜腺体增多，这些腺体常含有蛋白性液体和炎症细胞。这些不规则的囊样腺体可在大体形态上使内膜扭曲并取代了大部分的内膜基质和正常宫腔（图9.81）。子宫内膜上皮增生可呈弥漫性或息肉状，内膜区常出现血管扩张和鳞状化生（图9.82，9.83）。

因年龄相关性促性腺激素释放减少导致的子宫萎缩也是一种常见的变化，表明其处于持续的不发情期。子宫收缩，衬覆矮立方上皮，含有少量内膜腺体和胶原性基质。

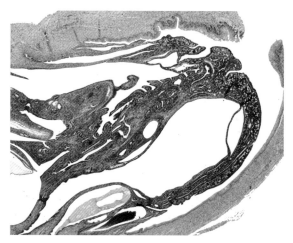

图9.82 小鼠子宫弥漫性囊性内膜增生，形成息肉状结构突入宫颈腔内（×40）

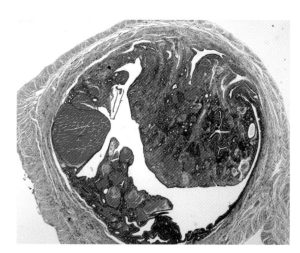

115

图9.83 小鼠囊性内膜增生，伴有明显的血管扩张（×100）

囊性内膜增生常伴有血管病变，包括内膜和基层血管的血栓、出血与扩张（图 9.83）。子宫的急性或化脓性炎（子宫积脓）可见于囊性子宫内膜增生的动物。高雌二醇与孕酮水平有助于生殖道发生炎症病变与感染。

宫颈的鳞状上皮增生（图 9.69）随着延长的持续性发情期而发生。间质增生或肥大偶尔可以见到，尤其在大鼠宫颈与阴道的连接处，这是包含子宫阴道部的区域，该部位从宫颈向下突入阴道开口处，在老龄大鼠的子宫中变得肥大（Leininger et al, 1990）。宫颈可见衬覆鳞状上皮的囊肿，有时含有角蛋白（图 9.69）。

在小鼠（偶尔在大鼠）的子宫中可以见到作为背景病变的腺肌症。其特征是内膜腺体向下生长进入子宫肌层（图 9.84a）。有时这些腺体可延展至浆膜面，因而重要的是不要误诊为侵袭性内膜腺癌。

蜕膜改变是一种不常见的病变，偶见于老龄大鼠。它通常表现为子宫壁内的界限不清的结节或者是突向宫腔的息肉状肿物。肿物由不同形态的细胞组成，包括含嗜酸性胞质的大上皮样（组织细胞样）细胞，并混杂具有宽细胞间隙的梭形或成纤维细胞样细胞以及特征性

的具有强嗜酸性颗粒的小细胞，这些颗粒 PAS 染色也呈阳性。年轻成年大鼠中罕见一种具有相似细胞特征，但形成更稀疏、更有序组织的结节状病变，这种病变被称为"蜕膜瘤"。关于这一病变的更多细节，请参见相关文献（Leininger et al, 1990；Karbe et al, 1998）。这种变化的特征类似于植入胚胎的妊娠子宫的蜕膜样反应，这涉及子宫腺的发育（Picut et al, 2009）（图 9.84b）。

大鼠、小鼠子宫最常见的肿瘤是子宫内膜间质息肉，它由一些松散排列的基质细胞组成，散布有血管和偶尔陷入的子宫内膜腺体（图 9.85）。息肉可有水肿、淤血，有时会发生梗死，尤其是当它向下延伸进入宫颈和阴道的情况下。息肉可呈单灶性或多灶性。

某些品系大鼠、小鼠的子宫和宫颈中其他相对常见的肿瘤有子宫内膜腺瘤和腺癌、基质肉瘤、平滑肌瘤和平滑肌肉瘤、神经鞘瘤、血管瘤和血管肉瘤。子宫与宫颈也是颗粒细胞肿瘤的常见部位，这些肿瘤由片状或巢状的大细胞构成，细胞胞质丰富、淡染，胞质内含有 PAS 染色阳性的细小颗粒，胞核小、着色深（Markovitset al, 2000; Veit et al, 2008）。Picut 等（2009）提出这种"肿瘤"可能是子宫腺体

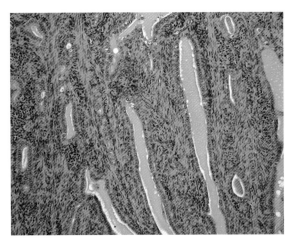

图 9.84a　小鼠腺肌症，特征是内膜腺体向下生长深入到子宫肌层，不应误诊为腺癌（×100）

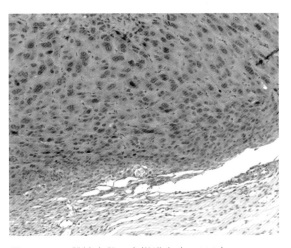

图 9.84b　雌性大鼠子宫蜕膜瘤（×200）

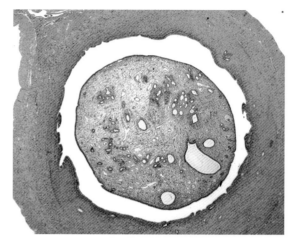

图9.85　大鼠子宫角的良性间质息肉。这是大鼠、小鼠生殖道中一种最常见的肿瘤。息肉由松散的纤维组织构成，含有少量的子宫内膜腺体（×40）

的非肿瘤增生，就像在蜕膜改变所见的那样。不太常见的肿瘤包括鳞状细胞癌、纤维瘤和纤维肉瘤。

阴道

阴道的鳞状细胞增生和炎症可见于长时间的持续发情期（高雌激素、低孕激素）。相反，高孕激素或雌激素引起的黏液性萎缩也较为常见。

孤立性囊肿在阴道黏膜中常见（图9.69）。它们可能偶尔含有角蛋白。

阴道的肿瘤相对少见。最常见的肿瘤包括颗粒细胞瘤、神经鞘瘤以及偶尔见到的鳞状细胞乳头状瘤或癌。

乳腺

在大多数品系的大鼠和小鼠中，生殖衰老伴随有催乳素的分泌增多，这通常是由于垂体发生增生和肿瘤而导致的。催乳素升高导致乳腺的导管和腺泡增生以及分泌产物增多（图9.86）。老龄大鼠乳腺组织中可见腺泡内含棕色色素的细胞增多。催乳素长时间刺激乳腺也

可导致乳腺肿瘤发生率升高，最常见的是纤维腺瘤（图9.87）。乳腺的腺瘤和腺癌也常见。

阴核腺

老龄大鼠和小鼠的阴核腺可发生囊性萎缩（图9.88）或导管扩张并充满分泌物（图9.89）。这些病变在剖检时通常作为大体的腹股沟"肿物"而被留样。

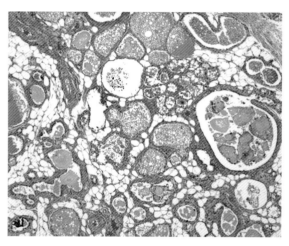

图9.86　乳腺腺泡与导管增生伴分泌产物增多（大鼠）通常与年龄相关性催乳素分泌增多以及垂体增生或肿瘤相关（×100）

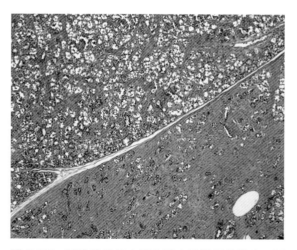

图9.87　纤维腺瘤是大鼠乳腺中最常见的肿瘤。纤维和腺体成分的比例在肿瘤之间或者同一肿瘤的不同区域之间会有很大差异（×100）

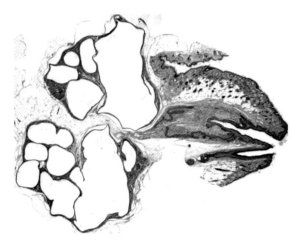

图 9.88　小鼠阴核腺，导管囊性扩张以及腺泡萎缩（×40）

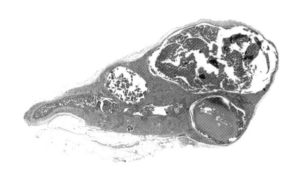

图 9.89　大鼠阴核腺，导管囊状扩张，含有分泌物（×40）

犬

雌性犬生殖道的形态学因成熟状态和发情周期而异。常规毒性试验中所用年龄犬的背景性变化相对较少，生殖衰老在常规研究所用年轻犬中不是问题。

未成熟期和围青春期

比格犬第一次发情期发生在 10～14 月龄，因此毒性试验常规使用的犬中，有很大比例处于不成熟期或青春期前。Chandra 和

Adler（2008）研究了一组超过 11 月龄的年轻成年犬，并记录处于不同发情周期犬的比例，或者不成熟犬的比例。他们的报道涉及 5 只犬为不成熟犬，其年龄在 12.5～15.5 个月之间。

青春期前卵巢的主要特点是缺乏新形成或退化的黄体（图 9.90）。这与进入休情期的成熟雌性犬的卵巢不同，后者通常包含黄体残余（图 9.92）。在非常年轻的雌性犬中，卵巢可能仅含有小的初级和原始卵泡。随着犬进入青春期，窦状卵泡将开始发育，但所有卵泡在第一个发情周期开始前都会发生闭锁。当发情周期开始时，有些窦状卵泡将发育成三级和格拉夫卵泡，并继续发育到排卵、被黄素化形成黄体。

未成熟子宫小，有一个狭窄的宫腔，致密的嗜碱性基质中含有少量收缩的衬覆一层薄上皮的不活跃腺体。肌层由小的嗜碱性平滑肌细胞构成。阴道黏膜薄，衬覆非角化的复层鳞状上皮。

可用于识别青春期前动物的最简单特征之一是乳腺的腺体发育，这种情况仅在动物已经历第一次发情期后发生，但在周期的其余阶段均保持这种发育状态，包括休情期。因此缺少乳腺组织（图 9.91）以及缺乏黄体残留（图 9.90）表明动物尚未成熟。Chandra 和 Adler（2008）对未成熟的雌性犬与处于休情期的雌性犬的生殖器官的形态学特征进行了直接比较。

犬发情周期相关性变化

卵巢、子宫、阴道和乳腺详细的周期依赖性形态学变化不在本章讨论的范围，读者可参考 Rehm 等（2007）以及 Chandra 与 Adler（2008）的精彩综述。本节简要总结和图示说明了主要变化。

在第一次发情期后，随后的周期每 7～

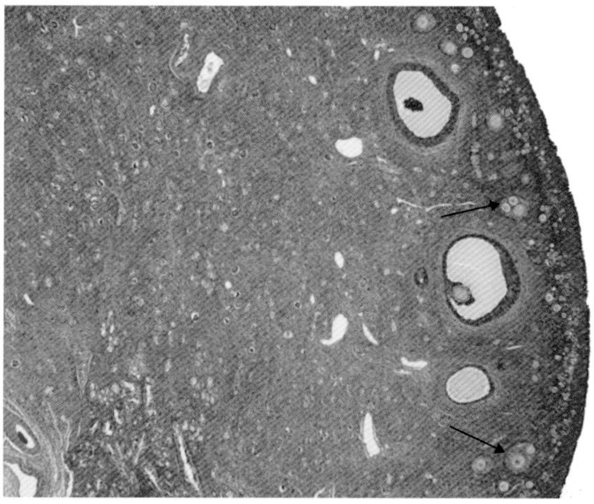

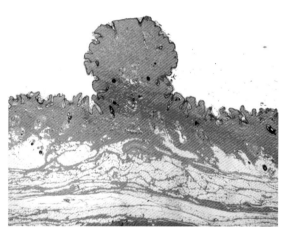

图 9.90　青春期前犬的卵巢。卵巢仅含有初级和次级卵泡及大量基质。没有先前黄体残留。留意含多个卵母细胞的卵泡（箭头所示）（×100）

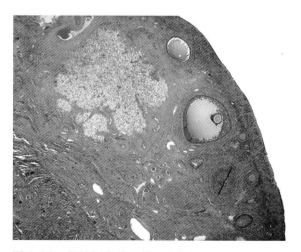

图 9.91　青春期前犬的乳腺。缺乏腺体发育表明动物尚未进入青春期（×40）

8个月开始一次。发情周期包括发情前期和发情期，其中每期持续1~2周，然后是一段长而不定的发情间期，持续2~3个月，之后是一段时长不定（3~5个月）、不活跃的休情期（Rehm et al，2007）。发情期之后的时期有时被称为发情后期，但它很短，通常被认为是发情期的一部分（Rehm et al，2007）。从这些期的持续时间可预料大多数性成熟的犬将处于休情期或发情间期。Chandra 与 Adler（2008）对先前毒性试验中使用的11~25.5月龄犬的

发情周期进行了回顾性分析，发现54%的犬处在休情期，27%的犬处在发情间期。

就犬而言，乳腺、卵巢、子宫和阴道随着发情周期呈现出明显的周期性变化。

休情期

所有组织在休情期均处于静息状态。卵巢主要由小的初级卵泡和少量闭锁的窦状卵泡组成，并且会有退化黄体的残留，其中含有产生于之前周期的高度空泡变细胞（图9.92）。

子宫小并伴内膜萎缩，其中包含小的子宫内膜腺，腺体周围是致密的"萎缩"基质（图9.93）。子宫肌层嗜碱性，由小梭形平滑肌细胞组成。

阴道上皮呈立方状，仅有1~2层细胞厚（图9.94）。

乳腺由相对较少的、萎缩的腺泡和导管构成，其中可含有分泌液，其外观与发情前期的腺体类似（图9.95）。

发情前期

在发情前期，大量含有窦状隙的三级卵泡开始发育（图9.96）。它们由多层的嗜碱性颗

图 9.92　休情期犬的卵巢，含有初级和次级卵泡以及空泡变并皱缩的之前黄体的残留（×100）

117

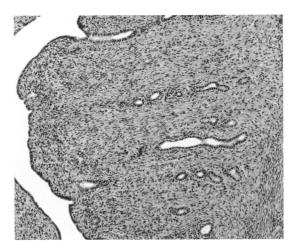

图 9.93　休情期犬的子宫，含有矮立方上皮、少量较小的子宫内膜腺以及明显致密基质（×100）

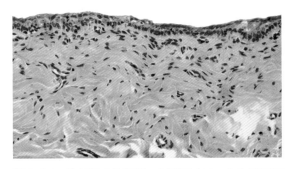

图 9.94　休情期犬的阴道，衬覆只有 1~2 个细胞厚度的矮立方上皮（×100）

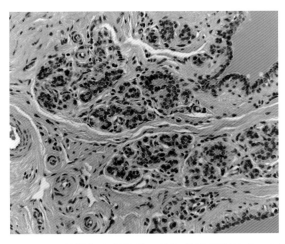

图 9.95　休情期犬的乳腺。腺泡收缩呈萎缩状，但导管中仍偶见残余的分泌物（×100）

粒细胞衬覆，没有皱褶。

　　子宫出现轻度水肿，子宫内膜表面上皮增生并形成隐窝，陷入下面的基质内，而基底部的子宫内膜腺体数量也增加并开始扩张（图9.97）。肌层的平滑肌细胞也增大并变得嗜酸性更强。

　　阴道的鳞状上皮增厚，但尚未角化（图9.98）。

　　处于第一个发情周期的发情前期的犬，其乳腺无腺体发育，但如果动物先前已经历至少

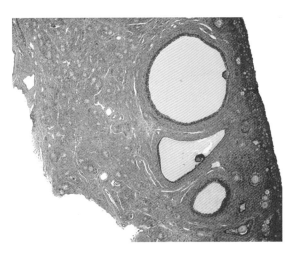

图 9.96　发情前期卵巢，包含有大窦状隙的三级卵泡，衬覆一层扁平的颗粒状细胞（×100）

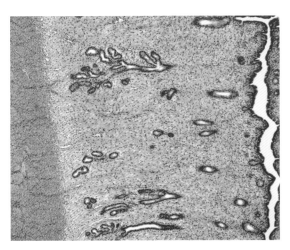

图 9.97　发情前期子宫，显示子宫内膜间质轻度水肿以及子宫内膜表面上皮形成的隐窝，并伴有基底部子宫内膜腺体增生、扩张与分支形成（×100）

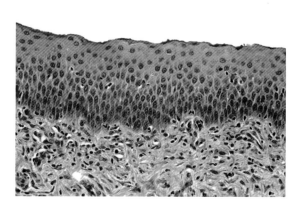

图 9.98　发情前期阴道，衬覆增厚的非角化上皮（×100）

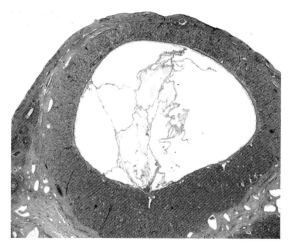

图 9.99　处于发情期的"发情后期"的新近排卵的卵泡。颗粒细胞包围着一个大的刚排出卵母细胞的中央腔。这些细胞迅速开始黄素化（×40）

一个发情周期，其乳腺的形态将与休情期的乳腺相同，包括含有分泌物的萎缩的腺泡及导管（图9.95）。在发情前期的末期可见到有些腺泡增生。

发情期

　　卵巢中的发育卵泡变成大的三级卵泡，衬覆一层薄薄的颗粒细胞，这些细胞形成突出物或皱褶突向窦腔。排卵后，颗粒细胞迅速黄素化（图9.99），尽管从技术上讲这是发情后期，但它持续时间相对较短，可被称为发情期的发情后期（Rehm et al, 2007）。

　　早发情期的子宫与发情前期类似，但在发情期的后期，基质内的胶原变得更加丰富，并且整个子宫内膜中所含的肥厚性腺体数目增多。肌层因平滑肌细胞肥大而继续增宽。

　　发情期阴道上皮的厚度达到最大，并形成一层角蛋白的角化层（图9.100），该层在发情期的后期会脱落。上皮形成隆起和皱褶，下面的结缔组织增厚，含致密的胶原纤维。

　　乳腺显示腺泡和导管增生，岛状的腺体组织周围有明显水肿，间质结缔组织增生（图9.101）。水肿伴有血管形成增多、出血和炎症浸润。

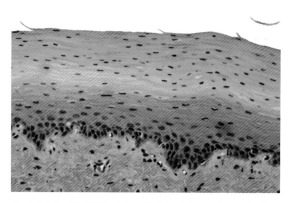

图 9.100　发情期阴道被覆角化上皮，其表层细胞开始向腔内脱落（×100）

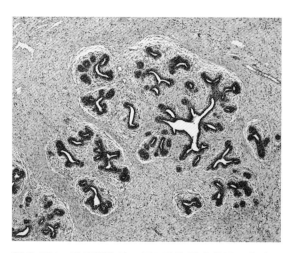

图 9.101　发情期乳腺，显示腺泡增生伴周围水肿以及间质增生。也可见出血和炎症细胞浸润（×100）

发情间期

这是发情周期中很长的一期，从早发情间期到晚发情间期其形态不同。卵巢的主要变化是黄体的形成、成熟和退化。发情间期开始时，黄体细胞在一个液体和出血的中心腔周围增殖。随后被饱满的嗜酸性细胞组成的均质性结构取代，而黄体则占据了卵巢的大部分（图9.102）。随着黄体的退化，细胞开始凋亡并逐渐空泡变，并开始收缩。

子宫在发情间期的形态很突出。子宫内膜和肌层厚度达到最大，但子宫内膜被分为两个不同的区域，位于基底的嗜碱性子宫内膜腺形成其中的一层，而由表面上皮形成的隐窝（衬覆淡染的分泌性空泡变的高柱状上皮）则构成另一层（图9.103）。

发情间期阴道上皮的厚度降低，含有黏液分泌细胞和数量不等的炎症细胞（图9.104）。

发情间期乳腺的腺泡和导管增生并逐渐充满嗜酸性分泌物（图9.105）。腺体在发情间期的晚期会发生退行性改变，包括凋亡、巨噬细胞浸润和腺泡收缩等。

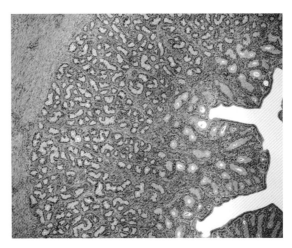

图 9.103　发情间期子宫，子宫内膜含有两个不同的区域。表面的上皮和隐窝被覆淡粉色柱状分泌细胞，而基底的腺体嗜碱性更强并更卷曲（×100）

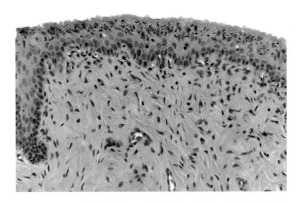

图 9.104　发情间期阴道变薄，并有白细胞浸润（×100）

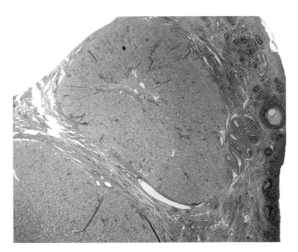

图 9.102　发情间期卵巢，含有大嗜酸性黄体。黄素化细胞逐渐充填排卵后留下的空腔（×100）

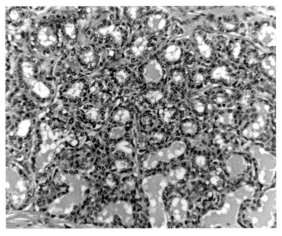

图 9.105　发情间期乳腺，显示腺泡明显增生并充满分泌性液体（×100）

年轻成年犬的背景性变化

年轻雌性犬生殖组织的背景性变化相对较少。

假孕或节段性囊性子宫内膜增生（Schulman & Bolton, 1997）（图 9.106）偶尔发生，此时子宫的变化十分显著，可误以为是真妊娠。卵巢中含有明显而持续的黄体。子宫内膜表面被海绵状腔隙所取代，腔隙衬覆增生的含淡粉色、分泌性胞质的柱状上皮，与发情间期所见的子宫内膜上皮相似，而下层的子宫内膜则含有扩张的基底腺。子宫内膜表面产生的坏死组织通常存在于子宫腔内。

作为一种正常特征，犬的卵巢通常含有双核或多核卵母细胞（图 9.59）。卵巢中偶尔出现卵泡或黄体囊肿。

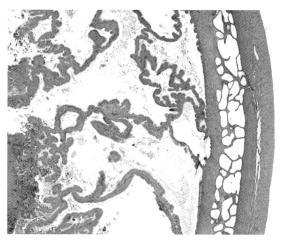

图 9.106　节段性、囊性子宫内膜增生的犬子宫。表面腺体扩张形成海绵状腔隙，腔隙内充满黏液性分泌物并衬覆淡粉色分泌性细胞。基底部腺体形成一个完全不同的区域并扩张。宫腔内充满了来自子宫内膜表面的坏死碎片（×100）

非人灵长类动物

非人灵长类动物的青春期在 2.5～4 岁，这就使名义上年龄相同的猴子的青春期状态存在很大的差异。季节性因种属而异，恒河猴具有高度季节性，性活动主要发生在 10 月至次年 3 月之间，而食蟹猴性活动在一年中的不同时间，很少呈现季节性变化。

Buse 及其合作者（2008）编写的专著对猕猴雌性生殖系统的正常生理学、形态学和病理学进行了全面描述。下一节将就与成熟及生殖周期有关的主要形态特征以及一些常见的背景病变进行概述。

未成熟期和青春期

未成熟非人灵长类动物的生殖组织与犬相似。如动物很年轻，卵巢很小，只有原始或初级卵泡和基质。如接近青春期，其卵泡可开始发育，出现窦性腔室，但其中大多数会显示出闭锁征象。子宫收缩，子宫内膜和肌层呈嗜碱性，不活跃。阴道的内径也很小，衬覆一层薄立方上皮。未成熟非人灵长类动物的乳腺具有导管始基，在第一次月经周期前开始发育，主导管开始伸长和分支并伴随终末芽苞的发育，芽苞周围由松散的黏液样腺周基质所包绕（Cline & Wood, 2008）。非人灵长类动物乳腺的结缔组织在围青春期会有广泛的小叶发育（图 9.107），其生长速度在不同动物间存在明显差异。重要的是病理学家要意识到在比较不同个体时，不应将正常的青春期腺体发育误诊为增生或肿瘤（Cline & Wood, 2008）。

与雌性月经周期有关的变化

非人灵长类动物的月经周期大约持续 30 天，但这常常很不规则，尤其是在邻近初潮的月经周期，在开始连续的月经周期之前间隔 3 个月的情况并不罕见。Van Esch 与同事（2008）以及 Weinbauer 与同事（2008）就月经周期的特征以及生殖组织的形态变化进行了全面综述，这里概述如下。

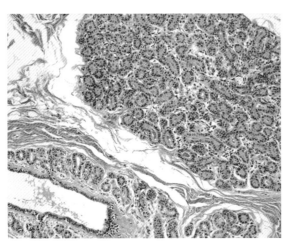

图 9.107　处于月经周期中食蟹猴乳腺的正常外观。存在大量的腺泡并分泌，但腺体组织体积存在显著的动物间差异（×100）

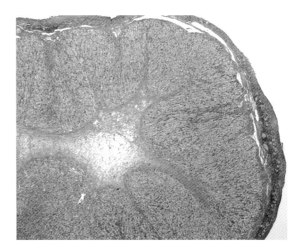

图 9.109　黄体期卵巢，含有新形成的单个黄体（×100）

根据卵巢的变化，月经周期可分为三期，即卵泡期、黄体期和月经期。12～14 天卵泡期的特征是卵泡的生长和成熟（图 9.108）以及排卵，卵母细胞从单一排卵的卵泡中释放出来。黄体期持续 14～16 天，包括黄体的生成（图 9.109）以及黄体在随后月经期（图 9.110）的逐渐退化。退化的黄体残留仍将维持多个连续月经周期。

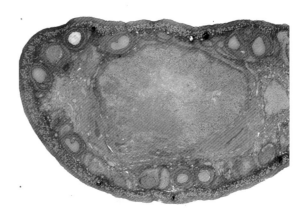

图 9.110　晚期黄体期卵巢，黄体正经历退化。也请注意皮质的矿化沉积物，可能是矿化的闭锁卵母细胞或原始卵泡（×40）

子宫与卵巢时期一致地经历周期性的形态变化并受卵巢时期所调节。这些时期是增生（卵泡）期（图 9.111，9.112）、分泌（黄体）期（图 9.113，9.114）和月经期（图 9.115，9.116）。Van Esch 及其同事（2008）也描述了第四期，即再生期，该期在月经期之后，具有与增生期不同的特征。

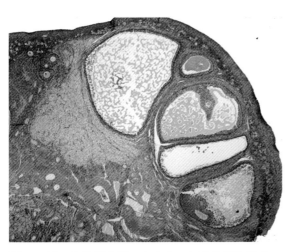

图 9.108　卵泡期卵巢，有多个三级窦性卵泡发育，也有退化黄体的残留（×100）

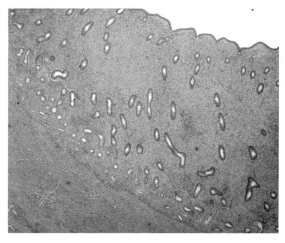

图 9.111　增生期子宫，子宫内膜腺体相对稀疏，且腺体较直（×100）

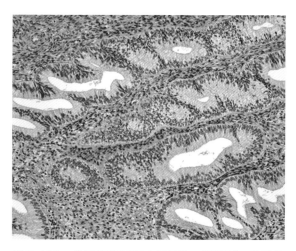

图 9.114　分泌期的子宫内膜腺体，呈囊状。分泌性的高上皮内含有充满糖原的核下及核上空泡（×100）

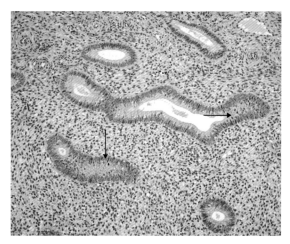

图 9.112　增生期子宫，腺体直，腺上皮显示有丝分裂活性（箭头所示）（×200）

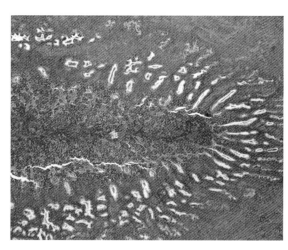

图 9.115　月经期子宫，表层的子宫内膜出血、坏死并脱落至宫腔（×100）

120

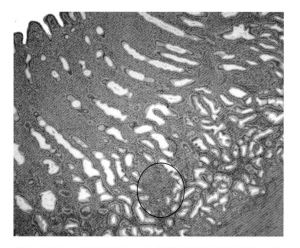

图 9.113　分泌期子宫，密集排列的迂曲的腺体。注意由结缔组织所包围的突出的螺旋动脉（圆圈所示）（×100）

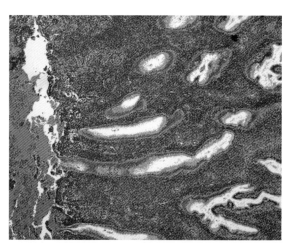

图 9.116　月经期子宫，表层出血并脱落（×100）

增生期的特征是子宫内膜腺上皮和基质或纤维细胞的有丝分裂活动逐渐增多（图9.112）。在这一期内，子宫内膜腺相对稀疏，腺体直，衬覆假复层上皮，腺腔窄。子宫内膜血管不很突出（图9.111）。

排卵后，子宫进入分泌期，与卵巢的黄体期相对应。子宫内膜的有丝分裂活动减少，子宫内膜腺衬覆中等至高柱状上皮，含有充满糖原的核下与核上空泡（图9.114）。随着分泌期的进展，腺体比增生期更加突出并变得更为迂曲，具有囊状特征及更宽的腺腔，特别是在子宫内膜的基底部（图9.113）。在黄体期（即分泌期），子宫内膜出现大量的淋巴细胞浸润，其中许多都含有颗粒。此外，螺旋动脉在子宫内膜中变得非常突出，有些含螺旋动脉横断面的区域被突出的结缔组织所包围（图9.113）。

在月经期，子宫内膜上部的螺旋动脉收缩，造成表层缺血与脱落。组织坏死、出血、血栓和白细胞浸润是月经期的标志。在这一期，子宫颈和阴道中可发现血液和坏死组织（图9.115，9.116）。

随着月经期接近尾声，下层子宫内膜中没有坏死的残余腺体开始表现出增生活性，上皮生长在剥蚀的基质上形成一层融合层，这标志着再生期的开始。在这一期，子宫内膜表面以下的基质由小而致密的嗜碱性细胞构成。螺旋动脉在基底部仍然突出，但在新形成的表层子宫内膜中不可见到，而基底部的子宫内膜腺外观上处于静息状态。

尽管在月经周期中乳腺导管和腺泡组织的增殖活动发生了细微变化，但这些变化尚未达到易于识别的程度（Cline & Wood, 2008）。

非人灵长类动物生殖道的背景性变化

Cooper 与 Gabrielson（2007）以及 Cline 和他的同事（2008）对非人灵长类动物雌性生殖系统的常见与非常见背景性变化进行了综述。这里提及与图示说明的是毒性试验使用的年轻猕猴中较为常见的一些病变。一般来说，毒性试验中使用的青春期和年轻成年非人灵长类动物的背景病变不常见。可以见到的主要变化是由于社会或环境应激相关的轻微激素紊乱以及与青春期相关的激素失调而引起的。这些变化是因黄体早期退化而表现出子宫内膜不活跃以及表面上皮的异常脱落（不规则出血）。

卵巢囊肿很常见，包括起源于卵巢旁组织结构的囊肿，如胚胎性中肾残留、扩张的卵巢网以及囊性卵泡或黄体（图9.117）。

皮质矿物质沉积在年轻成年非人灵长类动物的卵巢中常见，可能是闭锁卵泡的营养不良性矿化（图9.110）。含有多个卵母细胞的卵泡也常被认为是一种背景性变化，它是卵巢表面上皮增生所致。

子宫表面上皮出血是月经期子宫内膜的特征，但它经常发生于尚未排卵或尚未有规则月经周期的围青春期雌性动物中，是一种不规则出血。不规则的子宫内膜出血可以通过以下事实与真正的月经相鉴别，即不规则出血发生于增生期的子宫内膜，而正常的月经发生在月经

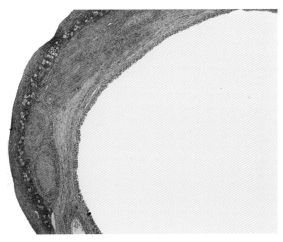

图9.117 卵泡囊肿压迫周围组织。这些在食蟹猴卵巢中很常见（×40）

周期的分泌期子宫内膜。此外，月经是完全的子宫内膜脱落，而不规则子宫内膜出血的特点是表面出血，很少有子宫内膜脱落或坏死。检查卵巢，根据其是否存在黄体退化也会提供线索（经期的雌性动物有黄体退化，而青春期前的雌性动物没有）。不活跃的（非周期性）子宫形态常常在青春期后（即卵巢中含有黄体残留）的非人灵长类动物中可以见到，是未排卵月经周期所致。这种情况常见于新近进入青春期的雌性猴中，也可能是非特异性应激的反映，如社会性应激或毒性试验中给予供试品相关的应激。

121

子宫内膜异位以子宫肌层中偶尔出现子宫内膜腺为特征，是非人灵长类动物子宫中相对常见的一种背景病变。

之前生育过的非人灵长类动物，其肌层血管因类似淀粉样物质的嗜酸性透明物质沉积而显示中膜明显增宽。受累及的血管其管腔常常闭塞。这一变化是由于妊娠期间滋养层侵入子宫导致的结果。未生育过的雌性猴子没有表现出这些变化。这种病变在之前生产过多窝幼崽的啮齿类动物中也可见到。

阴道与宫颈黏膜常常出现淋巴细胞聚集和淋巴滤泡以及数量不等的浸润性炎症细胞（图9.118～9.120）。表面的宫颈黏膜也常见到充满黏液的囊肿。

宫颈腺体的鳞状化生是青春期前或围青春期的雌性非人灵长类动物的一种常见发现，是由于优势激素状态（雌激素过量）所致，不应被当作是一种异常发现。

小型猪

母猪在 4～5 月龄达到性成熟，其发情周期大约持续 20 天。

除了卵巢偶见卵泡囊肿以及子宫肌层轻微

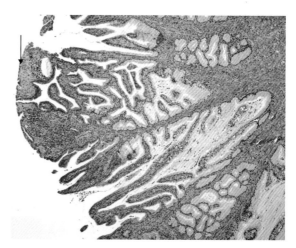

图 9.118 宫颈淋巴细胞炎症细胞浸润，正常黏液分泌上皮（箭头所示）局灶性鳞状化生（×100）

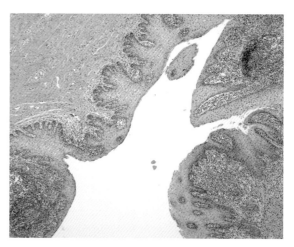

图 9.119 阴道固有层突出的淋巴滤泡和淋巴细胞浸润（×100）

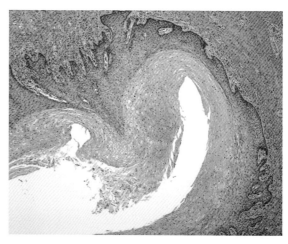

图 9.120 阴道上皮的正常角化伴弥漫性上皮下炎症细胞浸润（×200）

出血外，在年轻成年哥廷根猪的雌性生殖道中未见有背景性变化的报道（Dincer & Svendsen，2006）。

（王和枚　何亚男　译，吕建军　校）

参考文献

Alison, R.H., Morgan, K.T., Montgomery, C.A., 1990. In: Boorman, G.A., Eustis, S.L., Elwell, M.R., Montgomery, C.A., MacKenzie, W.F. (Eds.), Pathology of the Fischer rat: reference and atlas. Academic Press, San Diego, ch 26, pp. 429–442.

Buse, E., Cline, J.M., de Rijk, E.P.C.T., et al., 2008. A monograph on female reproductive pathophysiology in macaques. Toxicol. Pathol. 36 (suppl), 5S–172S.

Chandra, S.A., Adler R.R., 2008. Frequency of different estrous stages in purpose-bred beagles: a retrospective study. Toxicol. Pathol. 36, 944–949.

Cline, J.M., Wood, C.E., 2008. The mammary gland of macaques. Toxicol. Pathol. 36 (suppl), 130S-141S.

Cline, J.M., Wood, C.E., Vidal, J.D., et al., 2008. Selected background findings and interpretation of common background lesions in the female reproductive system in macaques. Toxicol. Pathol. 36 (suppl), 142S-163S.

Cooper, T.K., Gabrielson, K.L., 2007. Spontaneous lesions in the reproductive tract and mammary gland of female non-human primates. Birth Def. Res. (Part B) 80, 149–170.

Creasy D.M., 1997. Evaluation of testicular toxicity in safety evaluation studies: the appropriate use of spermatogenic staging. Toxicol. Pathol. 25:119–131.

Creasy, D.M., Foster P.M.D., 2002. Male reproductive system. In: Haschek, W.M., Rousseaux, C.G., Wallig, M.A. (Eds.), Handbook of toxicologic pathology, vol 2. second ed. Academic Press, San Diego, pp. 785–846.

Davis, B.J., Dixon, D., Herbert R.A., 1999. Ovary, oviduct, uterus, cervix and vagina. In: Maronpot, R., Boorman, G.A., Gaul, B.W. (Eds.), Pathology of the mouse. Cache River Press, Vienna, pp. 409–444.

Dincer, Z., Svendsen, O., 2006. The minipig: pathology. In: Gad, S. (Ed.), Animal models in toxicology. CRC Press, Boca Raton, FL, pp. 739–760.

Dorso, L., Chanut, F., Howroyd, P., Burnett, R., 2008. Variability in weight and histological appearance of the prostate of beagle dogs used in toxicology studies. Toxicol. Pathol. 36, 917–925.

Dreef, H.C., van Esch, E., De Rijk, E.P.C.T., 2007. Spermatogenesis in the cynomolgus monkey (Macaca fascicularis): a practical guide for routine morphological staging. Toxicol. Pathol. 35, 395–404.

Eldridge, J.C., Wetzel, L.T., Tyrey, L., 1999. Estrous cycle patterns of Sprague–Dawley rats during acute and chronic atrazine administration. Reprod. Toxicol. 13, 491–499.

Foley G.L., 2001. Overview of male reproductive pathology. Toxicol. Pathol. 29(1):49–63.

Foley, G.L., Bassily, N., Hess, R.A., 1995. Intratubular spermatic granulomas of the canine efferent ductules. Toxicol. Pathol. 23, 731–734.

Fritz, T.E., Lombard, S.A., Tyler, S.A., Norris W.P., 1976. Pathology and familial incidence of orchitis and its relation to thyroiditis in a closed beagle colony. Exp. Mol. Pathol. 24, 142–158.

Glaister, J.R., 1986. The young rat. In: Principles of toxicological pathology. Taylor & Francis, London, pp. 132–145.

Goedken, M.J., Kerlin, R.L., Morton, D., 2008. Spontaneous and age related testicular findings in beagle dogs. Toxicol. Pathol. 36, 465–471.

James R.W., Heywood R., 1979. Age-related variations in the testes and prostate of beagle dogs. Toxicology 12:273–279.

Jorgensen, K.D., Kledal, T.S.A., Svendsen, O., Skakkeboek, N.E., 1998. The Gottingen minipig as a model for studying effects on male fertility. Scand. J. Lab. Anim. Sci. 25 (suppl. 1), 161–169.

Karbe, E., Hartmann, E., George, C., et al., 1998.

Similarities between the uterine decidual reaction and the 'mesenchymal lesion' of the urinary bladder in aging mice. Exp. Toxicol. Pathol. 50, 330–340.

Latendresse J.R., Warbritton A.R., Jonassen H., et al., 2002. Fixation of testes and eyes using a modified Davidson's fluid: comparison with Bouin's fluid and conventional Davidson's fluid. Toxicol. Pathol. 30: 524–533.

Lanning L.L., Creasy D.M., Chapin R.E., et al., 2002. Recommended approaches for the evaluation of testicular and epididymal toxicity. Toxicol. Pathol. 30:507–520.

Leininger, J.R., Jokinen, M.P., 1990. Oviduct, uterus and vagina. In: Boorman, G.A., Eustis, S.L., Elwell, M.R., Montgomery, C.A., MacKenzie, W.F. (Eds.), Pathology of the Fischer rat: reference and atlas. Academic Press, San Diego, ch 27, pp. 443–460.

Li, S., Davis, B., 2007. Evaluating rodent vaginal and uterine histology in toxicity studies. Birth Defects Res. B. Dev. Reprod. Toxicol. 80, 246–252.

Long, G.G., 2002. Apparent mesonephric duct (rete anlage) origin for cysts and proliferative epithelial lesions in the mouse ovary. Toxicol. Pathol. 30, 592–598.

Markovits, J.E., Sahota P.S., 2000. Granular cell lesions in the distal female reproductive tract of aged Sprague–Dawley rats. Vet. Pathol. 37, 439–448.

Marty, M.S., Chapin, R.E., Parks, L.G., Thorsrud B. A., 2003. Development and maturation of the male reproductive system. Birth Defects Res. B. Dev. Reprod. Toxicol. 68, 125–136.

Picut, C.A., Swanson, C.L., Oarker, R.F., Scully, K. L., Parker G.A., 2009. The metrial gland in the rat and its similarities to granular cell tumors. Toxicol. Pathol. 37, 474–480.

Rehm, S., 2000. Spontaneous testicular lesions in purpose bred beagle dogs. Toxicol. Pathol. 28, 782–787.

Rehm, S., Stanislaus, D.J., Williams, A.M., 2007. Estrous cycle-dependent histology and review of sex steroid receptor expression in dog reproductive tissues and mammary gland and associated hormone levels. Birth Defects Res. B. Dev. Reprod. Toxicol. 80, 233–245.

Russell, L.D., Ettlin, R.A., Sinha Hikim, A. P., CleggClegg, E.D., 1990. Histological and histopathological evaluation of the testis. Cache River Press, Clearwater, FL.

Schulman M.L., Bolton L.A., 1997. Uterine horn aplasia with complications in two mixed-breed bitches. J. S. Afr. Vet. Assoc. 68:150–153.

Suwa T., Nyska A., Peckham J.C., et al., 2001. A retrospective analysis of background lesions and tissue accountability for male accessory sex organs in Fischer-344 rats. Toxicol. Pathol. 29:467–478.

Van Esch, E., Buse, E., Weinbauer, G.F., Cline J. M., 2008. The macaque endometrium with special reference to the cynomolgus monkey (Macaca fascicularis). Toxicol. Pathol. 36 (suppl), 67S-100S.

Veit, A.C., Painter, J.T., Miller, R.A., Hardisty, J. F., Dixon D., 2008. Characterisation of granular cell tumors in B6C3F1 mice: a histomorphologic, immunohistochemical and ultrastructural study. Vet. Pathol. 45, 654–662.

Weinbauer, G.F., Niehoff, M., Niehaus, M., et al., 2008. Physiology and endocrinology of the ovarian cycle in macaques. Toxicol. Pathol. 36 (suppl), 7S-23S.

Westwood, F.R., 2008. The female rat reproductive cycle: a practical histological guide to staging. Toxicol. Pathol. 36, 375–384.

Yuan Y., Foley G.L., 2002. In: Handbook of Toxicologic Pathology, Female reproductive system, eds Haschek WM, Rousseaux CG, Wallig MS. Academic Press, London, 2, 2, pp. 847–884.

索引

Elsevier (Singapore) Pte Ltd.

3 Killiney Road, #08-01 Winsland House I, Singapore 239519

Tel: (65) 6349-0200; Fax: (65) 6733-1817

This translation of **Background Lesions in Laboratory Animals, A color Atlas** by Elizabeth F. McInnes was undertaken by Beijing Science & Technology Publishing Co. Ltd. and is published by arrangement with Elsevier (Singapore) Pte Ltd.

Background Lesions in Laboratory Animals, A color Atlas by Elizabeth F. McInnes由北京科学技术出版社有限公司进行翻译，并根据北京科学技术出版社有限公司与爱思唯尔（新加坡）私人有限公司的协议约定出版。

《实验动物背景病变彩色图谱》（孔庆喜　吕建军　王和枚　刘克剑　主译）

ISBN: 978-7-5304-9796-8